W. Haße (Hrsg.)

Verbrennungen im Kindesalter

Verbrennungen im Kindesalter

Herausgegeben von

Wolfgang Haße

Mit 89 Abbildungen und 72 Tabellen

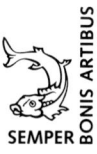

Gustav Fischer Verlag · Stuttgart · New York · 1990

Anschrift des Herausgebers

Professor Dr. Wolfgang Haße
Freie Universität Berlin, Universitätsklinikum Rudolf Virchow,
Kinderchirurgische Abteilung der Kinderklinik (Wedding),
Postfach 650209, D-1000 Berlin 65

*Die Drucklegung dieses Bandes wurde gefördert von «Kinder helfen Kindern»/
Aktion der Berliner Morgenpost.*

Diejenigen Bezeichnungen, die zugleich eingetragene Warenzeichen sind, wurden nicht immer kenntlich gemacht. Es kann also aus der Bezeichnung einer Ware mit dem für diese eingetragenen Warenzeichen nicht in jedem Falle geschlossen werden, daß die Bezeichnung ein freier Warenname ist. Ebensowenig ist zu entnehmen, ob Patente oder Gebrauchsmuster vorliegen.

Wichtiger Hinweis
Die pharmakotherapeutischen Erkenntnisse in der Medizin unterliegen laufendem Wandel durch Forschung und klinische Erfahrungen. Autoren und Herausgeber dieses Werkes haben große Sorgfalt darauf verwendet, daß die in diesem Werk gemachten therapeutischen Angaben (insbesondere hinsichtlich Indikation, Dosierung und unerwünschten Wirkungen) dem derzeitigen Wissensstand entsprechen. Das entbindet den Benutzer dieses Werkes aber nicht von der Verpflichtung, anhand der Beipackzettel zu verschreibender Präparate zu überprüfen, ob die dort gemachten Angaben von denen in diesem Buch abweichen und seine Verordnung in eigener Verantwortung zu bestimmen.

CIP-Titelaufnahme der Deutschen Bibliothek

Verbrennungen im Kindesalter / hrsg. von Wolfgang Haße. –
Stuttgart ; New York : Fischer, 1990
   ISBN 3-437-11313-5
NE: Haße, Wolfgang [Hrsg.]

© Gustav Fischer Verlag · Stuttgart · New York · 1990
Wollgrasweg 49, 7000 Stuttgart 72 (Hohenheim)
Das Werk einschließlich aller seiner Teile ist urheberrechtlich geschützt. Jede Verwertung außerhalb der engen Grenzen des Urheberrechtsgesetzes ist ohne Zustimmung des Verlages unzulässig und strafbar. Das gilt insbesondere für Vervielfältigungen, Übersetzungen, Mikroverfilmungen und die Einspeicherung und Verarbeitung in elektronischen Systemen.
Satz: Filmsatz Jovanović, Ruhstorf
Druck: Gulde Druck GmbH, Tübingen
Einband: F. W. Held, Rottenburg am Neckar
Printed in Germany

Vorwort

Thermische Verletzungen im Kindesalter erfordern einen unvermindert großen Einsatz der behandelnden Ärzte und des Pflegepersonals.
Die Fortschritte auf den Gebieten der Intensiv-Medizin, Infusionsbehandlung, der Hauttransplantation und bessere Kenntnisse in der Pathophysiologie der Verbrennungen/Verbrühungen ermöglichen eine Verbesserung der Behandlung der betroffenen Kinder. Auch das psycho-soziale Umfeld einer Kinderklinik hat einen bedeutenden Einfluß auf die Behandlungsergebnisse und eine Minderung der psychischen Schäden.
Der Erstversorgung am Unfallort, in der Praxis oder der Klinik kommt große Bedeutung zu. Die Vielschichtigkeit der Problematik bei der chirurgischen Versorgung der geschädigten Haut, Gelenke, Hände und der Augen wird von zahlreichen Autoren aufgezeigt.
Für die ambulante Therapie sind enge Grenzen gesetzt, sollen ungünstige kosmetische und funktionelle Behinderungen vermieden werden.
Die 47 Vorträge zu diesen Themenkreisen sind in dem vorliegenden Band zusammengefaßt und geben einen Überblick über den aktuellen Stand der therapeutischen Möglichkeiten.
Allen, die zu dem Gelingen dieses 1. Kinderchirurgischen Symposions des Klinikums Rudolf Virchow beigetragen haben, gilt mein Dank.
Hier sei die finanzielle Unterstützung des Vereins «Kinder helfen Kindern»/ Aktion der Berliner Morgenpost besonders hervorgehoben.
Ein weiterer besonderer Dank gilt Herrn Dr. von Lucius, Gustav-Fischer-Verlag Stuttgart, für die freundliche Unterstützung bei der Drucklegung des Sammelbandes.

W. Haße

Inhalt

Epidemiologie, Prävention

Epidemiologie und Prävention der thermischen Verletzungen
im Kindesalter 2
J.-P. POCHON, Zürich/Fällanden

Epidemiologisches Studium der Verbrennungen im Kindesalter
in Catalonien 6
S. G. OHLRICH, J. CAROL, Barcelona

Epidemiologie der Verbrennungen von Kindern anhand des Materials der
Klinik für Kinderchirurgie der Akademie für Medizin in Wrocław . . . 9
J. CZERNIK, A. SZMIDA, J. KOZIEŁŁ, Wrocław

Zur Entwicklung von Morbidität und Letalität thermisch verletzter
Kinder in $4^{1}/_{2}$ Jahrzehnten 15
H. SCHICKEDANZ, S. GIGGEL, Jena

Lokalisation, Letalität

Ausdehnung, Lokalisation, Altersgruppierung und Letalität
der thermischen Verletzungen im Kindesalter 24
K. GDANIETZ, U. JAESCHKE, S. LASKUS, TH. EULE, G. REUTER,
Berlin-Buch

Psychosoziales Umfeld

Das psychosoziale Umfeld des thermisch verletzten Kindes
im Krankenhaus 30
F. BUSSEWITZ, Berlin

Der Einfluß psychischer Faktoren auf den Heilungsablauf
bei Verbrennungen 34
W. KORAB, E. WANSCHURA, Wien

Psychosoziale Faktoren bei thermischer Schädigung von Schulkindern . 37
H. MUTZ, Altenburg

Psychopädagogische Behandlung schwer brandverletzter Kinder
in der akuten Behandlungsphase 40
G. E. SEEGER, H. LOCHBÜHLER, Mannheim

Pathophysiologie

Pathophysiologie der Verbrennungen 46
A. M. Holschneider, Th. Golka, Köln

Die klinische Bedeutung des Nachbrennvorgangs für die chirurgische
Lokalbehandlung tiefer Verbrennungen 56
H. A. Henrich, F. Bäumer, B. Höcht, Würzburg

Antibiotische Therapie und Infektionsprophylaxe

Antibiotische Therapie und Infektionsprophylaxe 60
S. Hofmann von Kap-herr, U. Cattarius-Kiefer, H. Zeimentz,
Mainz

Infektionsprophylaxe bei Verbrennungen im Kindesalter 64
S. Mahdi, H. Halsband, Lübeck

Infusionsbehandlung

Infusionstherapie bei Kindern mit Verbrennungen 72
Ch. Haun, U. Gidion, K. Albrecht, Bremen

Zur Infusionstherapie thermischer Verletzungen bei Kindern 77
W. Tischer, J. Benneck, L. Wild, Leipzig

Infusionsbehandlung bei Verbrennungen und Verbrühungen 81
R. Morger, St. Gallen

Lokalbehandlung

Behandlung der Verbrennung nach der Abschleifmethode von Lorthioir.
Darstellung des Vorgehens und der Spätergebnisse 84
U. Cattarius-Kiefer, H. Zeimentz, W. M. Pieper, Mainz

Dermabrasion als Frühbehandlung bei Gesichtsverbrennungen 88
R. Gonzalez-Vasquez, J. Draws, W. H. Heiss, Trier

Kritische Bewertung der Mercurochrom-Touchierungsbehandlung
brandverletzter Kinder 93
W. Fritz, C. Huhn, Halle

Besseres Wissen um die Heilung der Verbrennungen im Kindesalter,
vermindert die Notwendigkeit der Hautverpflanzung
(eine 20-jährige Erfahrung) 97
P. Pusin, A. Sanka, L. Kocik, B. Suhajda, Subotica

Vorteile der Lokalbehandlung von Verbrennungswunden mit Oxoferin. 98
R. Ribbe, F. Schier, J. Waldschmidt, Berlin

Lokalbehandlung der Verbrennungen 101
K. Schaarschmidt, G. H. Willital, Münster

Möglichkeiten der ambulanten Therapie

Möglichkeiten und Grenzen der ambulanten Therapie thermischer
Verletzungen im Kindesalter 112
J. Meixner, Ch. Schmid, Lübeck

Indikationen zur Hauttransplantation

20 Jahre Ketamin-Diazepam-Narkosen bei Verbrennungen im Kindesalter 118
K. Mantel, G. Krandick, München

Indikation zur Exzision und sofortigen Transplantation
(Studie mit 49 Fällen von Verbrennungen beim Kind) 122
J. Prevot, G. Gayet, N. Boussard, Nancy

Die Bedeutung homologer Spalthauttransplantation bei II°igen
Verbrennungen 125
F. Weyer, R. Büttemeyer, C. Bruck, Berlin

Erfahrungen bei Verbrühungen und Verbrennungen im Kindesalter . . 127
A. Würfel, D. Haase, B. Ochmann, M. Scholz, W. Hasse, Berlin

Operatives oder konservatives Vorgehen bei tiefen zweitgradigen
Verbrennungen im Kindesalter 130
G. Benz, W. Schult, R. Daum, H. Roth, Heidelberg

Vor- und Nachteile verschiedener Gewebekleber bei der Applikation von
Vollhautpräparaten nach tiefen Verbrennungen 133
P. Weber, F. Bäumer, W. Roman, H. A. Henrich,
Würzburg und Bad Mergentheim

Möglichkeiten des Hautersatzes

Erfahrungen mit der Anwendung von silberimprägnierter Schweinespalthaut und Polyurethan-Folie als temporärer Hautersatz bei kindlichen
thermischen Schädigungen 138
M. Albrecht, H. Bendfeldt, Dortmund

Augenverletzungen

Verbrennungen im Augenbereich –
Sofortmaßnahmen/Spätrekonstruktion 144
H. Busse, K.-H. Emmerich, Münster

Angemeldete Diskussion 147
K. Wojciechowski, S. Sobczyński, K. Olejniczak,
P. K. Wojciechowski, Poznań

Behandlung bei Schwerstverbrennungen

Strategie der Behandlung bei Schwerstverbrannten 150
H. Lochbühler, I. Joppich, Mannheim

Zur Strategie der Behandlung schwerer thermischer Schädigungen
im Kindesalter 153
W. Wagemann, G. Pohl, Magdeburg

Therapeutische Bemühungen bei ausgedehnten thermischen Verletzungen
im Kindesalter 158
E. Gottschalk, A. Hauch, Erfurt

Die Problematik der schweren Verbrennungen über
30% Körperoberfläche 162
S. Hofmann von Kap-herr, U. Cattarius-Kiefer, H. Zeimentz,
Mainz

Lungenbeteiligung bei Verbrennungen im Kindesalter 167
T. Nicolai, R. Roos, U. Reichelt, München

Elektroverbrennung

Besonderheiten bei der Elektroverbrennung 172
R. Grantzow, H. G. Dietz, München

Elektroverbrennungen im Kindesalter 177
K. Wojciechowski, S. Sobczyński, P. K. Wojciechowski, Poznań

Weichteil-Knochenverletzung im Schädelbereich
nach Starkstromeinwirkung. 181
G. Reuter, Berlin-Buch

Handverletzungen

Möglichkeiten der frühzeitigen Behandlung verbrannter Kinderhände
einschließlich folgender Rekonstruktionsmaßnahmen 188
H. H. Grübmeyer, D. Buck-Gramcko, Hamburg

Eigene Erfahrungen mit thermischen Handschäden und
Nachuntersuchungsergebnisse. 191
J. Bennek, R. Rothe, W. Tischer, Leipzig

Die Versorgung von thermischen Verletzungen der Hände im Kindesalter 196
J. Waldschmidt, Ch. Mick, G. Hauck, Berlin

Nachbehandlung

Die Nachbehandlung der kindlichen Verbrennungen durch Kompression 202
B. Höcht, F. Bäumer, H. Henrich, Würzburg

Der Gebrauch von durchsichtigen Masken und Kleidung zur Kompression 204
J. Prevot, G. Gayet, N. Boussard, Nancy

Korrektureingriffe bei Keloiden 207
D. Haase, S. David, A. Würfel, W. Hasse, Berlin

Die Beeinflussung der Keloidnarben nach dem Verbrennungstrauma
mit dem Laser 209
K. Pýcha, M. Lidická, Prag

Register 211

Epidemiologie, Prävention

W. Haße (Hrsg.), Verbrennungen im Kindesalter. Gustav Fischer Verlag · Stuttgart · New York · 1990

Epidemiologie und Prävention der thermischen Verletzungen im Kindesalter

J.-P. Pochon, Zürich/Fällanden

Zusammenfassung

Der Autor berichtet über die Unterschiede in epidemiologischen Studien je nach Herkunftsland. Verbrühungen sind in Europa mit ca. 80% der Fälle sehr häufig. Kleinkinder werden am meisten betroffen, somit sind auch etwa 90% der Unfälle Haushaltsunfälle. Mit Problemen von Schuldgefühlen der Aufsichtspersonen ist zu rechnen. Die Erfassung der Kindsmißhandlung ist schwierig. Soziale Einflüsse sind nicht sicher nachzuweisen. Die emotionale Reifung des Kindes ist weit mehr ausschlaggebend am Unfallgeschehen. Deshalb ist die Prophylaxe – öffentlich/staatlich und individuell – hier besonders angebracht. Beispiele werden genannt.

Stichworte

Verbrennungen, Epidemiologie, Prophylaxe.

Einleitung

Naturgemäß schwanken die statistischen Angaben über die *Epidemiologie* je nach dem Land, aus dem sie stammen. Zuverlässige Angaben erhalten wir in der Regel nur aus größeren Kliniken und Verbrennungszentren, deren Krankengut selektioniert ist. Dennoch lassen die Analysen zu, die Unfallmechanismen zu erkennen und gerade diese schwereren Verletzungen durch prophylaktische Maßnahmen zu verhindern.

Obwohl die *Mortalität* in den westlichen Industrieländern auf ein Minimum gesenkt werden konnte – nicht zuletzt aufgrund der Errichtung von Verbrennungszentren –, sind die Patienten in Entwicklungsländern immer noch außerordentlich hoch gefährdet: In Indien zum Beispiel (2) dürften sich pro Jahr etwa 1 Million Verbrennungsunfälle ereignen. Rund 10 000 Patienten sterben an den Folgen.

Aetiologie, soziale Zusammenhänge

In der Regel werden bei allen aetiologischen Statistiken Verbrennungen und Verbrühungen unterschieden. Ich möchte betonen, daß damit bei kindlichen Verletzungen *keine prognostischen Aussagen* gemacht werden können. Die Haut des Kindes ist ungleich dünner, sodaß gleiche Einwirkungsdauer und Temperatur ungleich tiefere Läsionen hinterlassen.
Für den *Großraum Zürich* mit rund 1 Million Einwohnern finden wir die folgenden Aetiologien für thermische Traumen: 79% der Unfälle ereignen sich durch Verbrühungen mit heißem Wasser, im Bad und in der Dusche und durch Wasserverdampfer (7, 8, 9). 21% der Unfälle geschehen durch Einwirkung von Temperaturen über 100°, d. h. durch Feuer, Backofentüren, Herdplatten usw.
Studien aus den USA zeigen, daß sich bei den 1- und 2-jährigen Kindern sogar 90% verbrühen – meist typische Haushaltsunfälle (1).
In den *Drittweltländern* verschieben sich diese Zahlen zu Gunsten der *Verbrennungen:* In

Bolivien (6) rechnet man mit 52% Verbrennungen, in Indien (2) gar mit 66%. Diese Tatsachen mögen sich dadurch erklären lassen, daß die Wohnbedingungen für eine Großzahl der Bevölkerung außerordentlich schlecht sind und mit offenem Feuer gekocht und geheizt wird.

Daß unter den schlechten therapeutischen Bedingungen eine hohe Mortalität zu verzeichnen ist, versteht sich von selbst: In La Paz betreffen 11,5% der Kindertodesfälle Patienten mit Verbrennungen (6). In Europa hingegen schwanken diese Zahlen zwischen 7,5% in Irland und 1,7% in Italien (3).

Am gefährdetsten sind *Kinder von 0–3 Jahren* (1, 2, 6, 7, 8, 10). Natürlich sind diese Statistiken eher als zu hoch anzusehen, weil Kleinkinder aus pflegerischen Gründen häufiger hospitalisiert werden müssen. In unserer Studie (7) waren es 57% der stationären Patienten.

Entsprechend dem «Aktionsgebiet» der Kinder geschehen 98% der Unfälle in den Altersklassen von 0 bis 3 Jahre im Haus oder in unmittelbarer Nähe davon. 85% der Unfälle ereignen sich unter unmittelbarer *Gegenwart der Eltern oder anderer Aufsichtspersonen*. Aus diesem Grund entstehen sehr oft *Schuldgefühle*, die die Pflege nicht immer vereinfachen. Die entstandenen Probleme werden auf das Pflegepersonal überwälzt, und nur geschultes, mit diesen Schwierigkeiten vertrautes Personal wird den Ausbruch größerer Vertrauenskrisen zwischen Eltern und Pflegeperson verhindern können (5).

Unfallbegünstigende Faktoren

Um eine erfolgversprechende *Prophylaxe* zu betreiben, interessiert vor allen Dingen, welche Umstände Kinder zu Verbrennungsunfällen prädisponieren.

Betrachten wir die *Kinderzahl:* Einzelkinder scheinen ein erhöhtes Risiko zu tragen (Tab. 1). Unter Berücksichtigung der großen Unsicherheiten bei der Erstellung der statistischen Daten, ist der Unterschied zur Verteilung der Einzelkinder in der Normalbevölkerung der Region Zürich nicht signifikant.

Tab. 1: Kinderzahl und Verbrennungen

Anzahl Kinder pro Familie	Durchschnitt der Bevölkerung (CH)	Prozent. Anteil der Pat. mit Verbrennungen
1	18%	25%
2	48%	43%
3	26%	24%
3	8%	8%
	(n = 407)	(n = 199)

Aber auch Kinder aus Familien mit nur einem sorgenden Elternteil verbrennen sich nicht häufiger als Kinder aus «Normal»-Familien: 10% der nur bei einem Erzieher lebenden Kinder erleiden ein thermisches Trauma.

Innerhalb der *Berufsgruppen* kann nicht von einem erhöhten Risiko für bestimmte Berufe und deren Kindern gesprochen werden. Die Kinder aller Berufsgruppen verbrennen sich etwa gleich häufig (Tab. 2).

Tab. 2: Berufsgruppen und Verbrennungen

Berufsgruppe	Bevölkerung Kanton Zürich (CH)	Proz. Anteil der Pat. mit Verbrennungen
Landwirtschaft	4%	6%
Industrie, Handel, Bau	45%	63%*
Dienstleistungen	51%	31%*

* Die Zuordnungen des statistischen Amtes und unserer Studie variieren, sodaß keine Signifikanz, nur Trends errechnet werden können

Kinder von Gastarbeitern verbrennen sich ebenfalls nur unwesentlich häufiger als Schweizerkinder (Tab. 3). Der nicht signifikante Unterschied stammt möglicherweise davon, daß diese Kinder eher in ein öffentliches Spital gebracht werden als Schweizer Kinder.

Hinter Verbrühungen verbergen sich nicht selten *Kindsmißhandlungen*. Allerdings sind diese Patienten trotz typischen Verletzungsmustern (4) nicht immer erfaßbar.

Tab. 3: Staatsangehörigkeit und Verbrennungen (Kindergarten- und Primarschulkinder Kt. ZH)

Staatsangehörigkeit	Bevölkerung	Patienten
Schweizer	81%	70%
Italien, Spanien, Türkei, Yugoslawien	14%	23%
Übrige	5%	7%

Welche Faktoren sind es also, die Kinder besonders für thermische Traumen prädestinieren?
Kleinkinder entdecken «unbelastet» ihre Umwelt durch Krabbeln, durch Sich-Aufrichten innerhalb des erreichbaren Aktionsradius: Küche, Wohnzimmer, Garten. Ihre Gefährdung ist unbestritten.

Ältere Kinder wirken «verständiger». Dem ist aber nicht so. Ihre emotionale Entwicklung hinkt hinter unserem ersten Eindruck nach. Die *Konzentrationsfähigkeit* ist noch wenig entwickelt, die Kinder lassen sich schnell ablenken. Die *Reaktionszeit* ist lang – darauf beruhen die meisten Kinder-Reaktionsspiele – und die *Bewegungskoordination* ist schlecht. Die *räumliche Orientierung* wie zum Beispiel die Rechts-Links-Dimension, die Tiefenwahrnehmung und die Geräuschlokalisation hinken den Anforderungen unserer modernen Umwelt nach.

Folgerungen für die Unfallprophylaxe

Das soziale Umfeld spielt – zumindest in Europa – nicht **die** entscheidende Rolle. Die normale Reifung des Kindes ist ausschlaggebend. So sollte sich die Prophylaxe unter Einbezug von individuellen, persönlichen und öffentlichen/staatlichen Maßnahmen auch auf die dieser Patientengruppe eigenen Reifungsstufe stützen.

Unter die persönlichen Maßnahmen rechnen wir die Information der Kinder durch die Eltern zum Beispiel durch Gefahrentraining. Anleitungen dazu liefern Merkblätter, die zum Beispiel in der Schweiz von privaten und öffentlichen Institutionen erarbeitet und an Eltern abgegeben werden.

Öffentliche Maßnahmen bestünden etwa in Vorschriften über Einbauhöhen von Backöfen, Maximaltemperaturen von Backofentüren, Einbau von thermostatisch geregelten Mischbatterien in «kinderfreundlichen» Wohnungen usw. Gesetzliche Vorschriften sind allerdings mit dem Pferdefuß behaftet, daß deren Kontrolle nicht einfach ist, und schnell Umgehungen gefunden werden können.

Kontakte mit der Industrie und Warnungen fußend auf Publikationen (9), fruchten meist mehr als Verbote.

Kinder sind außerordentlich lernfähig. Sie ahmen nach, was sie auch immer zu Gesicht bekommen. Nützen wir diese Eigenschaften aus und verhalten wir uns richtig im Umgang mit heißen Flüssigkeiten, Feuer und elektrischem Strom!

Erfahrung mit Kinder-Verbrennungsunfällen kann nur durch die Behandlung vieler Patienten, wie es an einem *Verbrennungszentrum* möglich ist, gewonnen werden. Dieses Wissen möge nicht nur dazu dienen, die Heilung zu optimieren, sondern auch die Prophylaxe in allen Bevölkerungsschichten zu propagieren.

Literatur

1. Feller, I.: Prevention for one an two year olds, NBIE, Newsletter Vol. 1, No. 2, 1980
2. Gupta, J.L.: Pers. Mitteilung (Vortrag über Epidemiology of Burns in Children), New Delhi, Indien, 1980
3. Jackson, R.H.: The Epidemiology of Children's Burns and Scalds in Europe, in Prevention of Burns and Scalds, European Consumer Product Safety Association, Brüssel, 1986
4. Lenoski, E.F., Hunter, K.A.: Specific Patterns of Inflicted Burn Injuries. – J. Trauma 17: 842–846 (1977)
5. Libber, S.M., Stayton, D.J.: Childhood Burns Reconsidered: The Child, the Family and the Burn Injury. – J. Trauma 24: 245–252 (1984)
6. Olivares, P., Jaureguizar, E., Mtnez Almoyna, C., Blesa, E., Herrero, E., Echeverria, J.M.: Quemaduras en niños menores de 3 años, estudio de 590 casos. – Chirugía Plástica Ibero-Latinoamer. 2: 119–128 (1977)

7. POCHON, J.P.: Verbrennungen und Verbrühungen. In: SAUER, H.: Das verletzte Kind. Thieme, 146–175, 1984
8. POCHON, J.P.: Verbrennungen und Verbrühungen im Kindesalter – ein Unfall wie jeder andere? In: SCHÄRLI, A.: Kinderchirurgie im Alltag. H. Huber, 214–231, 1981
9. POCHON, J.P., VON CASTELBERG, B.: Verbrühungen bei Kindern durch Wasserverdampfer. – Sozialpädiatrie 6: 565–567 (1984)
10. SMITH, E.I.: The Epidemiology of Burns, the Cause and Control of Burns in Children. Vortrag National Burn Information Exchange, Univ. of Michigan, USA, 1970

Anschrift des Verfassers:
PD Dr. Jean-Pierre POCHON
Gemeinschaftspraxis für Kinderchirurgie
Dübendorfstr. 9B
CH-8117 Fällanden

Epidemiologisches Studium der Verbrennungen im Kindesalter in Catalonien

S. G. OHLRICH, J. CAROL, Barcelona

Der Beirat für Unfälle im Kindesalter, der von der Gesundheitsbehörde der Generalität von Catalonien abhängig ist, hat während der Periode von Oktober 1986 bis September 1987 ein epidemiologisches Studium der Unfälle, die bei Kindern vom 1. bis zum 14. Lebensjahr auftraten, durchgeführt. An der Studie nahmen vier Krankenhäuser aus drei verschiedenen Städten teil: Kinderkrankenhaus und Traumatologische Abteilung des Vall D'Hebron in Barcelona (2,5 Millionen Einwohner, darunter 594230 Kinder); das Krankenhaus Joan XXIII in Tarragona (200923 Einwohner, 52365 Kinder) und das Kreiskrankenhaus in Puigcerda (12015 Einwohner, 2796 Kinder) – Einwohnerzahl Cataloniens im Jahr 1985: 6,1 Millionen.

Es wurden insgesamt 5021 Unfälle verzeichnet, unter denen die Verbrennungen an dritter Stelle als Ursache des Unfalls lagen, 2,2% der registrierten Fälle. Als häufigste Ursache haben die Verletzungen Stürze, mit 76% der Fälle; an zweiter Stelle, mit 8% der Fälle, liegen die Verletzungen, die mit Verkehrsunfällen verbunden sind.

Rund 24% der verletzten Kinder benötigten stationäre Behandlung, die entweder wegen der Ausdehnung, Lokalisierung oder Tiefe der Wunden, oder wegen des Alters des Patienten notwendig war.

Die Aufteilung nach Altersgruppen (Abb. 1) zeigte eine Häufung der Fälle bei Kindern von 1–4 Jahren (55,9%), sowie einen beträchtlichen

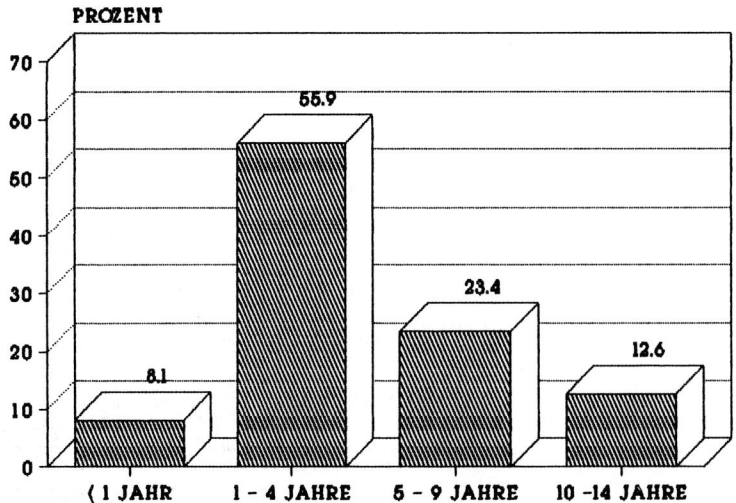

Abb. 1: Altersgruppierung

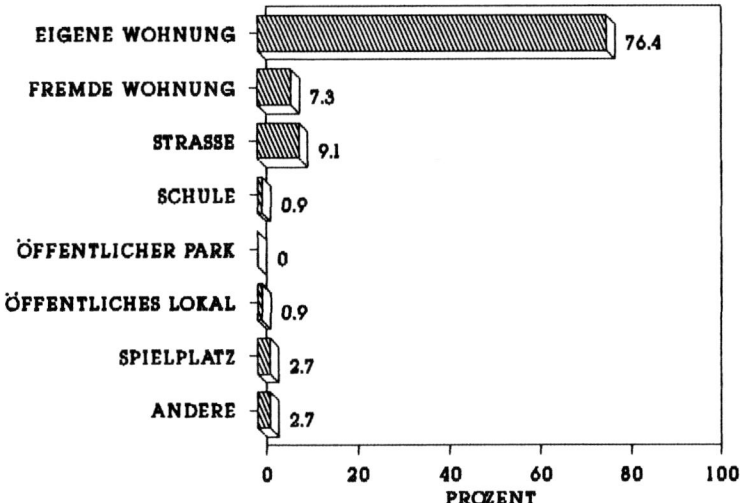

Abb. 2: Aufteilung nach dem Unfallort

Unterschied zur nächsten Gruppe, den Kindern im Alter von 5–9 Jahren.
In allen Altersgruppen waren die Jungen häufiger als die Mädchen betroffen (65,8% versus 34,2%).
76,4% der Verbrennungen fanden in der eigenen Wohnung statt (Abb. 2) und, zusammen mit den Verletzungen, die in fremden Wohnungen vorfielen, betrugen sie mehr als 80% der Fälle.

Innerhalb der Wohnung (Abb. 3) geschahen die meisten Verbrennungen im Bereich der Küche und des Eßzimmers, wo sie am häufigsten durch heiße Flüssigkeiten verursacht wurden (Abb. 4), 64% der studierten Fälle. Verbrennungen durch direkten Kontakt mit der Flamme oder mit soliden Gegenständen traten jeweils in 17% der Fälle auf, während die Verbrennungen durch Elektrizität und die Sonnenverbrennungen nur selten verzeichnet wurden, jeweils 9% und 4% der Fälle.

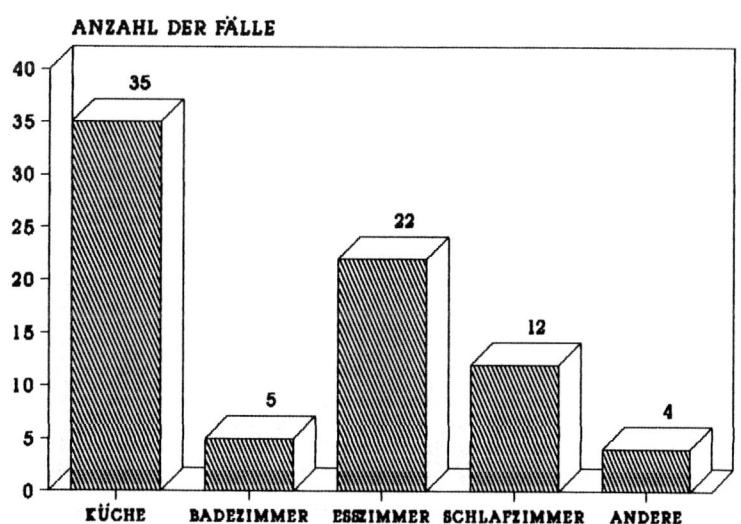

Abb. 3: Unfallort innerhalb des Hauses

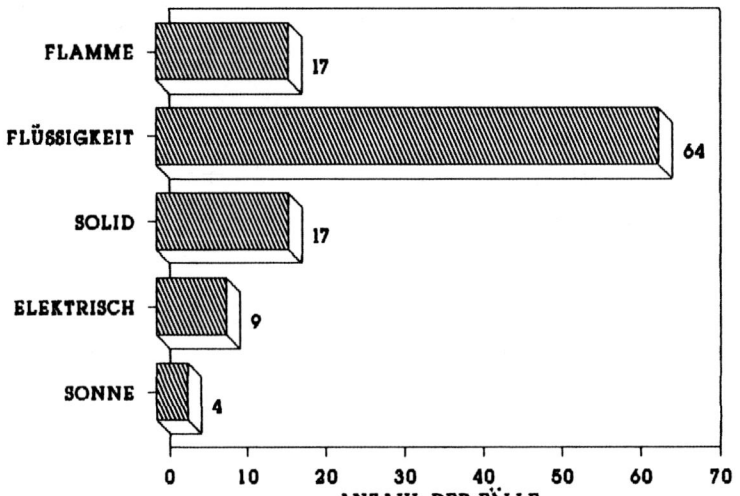

Abb. 4: Aufteilung nach dem Mechanismus

Schlußfolgerung

Die Epidemiologie der Verbrennungen in unserem Land Catalonien zeigt, daß sie meistens innerhalb der eigenen Wohnung vorkommen, wo es sozusagen «gefährliche Orte», besonders für kleine Kinder, gibt.

Die Anzahl der verunglückten Kinder könnte vielleicht durch energische Sicherheitsmaßnahmen verringert werden, an denen nicht nur die einzelnen Familien, sondern auch der Staat aktiv mitarbeiten müßte.

Anschriften der Verfasser:
Dr. Med. J. CAROL
Chefarzt der Schwerverbranntenabteilung des Kinderkrankenhauses Vall D'Hebron
in Barcelona

Frau Dr. S. Garcia OHLRICH
Assistenzärztin des Kinderkrankenhauses
Vall D'Hebron in Barcelona

In Zusammenarbeit mit dem Beirat für Unfälle im Kindesalter, der Gesundheitsbehörde der Generalität von Catalonien.

Epidemiologie der Verbrennungen von Kindern anhand des Materials der Klinik für Kinderchirurgie der Akademie für Medizin in Wrocław

J. Czernik, A. Szmida, J. Kozieł, Wrocław

375 Fälle von Verbrennungen bei den in den Jahren 1978 bis 1987 in der Klinik behandelten Kindern wurden von den Autoren einer epidemiologischen Analyse unterzogen. Aus der Untersuchung ging hervor, daß die meisten Verbrennungen (274 Fälle, = 73%) auf die Kleinkinder bis zum dritten Lebensjahr entfallen. Es mag überraschen, daß in der Mehrheit der Unfall in der Anwesenheit der Eltern erfolgt ist. Ein markant saisonales Vorkommen der Verbrennungen (Herbst und Winter) und heiße Flüssigkeiten (Kaffe, Tee, Wasser) als Unfallhauptursache wurden ermittelt. Einige weitere die Häufigkeit der Unfälle bestimmende Faktoren werden besprochen.

Die Verbrennungen der Kinder stellen ein ernsthaftes soziales und therapeutisches Problem dar (1, 2, 3, 4, 5). Das Wissen um ihre Entstehung und verursachende Faktoren kann durch Warnung und Aufklärung durch die Gesellschaft einen Einfluß auf die Vorbeugung ausüben.

In der Kinderchirurgischen Klinik der Akademie für Medizin in Wrocław wurden in den Jahren 1978 bis 1987 375 brandverletzte Kinder behandelt, durchschnittlich 37,5 Fälle im Jahr.

Die verbrannten Kinder machten 3,5% der Gesamtzahl der behandelten Kinder aus und 16,6% aller behandelten Unfälle.

In Tab. 1 sind die behandelten Verbrennungen nach Jahren zusammengestellt. Es geht daraus hervor, daß im Verhältnis zum Durchschnittswert 1982 eine markante Zunahme bis zu 58

Tab. 1: Die Zahl der in den Jahren 1978 bis 1987 behandelten Verbrennungen bei Kindern. Einteilung nach Jahren

Kinderanzahl	Jahreszahl
35	1978
40	1979
34	1980
32	1981
58	1982
40	1983
30	1984
28	1985
39	1986
39	1987

Tab. 2: Die Zahl der in den Jahren 1978 bis 1987 behandelten Verbrennungen bei Kindern. Einteilung nach den Monaten

Kinderanzahl	Monat
33	I
33	II
24	III
25	IV
29	V
34	VI
27	VII
28	VIII
24	IX
38	X
38	XI
42	XII

Fällen und 1984 sowie 1985 eine Abnahme der Erkrankungen beobachtet wurde.

Geht man auf die Einteilung der Verbrennungen nach den einzelnen Monaten ein, so fällt eine sichtbare Steigerung der Erkrankungen in den Herbst- und Wintermonaten auf, insbesondere im Dezember, was mit Festvorbereitungen zusammenhängen kann (Tab. 2).

Zu den meisten Verbrennungen kommt es in den Nachmittagsstunden (50% der Erkrankungen) und dann in den Morgenstunden (34% der Fälle). Es hängt mit dem Alter und mit der Zeit der größten Lebensaktivität der Kinder zusammen (Tab. 3).

Tab. 3: Die Zahl der in den Jahren 1978 bis 1987 behandelten Verbrennungen bei Kindern. Einteilung nach der Tageszeit

Tageszeit	Zahl der Verbrennungen	
8–14	127	33,87%
14–20	191	50,93%
20– 2	47	12,53%
2– 8	10	2,67%
zusammen	375	100,0%

Tab. 4: Die Zahl der in den Jahren 1978 bis 1987 behandelten Verbrennungen bei Kindern. Einteilung nach dem Alter und dem Geschlecht der erkrankten Kinder

Alter	Knaben	Mädchen	zusammen
0–1	42	21	63
1–2	85	64	149
2–3	37	25	62
3–4	16	12	28
4–5	10	10	20
5–6	13	8	21
über 6	27	5	32
zusammen	230	145	375

Die Untersuchungen zeigten, daß die größte Unfallgruppe von Kindern in den ersten drei Lebensjahren gebildet werden (274 Kinder, das sind 73%). Zu der zweitgrößten Gruppe gehörten Kinder im Alter von 4 bis 6 Jahren (69 Kinder, das sind 18,4%). Ältere Kinder wurden sporadisch behandelt. Mit 32 Fällen macht diese Gruppe 8,6% der Gesamtzahl aus (Tab. 4).

Berücksichtigt man das Geschlecht der erkrankten Kinder, so zeigt sich, daß die Knaben viel

Tab. 5: Die Zahl der in den Jahren 1978 bis 1987 behandelten Verbrennungen bei Kindern. Einteilung nach dem Alter des erkrankten Kindes und dem Alter seiner Eltern

Alter des Kindes	Alter der Eltern				
	beide unter 30	ein Elternteil über 30, einer unter 30	beide über 30	über 40	zusammen
0–1	45	7	9	2	63
1–2	114	24	10	1	149
2–3	32	14	13	3	62
3–4	14	4	8	2	28
4–5	9	3	8	–	20
5–6	5	11	3	2	21
über 6	2	13	9	8	32
zusammen	221	76	60	18	375

10

Tab. 6: Die Zahl der in den Jahren 1978 bis 1987 behandelten Verbrennungen bei Kindern. Einteilung nach der Geschwisterzahl des erkrankten Kindes

Alter des Kindes	erstgeborenes Kind	zweitgeborenes Kind	folgendes Kind	Zwilling	zusammen
0–1	40	11	12	–	63
1–2	94	33	21	1	149
2–3	31	15	14	2	62
3–4	16	7	5	–	28
4–5	12	6	2	–	20
5–6	11	7	3	–	21
über 6	19	7	6	–	32
zusammen	223	86	63	3	375

häufiger eine Verbrennung erlitten als die Mädchen (entsprechend 230 und 145 Fälle). In einer jeden Altersgruppe – die fünfjährigen Kinder ausgenommen – stellen die Knaben eine Mehrheit dar. Unter den Vier- und den Sechsjährigen kam ihre Überzahl nicht so deutlich zum Vorschein, als in den sonstigen Altersgruppen. Der größte Anteil der Knaben an Verbrennungen wurde bei den kleinsten Kindern und dann bei den Kindern über sieben Jahre beobachtet (Tab. 4).

Das Alter der Eltern übte keinen größeren Einfluß auf die Entstehung einer Verbrennung bei ihren Kindern aus und es war praktisch proportional zum Alter der erkrankten Kinder, das heißt, am häufigsten wurden kleine Kinder junger Eltern betroffen (Tab. 5).
In allen Altersgruppen kamen Verbrennungen bei erstgeborenen Kindern am häufigsten vor, die Zahlen bei den folgenden Kindern dagegen sind sich ähnlich (Tab. 6).

Tab. 7: Die Zahl der in den Jahren 1978 bis 1987 behandelten Verbrennungen bei Kindern. Einteilung nach der Art der Betreuung

Alter des Kindes	Art der Betreuung					zusammen
	Eltern	Geschwister	andere Familienmitglieder	Fehlende Betreuung	Fachbetreuung	
0–1	52	4	2	3	2	63
1–2	154	1	3	–	–	149
2–3	52	1	5	4	–	62
3–4	28	–	–	–	–	28
4–5	20	–	–	–	–	20
5–6	13	–	3	5	–	21
über 6	23	–	2	7	–	32
zusammen	333	6	15	19	2	375

Tab. 8: Die Zahl der in den Jahren 1978 bis 1987 behandelten Verbrennungen bei Kindern. Einteilung nach der Ursache und nach dem Unfallhergang

	Alter des Kindes							zusammen
	0–1	1–2	2–3	3–4	4–5	5–6	über 6	
Heiße Nahrung								
Getränke getrunken durch die Eltern	32	45	20	4	7	5	5	118
Milch	5	9	2	1	1	–	1	19
Speisen	4	13	7	4	–	–	1	29
Kochendes Wasser begossen	18	–	25	–	–	5	–	48
Sturz	–	72	–	13	6	9	13	113
Abwasser von der Waschmaschine	–	2	1	–	–	–	–	3
Elektrizität								
Elektrogeräte	–	1	2	1	–	–	–	4
Spiel	–	1	1	–	–	–	2	4
Chemikalien	–	1	2	–	–	–	–	3
Flamme	2	–	1	3	3	–	9	18
Heiße Gegenstände								
Bügeleisen, Ofen	2	5	1	2	3	2	1	16
zusammen	63	49	62	28	20	21	32	375

Die absolute Mehrheit (bis zu 89%) der Verbrennungen entstand unter der elterlichen Obhut. Unter der Geschwisterbetreuung kam es zu 4% der Erkrankungen und unter der Fachbetreuung zu 0,5% der Erkrankungen (die Bettflasche als Unfallursache) (Tab. 7).

Die Verbrennungen der Kinder wurden in 88% der Fälle durch heiße Flüssigkeiten verursacht. Für sonstige Faktoren wie Elektrizität, Chemikalien oder Feuer blieben nur noch 12% übrig (Tab. 8).

Beachtenswert ist der Unfallhergang. Mit der durch seine Eltern getrunkenen heißen Flüssigkeit wird es in 31% der Fälle begossen; mit der Milch oder den halbflüssigen Speisen in 12,8%. In 43,7% stürzt es ins kochende Wasser oder es kommt auf andere Weise damit in Berührung (in zwei Fällen war es heißes Wasser aus der Bettflasche, in drei Fällen das Abwasser einer Waschmaschine) (Tab. 8).

Tab. 9: Die Zahl der in den Jahren 1978 bis 1987 behandelten Verbrennungen bei Kindern. Einteilung nach dem Wohnort des erkrankten Kindes

Alter des Kindes	Wohnort		
	Stadt	Dorf	zusammen
0–1	45	18	63
1–2	96	53	149
2–3	42	20	62
3–4	16	12	28
4–5	15	5	20
5–6	16	5	21
über 6	23	9	32
zusammen	253	122	375

Tab. 10: Die Zahl der in den Jahren 1978 bis 1987 behandelten Verbrennungen bei Kindern. Einteilung nach der Art und Weise der ersten Hilfe

Alter des Kindes	Erste Hilfe					zusammen
	richtig Ausziehen		falsch Decken der verbrannten Oberfläche			
	Abkühlen mit dem Wasser	Abkühlen mit dem Alkohol	mit dem Fett	mit dem Eiweiß	sonstiges	
0–1	2	–	2	–	–	4
1–2	4	1	4	4	4	17
2–3	–	–	–	1	1	2
3–4	3	–	1	–	–	4
4–5	2	–	2	–	1	5
5–6	1	1	–	–	–	2
über 6	1	1	1	–	–	3
zusammen	13	3	10	5	6	37

Den sonstigen Kindern wurde die erste Hilfe erst durch den Rettungsdienst geleistet

Ferner ist festzustellen, daß in 28% der Fälle schlechte Wohnverhältnisse (große Enge) und in 25% der Fälle fehlendes warmes Leitungswasser notiert wurden (das heiße Wasser mußte zubereitet werden).
Der Wohnort des Kindes hatte auf die Zahl der Verbrennungen keinen größeren Einfluß. Sie war proportional zu der jeweiligen Gesamtzahl der Kinder auf dem untersuchten Gebiet (Tab. 9).
Die Art und Weise der ersten Hilfe ist in Tab. 10 gezeigt. Die Familie oder sonstige Personen unternahmen lediglich in 10% der Fälle Notfallmaßnahmen. Ihre Hilfe war in 16 Fällen (4,2%) richtig, in 26 Fällen dagegen war sie falsch.

Tab. 11: Lokalisierung der Verbrennungen

Kopf und Hals	108
Arme	179
Rumpf	155
Beine	161

Die Lokalisation der Verbrennungen ist in Tab. 11 zusammengestellt.

Diskussion

In den letzten Jahren wird die Häufigkeit der Verbrennungen auf einem gleichen Niveau beobachtet und ihre Aufteilung in den einzelnen Monaten bleibt fast gleichmäßig. Die Verbrennungen bilden einen hohen Prozentsatz aller stationär behandelten Unfälle. Wie aus der Fachliteratur und aus dem eigenen Material hervorgeht, betrifft die Mehrheit der Erkrankungen Kleinkinder bis zum dritten Lebensjahr, hauptsächlich Knaben. Zu den die Entstehung einer Verbrennung begünstigenden Faktoren zählen unzulängliche Aufklärung durch die Eltern oder Betreuer, allzu oft auch schlechte Wohnverhältnisse und auch die starke Betriebsamkeit des seine Umwelt erkennenden Kindes.
Darum werden in der Fachliteratur heiße Flüssigkeiten, darunter auch die durch die Eltern

getrunkenen, als einer der verursachenden Faktoren besonders hervorgehoben! Nur vereinzelt kommt es zur Verbrennung unter der Fachbetreuung (im Krankenhaus, in der Kinderkrippe usw.), ihr gesellschaftlicher Widerhall ist jedoch nichtsdestoweniger klein.

Die Bedeutung der ersten Hilfe bleibt nach wie vor aktuell und wichtig. Die durch die Eltern geleistete Hilfe ist oft nicht richtig und wenig wirksam.

Die bessere Erkundung von epidemiologischen Daten soll vorbeugende Maßnahmen ermöglichen um die Anzahl der stationär zu behandelnden Kinder herabsetzen zu können.

Anschrift der Verfasser:
Doz. Dr. med. Jerzy CZERNIK
Dr. med. Andrrzej SZMIDA
Dr. med. Jerzy KOZIEŁŁ
Klinik für Kinderchirurgie
der Medizinischen Akademie in Wrocław,
50-369 Wrockław, Polen

Literatur

1. CLARKE, A.M.: Burns in childhood. – World J. Surg. 2: 175–183 (1978)
2. DURTSCHI, M.B., KOHLER, T.R., FINLEY, A., et al.: Burn injury in infants and young children. – Surg. Gynecol. Obstet. 150: 651–656 (1980)
3. MADZIARA, M., OLECH, A.: Uwagi o epidemilogii oparzeń u dzieci: Doraźna pomoc w urazach u dzieci. – KAW 98–100 (1985)
4. MOLLISON, H., ABRAMS, H., BARRET, E., et al.: I Group meetings for parents in a children's burns unit. – Scott. Med. J. 28: 168–171 (1983)
5. RAINE, P., AZMY, A.: A Review of Thermal Injuries in Young Children. – J. Ped. Surg. 18: 21–26 (1983)
6. TYSAROWKSI, P.: Pierwsza pomoc w leczeniu oparzeń u dzieci: Doraźna pomoc w urazach u dzieci. – KAW 92–95 (1985)

W. Haße (Hrsg.), Verbrennungen im Kindesalter. Gustav Fischer Verlag · Stuttgart · New York · 1990

Zur Entwicklung von Morbidität und Letalität thermisch verletzter Kinder in $4^1/_2$ Jahrzehnten

H. Schickedanz, S. Giggel, Jena

Häufigkeitsangaben

Es ist unverändert schwierig, wenn nicht unmöglich, die Morbidität und die Sterblichkeitszahlen von thermisch traumatisierten Patienten international und weltweit exakt zu erfassen. Die Angaben in der Literatur beruhen zumeist auf Erhebungen in einigen entwickelten Industrieländern und selbst dort zum Teil auf indirekten Berechnungen (2, 5, 6, 7, 8, 9, 11, 24). Insofern sind sie absolut unvollständig, berücksichtigen auch das Kindesalter nicht durchgehend und sparen zwangsläufig die Mehrheit der Erdpopulation, die sogannante Dritte Welt, aus. Sie lassen gezwungenermaßen die permanenten Krisen- und Kriegsregionen außer acht. So müssen die uns zugänglichen Hospitalisationszahlen und Sterblichkeitsziffern real um ein mehrfaches, wenn nicht um ein vielfaches, höher angenommen werden. Annähernd belegt ist weltweit und jährlich immerhin der Tod von 70000–80000 thermisch Verletzten. In der Tab. 1 sind die nach den vorstehend genannten Kriterien aufgefundenen Daten aus 6 europäischen Ländern sowie den USA und Japan zusammengestellt.

Danach liegt die Morbidität (Hospitalisierungszahl pro definierter Population) in der DDR relativ hoch. Mit weniger als 2% unterschreitet hingegen die Letalität von thermisch Verletzten den ermittelten internationalen Langzeit-Durchschnitt erheblich (2, 6, 7, 8, 9, 11, 15, 24). Überdies beträgt sie nur $^1/_{50}$ der totalen Unfallsterblichkeit im Land (23).

Kindesalter

Unter allen thermisch Traumatisierten wird der Anteil der 0–15jährigen nach zahlreichen Berichten, selbst in solchen von vor 100 Jahren, mit 45–55% beziffert (2, 3, 4, 6, 10, 12, 20). Der Kinderanteil liegt im Krankengut der Jenaer Klinik derzeit bei 60% (17, 22). Bereits während des zunächst erfaßt gewesenen 35-Jahre-Abschnittes (1944–1978) der vorliegenden Studie war die Zahl der thermisch geschädigten und stationär behandelten Kinder an der eigenen Einrichtung nahezu doppelt so groß wie von Erwachsenen (21).
In der Mehrzahl aber gestatten die einschlägigen Berichte nur indirekt Rückschlüsse auf absolute Zahlen betroffener Kinder pro Region. Die

Tab. 1: Hospitalisationen (n) und Letalität thermisch Verletzter pro Jahr und 10000 Einwohner (nach Sammelstatistiken 1981–1988)

Region	n	Letalität (%)	n/10⁴
USA	80000	7,0–8,5	3,6
Frankreich	30000	4,0–5,0	4,3
Japan	25000	3,5–4,0	2,5
Großbritannien	20000	4,2–4,8	2,9
Bundesrepublik Deutschland	12000	5,0–8,3	2,0
DDR	7000	1,8–2,0	4,1
Holland	4000	7,5–9,0	5,0
Dänemark	1600	2,5–3,5	3,0

Arbeit von Schärli (1972) über Austauschtransfusionen bei thermisch Schwerstverletzten bildet eine seltene Ausnahme. Die Zahl der an Verbrühungen und Verbrennungen ad finem gekommenen Kinder in der Schweiz wird dort für die zurückliegenden 10 Jahre mit insgesamt 120 beziffert (18). Unter nahezu 1100 durch Unfälle 1962 in der DDR verstorbenen Kindern befanden sich 117 (10,7%) thermisch verletzte (H. Marcusson und W. Oehmisch). Daraus waren auf 100000 der 1–3jährigen 9,85 und der 3–6jährigen 3,3 letale Ausgänge zu errechnen.

Nationale Populationen unterscheiden sich heute mehr denn je auch durch die Anzahl der Kinder in der einzelnen Familie. Lebensstandard und Bildungsstand stellen hier bekanntlich die Hemmfaktoren dar. Statistiken, zum Beispiel aus Westeuropa und Indien, können daher schlechterdings nicht ohne weiteres miteinander verglichen und bewertet werden. Epidemiologische Aussagen zu thermischen Schädigungen von Kindern beruhen somit, wie bei Erwachsenen, vorrangig auf wissenschaftlichen Auswertungen und Hochrechnungen einzelner Behandlungszentren (2, 4, 6, 9, 10, 12, 13, 14, 16, 17, 18, 22). Die Tab. 2 stellt einen Literaturauszug dar und repräsentiert den zurückliegenden 25-Jahre-Zeitraum 1964 bis 1988. Dabei sind ausschließlich stationär behandelte Kinder ohne Differenzierung nach Alter und Traumaschwere erfaßt. Orientierend ist der Zusammenstellung zu entnehmen, daß die Letalität des thermisch kranken Kindes kontinuierlich gesenkt werden konnte und derzeit 1% unterschreitet.

Eigene Untersuchungen

Sie umfassen den 45-Jahre-Zeitraum 1944 bis 1988 und 1470 Patienten (0–14 Jahre) der Jenaer Klinik. Eine Reihe von Parametern kann so jeweils über längere Zeitabschnitte als relativ konstant angesehen werden: Einzugsgebiet – Population – Klinikregime – Behandlungskonzeption – Intensivtherapie – Pflegebereich – Ausstattungsgrad – Facharztqualifikation – Kenntnisstand – Sektionsmöglichkeit – Dokumentation. Behandlungszentren ausschließlich für thermisch Traumatisierte, wie sie in nicht wenigen Ländern etabliert sind, existieren in der DDR nicht. Die 0–14jährigen werden hier überwiegend in kinderchirurgischen Institutionen versorgt, so auch in Jena.

Altersrelationen

Die altersabhängige relative Morbiditätsverteilung innerhalb der Krankheitsgruppierung «thermisch traumatisiertes Kind» erweist sich weitgehend als konstant (0–1 Jahr: 5,2%; 2. und 3. Jahr: 55,5%; 4. und 5. Jahr: 15,9%; 6.–10. Jahr: 13,8%; 11.–14. Jahr: 9,6%. Im Gesamtkrankengut macht die Altersgruppe der 0- bis 3-jährigen also mehr als 60% aus. Vermerkt werden muß darüber hinaus, daß die Hospitalisationen der 0- bis 1-jährigen in den zurückliegenden 20 Jahren um 1,5% und die der 2- bis 3-jährigen zusammen um 8,5% zugenommen haben.

In altersphysiologischer Verkennung aller Gefahren widerfahren Kleinkindern jenseits des Säuglingsalters nicht nur die meisten sondern auch die schwersten thermischen Schäden. Erwartungsgemäß ist das frühe Kleinkindesalter somit auch mit der höchsten Sterblichkeit belastet.

Tab. 2: Letalität thermisch verletzter Kinder (nach Literatur-Berichten 1964–1988)

Autor	Jahr	n	Alter (Jahre)	Letalität (%)
Stone	1964	112	0–14	15,0
Smith	1969	168	0–14	3,0
Grözinger	1970	34	0–15	14,7
Hartl	1970	334	0–7	5,3
Röding	1970	175	0–15	4,5
Stone	1972	96	0–14	2,0
Köstler	1973	347	0–15	2,1
Lehner	1975	707	0–14	0,8
Pochon	1984	464	0–16	0,7
Rosson	1988	215	0–14	0,8

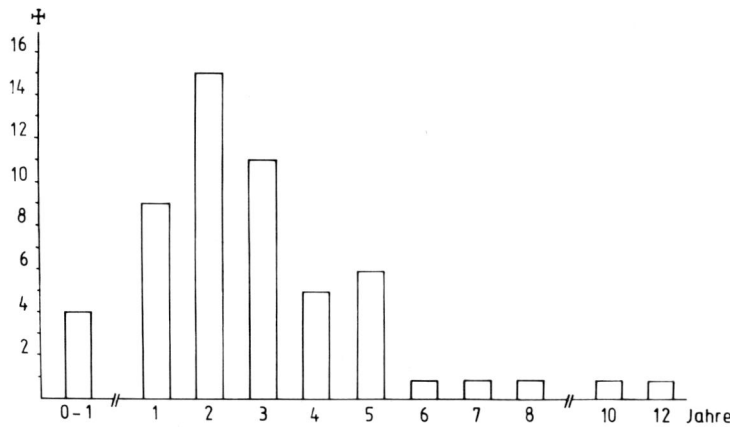

Abb. 1: Beziehungen zwischen Letalität und Alter bei 55 in 45 Jahren nach thermischen Verletzungen verstorbenen Kindern (Chirurgische Universitätsklinik Jena 1944–1988)

Letalität

Von den erfaßten 1470 Patienten sind in den verschiedenen Phasen der sogenannten Verbrennungskrankheit 55 Kinder ad exitum gekommen (Durchschnittsletalität: 3,7%). Als weitaus aufschlußreicher erweist sich bereits die Untersuchung der Sterblichkeit in arithmetisch unterteilten 5-Jahres-Abfolgen (1948: 13,5%; 1953: 11,0%; 1958: 9,5%; 1963: 3,7%; 1968: 4,3%; 1973: 2,8%; 1978: 1,3%; 1983: 0,9%; 1988: 2,1%). Die so ermittelte Durchschnittssterblichkeit folgt damit im Trend der Entwicklung und real dem international erreichten Standard. Unter 55 Sterbefällen (Abb. 1) befanden sich 9 Einjährige (16,4%), 15 Zweijährige (27,3%) und 11 Dreijährige (20%).

Es bedarf der Beweisführung nicht, daß insgesamt Ausmaß und Tiefe des thermischen Körperschadens und die Letalität miteinander korrelieren (2, 4, 5, 6, 9, 11, 13, 17, 18). In der eigenen Einrichtung betrug die Sterblichkeit bei Kindern mit 10% geschädigter Körperoberfläche 3,7%. Sie stieg bereits auf jeweils 25,5% an, wenn 30 oder 40% der Haut zweit- oder höhergradig betroffen waren. Überstieg das geschädigte Hautareal in toto 50%, erreichte die Letalität 30% und mehr (Abb. 2).

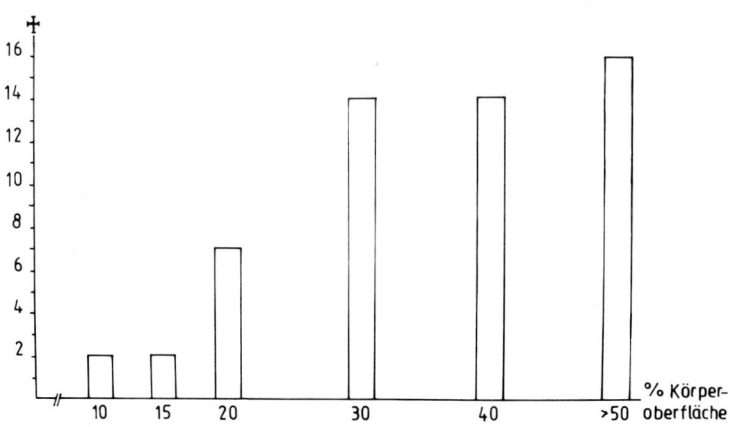

Abb. 2: Beziehungen zwischen Letalität und betroffener Körperoberfläche bei 55 in 45 Jahren nach thermischen Verletzungen verstorbenen Kindern (Chirurgische Universitätsklinik Jena 1944–1988)

Pathophysiologie

Die Vielschichtigkeit der pathophysiologischen Reaktionen der sogenannten Verbrennungskrankheit bringt es immer wieder mit sich, daß nach Wahrscheinlichkeit und Erfahrung nicht vorauszusehende letale Ausgänge auftreten. Derartige Situationen sind gegeben, wenn Kinder mit 10–20% betroffener Köperoberfläche nicht gerettet werden können. Andererseits gelingt es ebenso oft, extrem großflächig und tief verbrühte oder verbrannte Kinder am Leben zu erhalten. Sie kommen scheinbar ohne jede Chance einer Aussicht zu überleben, zur stationären Aufnahme. Diskrepanzen? Sicher nur vermeintliche! Eher jedoch sind einerseits pathophysiologische Parameter nicht erfaßt oder beachtet, andererseits aber sorgfältig registriert, als Signalement verstanden und substituiert worden.

Die einzelnen Gefährdungsstadien des Krankheitsverlaufes gehen zeitlich zum Teil ineinander über. Dennoch sind sie weitgehend in sich abgrenzbar. Die jeweilig dominierenden Symptome werden in jeder Phase durch ziemlich genau bekannte pathophysiologische Prozesse bestimmt. Sie lassen sich klinisch und laborchemisch objektivieren (3, 4, 7, 9, 10, 13, 14, 24). Im Fall eines letalen Ausganges zeigen alle Organsysteme adäquate morphologische Veränderungen (1, 3, 5, 6, 11, 14, 17, 19). Die vorrangigen Sektionsdiagnosen von 55 verstorbenen Kindern werden in der Tab. 3 wiedergegeben. Aus der Kenntnis des phasenhaften Krankheitsverlaufes und seiner Gefährdungsmomente leiten sich konsequenterweise und gezielt die allgemein- und intensivtherapeutischen Maßnahmen ab. Sie bilden dominierend die Voraussetzungen für das Überleben der Kinder. Unter Einschluß auch der lokal-oberflächlichen Behandlungsmethoden (3, 4, 5, 9, 10, 13, 19, 20) besteht das dringende Erfordernis, die eingeleitete komplexe Therapie ständig zu überprüfen und dem Stand des Wissens anzugleichen. Die über die Jahrzehnte hinweg kontinuierlich absinkenden Sterblichkeitsziffern finden so ihre wissenschaftlich fundierte Entsprechung.

Soziales Umfeld

Die derzeit erreichte Letalitätssenkung auf zum Teil weniger als 1% schafft für die Überlebenden die umfassenden Nachschäden ebenso wenig aus der Welt wie durchstandene Ängste, Schmerzen und vielerlei Pein. Auch zu den in der Regel vorzufindenden Schuldgefühlen und Selbstvorwürfen der Eltern wäre vieles zu sagen. Mehr als 90% der Unfälle kommen in Haushalten vor. Nach eigenen Untersuchungen ereignen sich am Wochenende (freitags, samstags, sonntags) die meisten, hingegen montags, dienstags und mittwochs die wenigsten thermischen Verletzungen. In den Kindereinrichtungen (Krippe, Kindergarten, Kinderhort, Kinderheim) stellen einschlägige Unfallereignisse eine seltene Ausnahme dar. Die überall hervorgehobene, vorausgesetzte und erwartete besondere Aufsichtssorgfalt der Eltern bestätigt sich also in der Morbiditätsgruppe «thermische Verletzungen» nicht. Die absolute Obhut des «eigentlichen Zuhause» ist hier, in Sonderheit an den Wochenenden, nicht gegeben. Dennoch ist davon auszugehen, daß jeder Einzelunfall als vermeidbar angesehen werden muß. Und eine weitere These sollte Anerkennung finden: Selbst wenn

Tab. 3: Vorrangige Todesursachen, Durchschnittsalter und geschädigtes Hautareal von 55 in 45 Jahren nach thermischen Verletzungen verstorbenen Kindern (Chirurgische Universitätsklinik Jena 1944–1988)

Todesursache	n	Durch-schnitts-alter (Jahre)	Durch-schnittliche betroffene Körper-oberfläche (%)
Schock	12	3,8	33
Toxämie	24	3,0	40
Septikopyämie	13	2,3	30
Ulkusblutung	3	3,0	55
Lungenembolie	3	6,0	30

das Kind real und konkret den Unfall verursacht, ihm ist weder moralische noch formalrechtliche Schuld zuzuweisen. Wenn von «Schuld» die Rede sein soll, trägt sie ausschließlich und stets der Erwachsene.

Prävention

Die auf Analysen beruhenden so ausgerichteten Bewertungen der epidemiologischen Zusammenhänge erfordern zielgerichtet eine analoge prophylaktische Propaganda. Dabei kann die Forderung niemals heißen, etwa jedwede mit thermischen Unfällen in Verbindung zu bringende herkömmliche oder moderne technische Errungenschaft aus dem täglichen Leben zu eliminieren. Vielmehr aber muß es darauf ankommen, bei möglichst vielen «Erziehungsträgern» das Bewußtsein für potentielle Gefahren im Umfeld des Kindes permanent zu schärfen und so die Häufigkeit der individuellen Katastrophen zu minimieren. Über die klinisch-wissenschaftliche Arbeit hinaus, sollten die Bemühungen um die Prävention als Dauerauftrag verstanden werden. Im Einzugsgebiet der Jenaer Klinik (200 000 Einwohner) finden in Schulen vor Lehrern, in Kindergärten und Kinderkrippen vor Eltern und Erzieherinnen, in Frauenvereinigungen und Fortbildungsveranstaltungen für Kinderkrankenschwestern bis zu 6mal jährlich entsprechend konzipierte Vortragsserien statt. Den Lektionen darf es didaktisch nicht an Wahrheit und Klarheit mangeln. Nur dann garantieren sie bei der Zielgruppe nachhaltige Verarbeitung und Aneignung. Populärwissenschaftlich abgefaßte Aufklärungsschriften gleicher Diktion (Abb. 3), massenhaft und kostenlos gestreut, dürften in nämlicher Weise ihre Wirkung nicht verfehlen.

Effektivität?

Grundsätzlich wird der definitive Beweis zur Effektivität einer derart präventiv angelegten Arbeit nicht zu erbringen sein. Zu keinem Zeitpunkt wird also mit Bestimmtheit die Aussage getroffen werden können, daß die Zahl der Kinderunfälle und deren Sterblichkeit dank umfänglicher vorbeugender Aufwendungen um definierbare Größenordnungen gesenkt werden konnten. Dennoch aber darf Effizienz angenommen und nicht in Zweifel gezogen werden (Abb. 4). Das Diagramm weist die Behandlungszahlen (n = 1470) der Jenaer Klinik für den Zeitraum 1944–1988, in 5-Jahres-Abschnitte unterteilt, synchron mit der jeweiligen Letalität aus. Über 3 Jahrzehnte hinweg (1944–1973) mußten stetig steigende Hospitalisationen registriert werden. Mit dem Beginn der systematischen «Aufklärung» (1974) fiel die Morbidität trotz sich erheblich vergrößernder Einwohnerzahlen kontinuierlich ab. Im Vergleich mit dem Jahrfünft 1969–1973 (278 Patienten) waren während der zuletzt erfaßten 5 Jahre (1984–

Verbrühungs- und Verbrennungsunfälle bei Kindern

(Eine Aufklärungsbroschüre für Eltern)
mit 12 Abbildungen und 1 Tabelle

von

Dozent Dr. sc. med. H. Schickedanz
Kinderkrankenschwester Dorothea Wichmann
und Lehrausbilderin Marianne Stanescu

Aus der Chirurgischen Klinik und Poliklinik des Bereiches Medizin der Friedrich-Schiller-Universität Jena
(Direktor: Professor Dr. sc. med. Th. Becker)

Abteilung für Kinderchirurgie
(Leiter: Dozent Dr. sc. med. H. Schickedanz)

und der Universitätskinderklinik „Jusuf Ibrahim"
(Direktor: OMR Professor Dr. med. habil. W. Plenert)

Abb. 3: Eine Aufklärungsbroschüre für Eltern (Titelseite). Autoren-Selbstverlag, Jena 1974

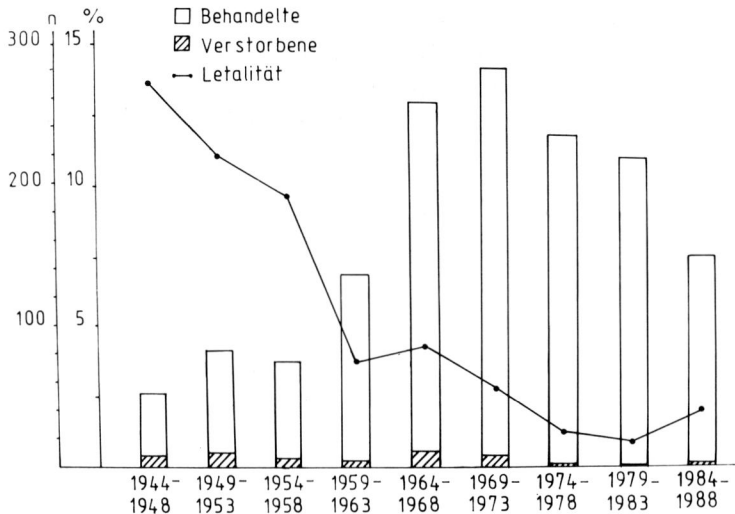

Abb. 4: Morbiditäts- und Letalitätsentwicklung thermischer Verletzungen bei 1470 Kindern in 9 aufeinanderfolgenden 5-Jahres-Zeiträumen (Chirurgische Universitätsklinik Jena 1944–1988)

1988) nur noch 146 thermisch verletzte Kinder (49%) zu behandeln. Die niedrigste Letalität wurde mit 0,9% in der Zeitspanne von 1979 bis 1983 erreicht. Für die aktiven Mitgestalter der prophylaktischen Propaganda steht somit außer Zweifel: Prävention, wie auch immer sie gehandhabt werden mag, ist effektiv und daher notwendig. Der Aufwand lohnt immer!

Literatur

1. ADAM, G.: Die Funktion der Nebenniere nach thermischem Trauma im Kindesalter. Dissert. zur Promotion B, Jena 1974
2. ARZINGER-JONASCH, H., RIEDEBERGER, J.: Klinik und Therapie der Verbrennungskrankheit (2. Aufl.). VEB Verlag Volk und Gesundheit, Berlin 1983
3. BUTENANDT, J.: Verbrennungen bei Kindern. – Kinderkrankenschwester 8: 34–35, 73–75 (1989)
4. BUTENANDT, J., COERDT, L.: Verbrennungen im Kindesalter. Bücherei des Pädiaters, Heft 81. Enke-Verlag, Stuttgart 1979
5. GÖRING, G., LANGER, G., KOCH, W., SCHRÖDER, H.: Erfahrungen mit der Verschorfungs- und Koagulationsbehandlung bei Verbrennungen im Kindesalter. – Bruns' Beitr. klin. Chir. 216: 545–552 (1968)
6. GRÖTZINGER, K.-H., GÖTZ, R.: Todesfälle nach thermischen Verletzungen. – Mschr. Unfallheilk. 73: 197–219 (1970)
7. HERMANS, R.: 1. A message to all those interested in a European Burns Association – 2. Treatment and rehabilitation of the burned in Holland. 3rd Hungarian Congress on Burn Injuries with International Participation. Budapest, May 21–22, 1981
8. HIDEJIRO, O., TAKASHI, A., YOSHIAKI, Y., SIICHI, O.: Statistical studies on burned patients in Japan. 3rd Hungarian Congress on Burn Injuries with International Participation. Budapest, May 21–22, 1981
9. KÖSTLER, E., HERIG, H., GROSSRAU, G.: Die Verbrennungsbehandlung. Statistische Erhebungen, Lokalbehandlung und Behandlungsergebnisse. – Zschr. ärztl. Fortbild. 67: 850–856 (1973)
10. LEHNER, M.: The Modern Stage of the Treatment of Burns in Childhood. – Zschr. Kinderchir. 17: 1–6 (1975)
11. MÜLLER, F.E.: Die Infektion der Brandwunde. Hefte zur Unfallheilkunde, Heft 136. Springer-Verlag, Berlin–Heidelberg–New York 1979
12. NOODT, A.: Untersuchungen zur Verbesserung der Erste-Hilfe-Maßnahmen bei Brandverletzten. Med. Dissert., Würzburg 1981
13. POCHON, J.P.: Verbrennungen und Verbrühungen. In: SAUER, H.: Das verletzte Kind. Georg Thieme-Verlag, Stuttgart–New York 1984
14. RICKHAM, P.P., HECKER, W.CH., PRÉVOT, J., POCHON, J. (Eds.): The Management of the Burned Child. Progr. Ped. Surg., Vol. 14. Urban und Schwarzenberg, Baltimore–Munich 1981

15. RÖDING, H., JAEGER, A.: Die Epidemiologie thermischer Schädigungen in der DDR. – Zbl. Chir. 98: 289 (1973)
16. RÖDING, H., TAUTENHAHN, P.: 10-Jahres-Analyse thermischer Schädigungen. – Dtsch. Ges.-wesen 25: 1358–1360 (1970)
17. ROSSON LAGOS, M.: Retrospektive Untersuchungen zur Letalität in der Kinderchirurgie 1944–1983. Med. Dissert., Jena 1988
18. SCHÄRLI, A., KUMMER, M., BETTEX, M.: Erfahrungen in der Behandlung schwerster Verbrennungen mit der Austauschtransfusion. – Zschr. Kinderchir. (Suppl.) 11: 252–260 (1972)
19. SCHENKE, H.: Tierexperimentelle Untersuchungen zur Quecksilberresorption bei der Verbrennungsbehandlung nach der Methode von Grob. Med. Dissert., Jena 1984
20. SCHICKEDANZ, H., WICHMANN, D., STANESEU, M.: Verbrühungs- und Verbrennungsunfälle bei Kindern. Eine Aufklärungsbroschüre für Eltern. Selbstverlag, Jena 1974
21. SCHICKEDANZ, H., ADAM, G.: Long-term follow-up of morbidity and mortality of burns in childhood. 3rd Hungarian Congress on Burn Injuries with International Participation. Budapest, May 21–22, 1981
22. SCHICKEDANZ, H., SCHICKEDANZ, I., PETRAT, H.: Letale Komplikationen in ausgewählten Morbiditätsgruppen der Kinderchirurgie. – der Kinderarzt 16: 1339–1344 (1985)
23. Statistisches Jahrbuch der DDR 1988. Staatsverlag der DDR, Berlin 1988
24. ZIEGLER, CH., DRESSLER, G.: Die Pathophysiologie und Pathobiochemie der Verbrennungskrankheit. – Zschr. Ärztl. Fortbild. 65: 62–67 (1971)

Anschrift der Verfasser:
Prof. Dr. H. SCHICKEDANZ
Dr. S. GIGGEL
Abteilung für Kinderchirurgie der Klinik und Poliklinik für Chirurgie des Bereiches Medizin der Friedrich-Schiller-Universität Jena
Bachstraße 18
DDR-6900 Jena

Lokalisation, Letalität

W. Haße (Hrsg.), Verbrennungen im Kindesalter. Gustav Fischer Verlag · Stuttgart · New York · 1990

Ausdehnung, Lokalisation, Altersgruppierung und Letalität der thermischen Verletzungen im Kindesalter

K. Gdanietz, U. Jaeschke, S. Laskus, Th. Eule, G. Reuter, Berlin-Buch

In der vorliegenden Arbeit ist das eigene Krankengut der Jahre 1956–1988 analysiert. 918 Kinder waren es, die mit einer thermischen Verletzung stationär behandelt wurden. Nicht in der Analyse enthalten sind 1140 ambulant behandelte Kinder mit Schäden, die keiner stationären Behandlung bedurften sowie Erfrierungsverletzungen.

Geschlechtsverteilung

Von der Gesamtzahl der 918 behandelten Kinder waren 534 Jungen und 384 Mädchen.

Unfallzeitpunkt

Die häufigsten Unfälle, 33.9%, ereigneten sich zwischen 14.00 Uhr und 18.00 Uhr. Die Tageszeiten, während der sich die zweithäufigsten Unfälle ereigneten, lagen zwischen 6.00 Uhr und 10.00 Uhr. Das sind Tagesabschnitte, während der die meisten Verrichtungen an Kindern vorgenommen werden bzw. die Kinder sich auch selbst überlassen sind. Bemerkenswert ist der Prozentsatz von 4,4% während der Nachtzeiten. Die Verletzungsursachen waren Feuerwerkskörper und medizinische Verrichtungen,

Tab. 1: Kinderchirurgische Klinik im Klinikum Berlin-Buch. Thermische Verletzungen 1956–1988, Tagesprofil

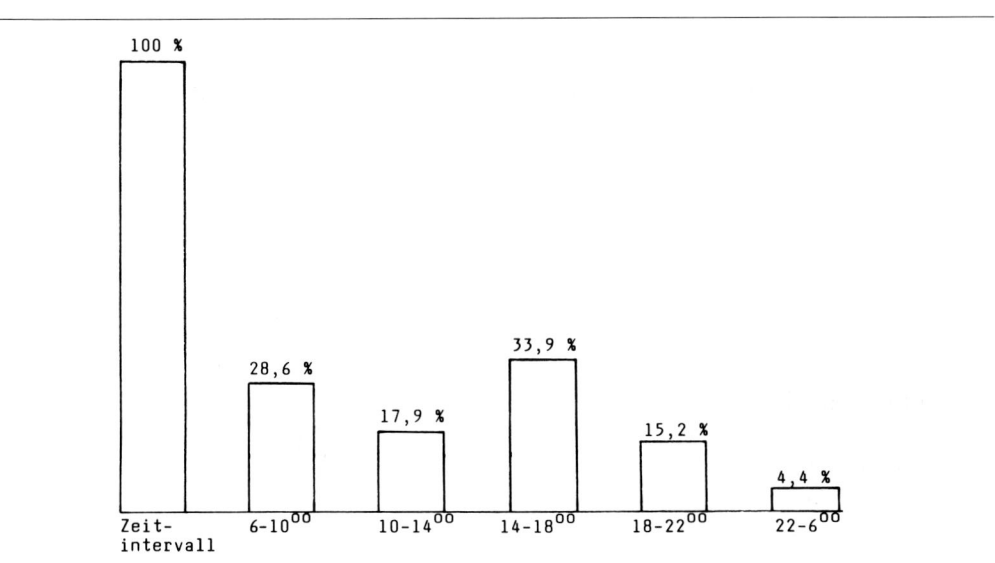

wie z. B. Inhalationen im Rahmen pulmonaler Erkrankungen.

Verletzungsagenzien und Unfallmechanismen

Sie sind in den Tabellen 2 und 3 zusammengestellt. Übereinstimmend mit Beobachtungen anderer Einrichtungen, nahmen heiße Flüssigkeiten die erste Stelle der Ursachen ein, in unserem Krankengut 83,7%. Was den Unfallmechanismus anbetrifft, so war er in 85,1% durch Eigenverschulden und nur in 11,2% durch Fremdverschulden ausgelöst, unklar blieben 3,7%.

Tab. 2: Kinderchirurgische Klinik im Klinikum Berlin-Buch. Thermische Verletzungen 1956–1988, n = 918, Stationäre Behandlung, Verletzungsagens

Agens	n	%
Flüssigkeiten	768	83,7
feste Gegenstände	73	8,0
Gase	1	0,1
Strom	16	1,7
Strahlung	6	0,6
offene Flamme	42	4,6
Sonstiges	12	1,3

Tab. 3: Kinderchirurgische Klinik im Klinikum Berlin-Buch. Thermische Verletzungen 1978–1988, n = 322, Stationäre Behandlung, Unfallmechanismus

Unfallmechanismus	n	%
Eigenverschulden	274	85,1
Fremdverschulden	36	11,2
unklar	12	3,7

Verletzungsgrad

Überwiegend waren es erst- und zweitgradige Verletzungen, die behandelt werden mußten, wobei nicht immer die Tiefe der Schädigung sofort erkennbar gewesen ist.

Reine drittgradige Verletzungen machten in unserem Krankengut nur 3,1% aus. Die hohe Zahl an erst- und zweitgradigen thermischen Schäden wirkt sich verständlicherweise auf die Letalität aus (Tab. 4).

Tab. 4: Kinderchirurgische Klinik im Klinikum Berlin-Buch. Thermische Verletzungen 1956–1988, n = 918, Grad

Grad	n	%
I.	43	4,8
I.–II.	404	44,9
II.	290	32,3
II.–III.	99	11,1
III.	28	3,1
I., II., III.	34	3,8
	898	100,0

Ausdehnung und Lokalisation

Zur Berechnung der Ausdehnung benutzen wir seit 1957 die in Abb. 1 dargestellte Vorlage, in

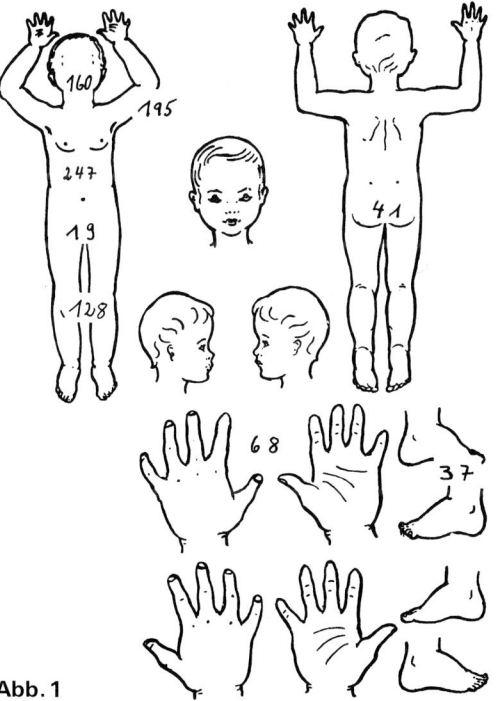

Abb. 1

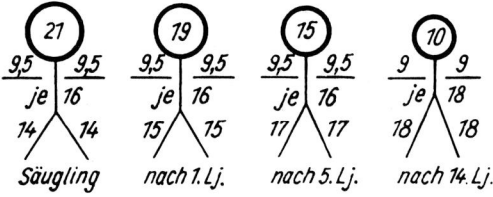

Abb. 2

die Angaben, die nach dem Schema der Abb. 2 ermittelt und eingetragen werden.
Die Zeichenvorlage der Abb. 1 stammt aus dem Prager Verbrennungszentrum.
Die Verteilung unserer stationär behandelten Fälle der Jahre 1978–1988 ist in dem Schema der Abbildung enthalten. Daraus ist die häufigste Lokalisation mit Rumpf 247, Kopf und Hals mit 160 und Arme mit 195 zu ersehen. Eine regionale Aufgliederung dieser Fälle enthält die Tab. 5.

Tab. 5: Kinderchirurgische Klinik im Klinikum Berlin-Buch. Thermische Verletzungen 1978–1988, n = 322, Stationäre Behandlung, Lokalisation

Lokalisation	stationär	ambulant
Kopf, Hals	140	20
Rumpf	*210*	37
Arme	161	34
Hände	45	23
Gesäß	37	4
Genitale	19	0
Beine	108	20
Füße	26	11
oberer Atem- und Verdauungstrakt	1	0

Die Analyse der Ausdehnung thermischer Verletzungen bei stationär und ambulant behandelten Kindern zeigt, daß die Oberfläche von 6–10 % mit 38,9 % am häufigsten befallen gewesen ist. Unmittelbar dahinter sind es die Flächen mit 0–5 % (Tab. 6).

Tab. 6

Ausdehnung % – Körperoberfläche	stationär n	%	ambulant n	%
0– 5	254	28,3	95	84,8
6–10	349	38,9	17	15,2
11–15	118	13,1		
16–20	82	9,1		
21–25	33	3,7		
26–30	24	2,7		
31–35	12	1,3		
36–40	11	1,2		
41–45	6	0,7		
46–50	4	0,4		
über 50	5	0,6		
	898	100,0	112	110,0

Altersverteilung

Die häufigsten Unfälle ereigneten sich bei Ein- und Zweijährigen, insgesamt bei 46 % unserer Kinder (Tab. 7). Die Altersgruppe der 2–3-

Tab. 7: Kinderchirurgische Klinik im Klinikum Berlin-Buch. Thermische Verletzungen 1956–1988, n = 918, Stationäre Behandlung, Altersverteilung

Alter	n	%
0– 1	108	11,8
1– 2	422	46,0
2– 3	153	16,7
3– 4	84	9,2
4– 5	50	5,4
5– 6	25	2,7
6– 7	16	1,7
7– 8	17	1,8
8– 9	7	0,8
9–10	4	0,4
10–11	9	1,0
11–12	8	0,9
12–13	2	0,2
13–14	7	0,8
14–15	2	0,2
15–16	4	0,4
	918	100,0

Tab. 8: Kinderchirurgische Klinik im Klinikum Berlin-Buch. Thermische Verletzungen 1978–1988, Todesfälle bei thermisch verletzten Kindern

Fälle	Alter	Geschlecht	% KOF	Grad	Agens	Mechanismus	Todesursache	Khs
1.	1 $^4/_{12}$	♀	40	II–III°	offene Flamme	Teppichreinigung mit Waschbenzin	Lungenödem	4 d
2.	1 $^6/_{12}$	♀	50	III°	heißes Wasser	in heißes Badewasser gesetzt	Sepsis	5 Wo
3.	3 $^{11}/_{12}$	♂	85	III°	offene Flamme	Wohnungsbrand	Sepsis	3 Wo
4.	2 $^5/_{12}$	♀	90	II–III°	unklar	unklar	Schock	3 d
5.	4 $^2/_{12}$	♂	—	—	Starkstrom	Kontakt	Herzversagen	0 d

jährigen verletzte sich nur noch in 16,7%. Die allgemeinen Erfahrungen lehren, daß die 1–2-jährigen Kinder am häufigsten thermischen Verletzungen ausgesetzt sind.

Letalität

Von 918 Kindern haben wir 15 verloren. Fünf letale Ausgänge sind in der Tabelle 8 zusammengefaßt. Lungenödem, Sepsis und Schock waren die Ursachen, die zum Tode führten. Während ein Lungenödem und der Schock rasch den Exitus bewirkten, wies die Sepsis einen protrahierten Verlauf auf. Das beim Fall 4 angegebene «unklar» für Agens und Mechanismus, findet mit den taubstummen Eltern seine Erklärung, die zu beiden keine Angaben machen konnten. Unsere Gesamtletalität beträgt 1,6%.

Zusammenfassung

1. In einer retrospektiven Studie in der Kinderchirurgischen Klinik im Klinikum Berlin-Buch wurden 918 Kinder mit thermischen Verletzungen untersucht, die in den Jahren 1956–1988 stationär behandelt wurden, 534 Knaben und 384 Mädchen.
2. 89,1% der thermischen Verletzungen ereigneten sich in den ersten fünf Lebensjahren, davon allein 46% im zweiten Lebensjahr.
3. In der Mehrzahl der Fälle wurden zwischen 1% und 20% Körperoberfläche (insgesamt 89,4% der Kinder) erst- und zweitgradig (82,0%) thermisch verletzt.
4. Hauptlokalisation waren Rumpf, obere und untere Extremitäten sowie Kopf und Hals.
5. Die Kinder verursachten fast ausschließlich die Unfälle, insbesondere mit heißen Flüssigkeiten.
6. Die Letalität betrug 1,6%.

Anschrift des Verfassers:
OMR Prof. Dr. sc. med. K. GDANIETZ
Direktor der Kinderchirurgischen Klinik
im Klinikum Berlin-Buch
Karower Str. 11
DDR-1115 Berlin-Buch

Psychosoziales Umfeld

Das psychosoziale Umfeld des thermisch verletzten Kindes im Krankenhaus

F. Bussewitz, Berlin

Einleitung

Neben der sehr umfangreichen Literatur über die chirurgische Versorgung verbrannter Kinder sind nur spärliche Arbeiten über die psychische Situation vorhanden (Woodward 1959, Long & Cope 1961, Martin 1970, Seligman & Mitarbeiter 1971 und Seligman 1974). Solomon (1981) beschrieb ausführlich die organisatorischen und personellen Voraussetzungen eines Verbrennungszentrums für Kinder. Aus der Sicht eines konsiliarischen Kinder- und Jugendpsychiaters sollen hier sowohl vom Kind ausgehend die psychischen Früh- und Spätfolgen einer Verbrennung als auch das psychosoziale Umfeld und die Organisation und Ausstattung des Krankenhauses beschrieben werden.

Akutes seelisches Trauma unmittelbar nach der Verbrennung

Wie bei allen Unfällen tritt das Ereignis für das Kind und auch für die Familie plötzlich unerwartet ein. Manchmal sind Fehlverhaltensweisen sowohl der Eltern als auch des Kindes unmittelbar dem Ereignis vorangegangen, evtl. auch Ermahnungen der Eltern u.ä. Neben den unmittelbar nach dem Unfallereignis einsetzenden Schmerzen des Kindes, Panik und Hilflosigkeit der Eltern entstehen sofort große Angst und Schuldgefühle auf beiden Seiten. Neben den körperlichen Folgen wie Verbrennungen, Verbrühungen besteht ein akutes emotional seelisches Trauma. Je kleiner das Kind ist, desto weniger kann es die Schädigung als ein unabwendbares Schicksal oder als ein unverschuldetes Geschehen ansehen, sondern wird immer, wenn das Unfallgeschehen in enger Beziehung und Anwesenheit von Betreuungspersonen stattfand, sofort bewußt oder unbewußt innerlich einen Zusammenhang zwischen Betreuer und Unfallereignis herstellen. Insbesondere in chronisch züchtigenden oder gar mißhandelnden Familien wird häufig die Verbrennung als Strafe der Beziehungspersonen empfunden und erlebt. Bei schon auf den ersten Blick erkennbaren krankenhauspflichtigen Verbrennungen und Verbrühungen erfolgt ein sofortiger Transport ins Krankenhaus, manchmal unter sofortiger Trennung von Kind und Bezugsperson.

Im Krankenhaus erlebt das Kind eine fremde Umgebung, die stark ängstigend ist. Mit einer engeren Bezugsperson, die es möglicherweise strafend unmittelbar vorher erlebt hat, kommt das Kind in eine Krankenhaussituation, die zunächst erst einmal großen Wert auf die eigentlich medizinisch-chirurgische Versorgung legen muß und eine Vielzahl von erschreckenden schmerzhaften Prozeduren vornehmen muß. Evtl. wird dann die bis dahin anwesende Bezugsperson bei der Erstversorgung entfernt werden müssen.

Häufig kommt der Trost und die Beruhigung des Kindes nicht zuletzt auch wegen der oft eintretenden medizinischen Komplikationen und des Primats der chirurgischen Versorgung völlig in den Hintergrund und ängstigt dann besonders das Kind.

Psychosoziale Situation nach der Erstversorgung

Auch die weitere psychische Situation des Kindes ist von großen Schmerzen charakterisiert und sich allmählich verfestigender Angst vor allen Manipulationen durch Schwestern und Ärzte. Wegen des oft schweren Krankheitszustandes sind medikamentöse Sedierung oder gar Narkose zur Schmerzlinderung nur wenig einsetzbar oder auch nur selten im unbedingt notwendigen Fall durchführbar. Um die Schmerzhaftigkeit z. B. des Verbandwechsels in Grenzen zu halten, werden die Verbände «abgebadet». Das Kind verbindet sofort mit Baden und Wasser Schmerzen und kommende Pein beim Verbandswechsel.

Das Halten in einer sterilen Atmosphäre führt dazu, daß die Kinder sehr häufig allein im Zimmer sein müssen, insbesondere wenn ein Rooming-in der Mutter oder einer anderen Bezugsperson nicht möglich ist.

Der baldige Einsatz von Medizinalfachkräften wie Krankengymnastik zur Verhinderung von Kontrakturen bringt noch zusätzliche schmerzhafte Manipulationen mit sich.

Je nach dem, welche Methode der Behandlung durchgeführt wird, offene Behandlung oder Versorgung mit Verbänden, wird die Isolierung des Kindes unterschiedlich sein. So ist ein Rooming-in bei offener Behandlung kaum möglich.

Die in den ersten Tagen auftretenden psychischen Auffälligkeiten sind zunächst durch akute Reaktionen wie Schreien, Wut, Protest, Angst gekennzeichnet und werden bald gefolgt durch stilleres Verhalten: Apathie, Resignation, Depression und akute somatische Störungen wie Eßstörungen, Essensverweigerung.

Nach Überwindung der ersten Behandlungsphasen, der akuten Erstversorgung und der Intensivbetreuung folgt die langfristige Betreuung. Wenn der intravenöse Zugang nicht mehr erforderlich ist, wird außerhalb einer Intensivstation auf einer Station mit aseptischen Bedingungen behandelt. Täglicher Verbandswechsel, möglicherweise Abtragen von Nekrosen in Narkose, evtl. auch Hauttransplantationen sind die medizinischen Charakteristika der weiteren Behandlung. Vom Kind wird zunehmend erlebt, daß die beginnende Wundheilung zu vielfältigen Hautmißempfindungen führt und es das Bedürfnis hat, sich zu kratzen. Die Kinder müssen sowohl durch pädagogische Maßnahmen als auch durch pflegerische Maßnahmen an der Selbstverletzung gehindert werden. Es bedarf auch weiterhin einer engen Kontrolle und auch Sichtbeziehung zum Kind, um eine längere Fixierung zu vermeiden und Selbstbeschädigungen zu verhindern. Das Kind erlebt, daß seine erwachende Aktivität und zunehmende Fähigkeit, sich wieder außerhalb des Bettes zu bewegen, nun besonders beeinträchtigt wird von der es betreuenden Umgebung. Beobachtungen und intensive Verbote, evtl. Fixierungen, um die Wundflächen nicht zu berühren und nicht zu verletzen, stehen im Vordergrund der pflegerisch-heilpädagogischen Interventionen.

Das psychische Trauma des akuten Unfalles, die Angst und Schmerzen des Kindes, die abrupt notwendig werdende Milieuänderung wird jetzt allmählich gefolgt durch chronische Beeinträchtigung wie die Einengung der Bewegungsfreiheit. Es entsteht häufig eine Schlafstörung evtl. mit Jactatio capitis nocturna, die als Reaktion auf die Einengung und mögliche Vernachlässigung auch als Hospitalismussymptom tagsüber auftreten kann. Die akute Angst verfestigt sich in eine allgemeine Ängstlichkeit, Unruhe, auch Aggressivität. Vorher starke Wünsche des Kindes nach Zuwendung weichen einer Kontaktscheu oder auch gar Kontaktunfähigkeit. Schwere affektive Störungen wie Depressionen gehen über in Gefühlslabilität mit ständig schwankenden Gefühlsbefindlichkeiten, mangelnde Steuerung des Affektes bis hin zu Wutausbrüchen. Regressiv neurotische Symptome wie Einnässen und Einkoten treten auf, aber auch verschiedene Eßstörungen (Erbrechen, Essensverweigerung usw.). Weitere neurotische Störungen werden sich entwickeln je nach Alter des Kindes, aber auch abhängig von den Eltern, der Umgebung und der Kultur. Bei jüngeren Kindern und noch nicht voll entwickelten Persönlichkeitsstrukturen stehen eher Reaktionen im Vordergrund, während bei älteren Kindern mit schon entwickelten Strukturen und Grundformen der Angst (F. RIEMANN 1961) neurotische Krankheiten wie Phobien, Zwangsneurosen u. a. sich entwickeln.

Erfordernisse der Organisation

Aus den bisher geschilderten psychosozialen Komplikationen des Kindes wird deutlich, daß unbedingt die Behandlung des thermisch verletzten Kindes nur in einem Kinderkrankenhaus mit entsprechenden Fachkräften stattfinden kann.

An erster Stelle der Betreuung des Kindes in allen Phasen steht die Anwesenheit einer engen Bezugsperson und das Rooming-in. Neben der engen Bezugsperson wie der Mutter oder einem anderen Familienmitglied sollte aus dem Betreuungsteam ein Bezugsbetreuer etabliert werden, der nicht mit den engeren medizinischen und chirurgischen Versorgungen betraut ist, um dem Kind möglichst viele angst- und schmerzfreie Kontakte zu geben. Die Notwendigkeit, mehrere Betreuer zuzulassen, setzt voraus, daß das Prinzip der offenen Behandlung der Brandverletzung zugunsten einer geschlossenen Behandlung mit Verbänden praktiziert wird. Trotz der Erfordernisse durch Sterilität muß weitestgehend versucht werden, eine kindgemäße Umgebung mit Spielzeug u. ä. herzustellen. Neben den unbedingt notwendigen medizinischen Versorgungen durch Krankenschwester, Arzt, Krankengymnast, Physiotherapeut, Anästhesist müssen je nach Dauer der Behandlung und Alter des Kindes Beschäftigungstherapeut, Kindergärtnerin, Lehrer zur psychosozialen Betreuung vorhanden sein.

Sicher wird eine hohe psychosoziale Kompetenz von den im engeren Sinne medizinisch versorgenden Berufsgruppen erwartet. Der Kinderpsychiater und Kinderpsychotherapeut, auch der Kinderpsychologe stehen zur Beratung des Teams und der Eltern zur Verfügung und müssen evtl. auch erste Behandlungsansätze entstehender neurotischer Störungen mit den Betreuenden einleiten oder auch durch Beratung des Teams zu einer Milieuänderung verhelfen. Elternberatung und -therapie zur Bearbeitung der Schuldgefühle durch Kinderpsychiater/-psychologe müssen vorhanden sein. Zur Besserung der Ängste muß im täglichen Spiel- und Beschäftigungsangebot viel Raum für kreative Äußerungen des Kindes sein wie Malen und andere Techniken. Auch kann es manchmal nötig sein, daß Kinderpsychiater die Beschäftigungs- und Spielangebote so weit lenken und initiieren, daß sie, auch von anderen psychosozial orientierten Fachkräften betreut, fast an spezifische spieltherapeutische Techniken heranreichen.

Frühestmögliche Beratung und Betreuung der Eltern durch einen Sozialarbeiter zur Einleitung der Nachbehandlung und der Rehabilitation ist von grundlegender Wichtigkeit.

Moderne Behandlungsmöglichkeiten durch ambulante Pflegedienste können eine frühere Entlassung ermöglichen und damit psychogene Schädigungen helfen zu verringern. Zur Nachbetreuung gehört auch eine engmaschige psychosoziale Betreuung und evtl. auch kinderpsychiatrische und kinderpsychotherapeutische Nachsorge. Aufgetretene neurotische Störungen halten oft über die stationäre Behandlungsdauer an und bedürfen nachbetreuender Intervention, die in Therapie oder Beratung der Eltern bis hin zu intensiven therapeutischen Bemühungen sowohl in Einzel- und Gruppentherapie des Kindes als auch in Familientherapie bestehen kann.

Literatur

ANTZ, C. P., MONCRIEF, J. A., BREITT, B. A.: Burns – a Team Approach. W.B. Saunders Co, Philadelphia 1979

BUTENANDT, J., COERDT, J.: Verbrennungen im Kindesalter. Bücherei des Pädiaters, Heft 81. Enke-Verlag (1979)

CLARKE, A. M., MARTIN, H. L.: The effects of previous thermal injury on adolescents. – Burns 5: 101–104 (1978)

FOWLER, J.: Child maltreatment by burning. – Burns 5: 83–85 (1978a)

FOWLER, J.: the role of parent groups in the rehabilitation of the burned child. – Burns 5: 86–88 (1970b)

Kurz, R.: Ärztliches Eingehen auf den kindlichen Patienten

Long, R.T., Cope, O.: Emotional problems of burned children. – New Engl. J. Med. 264: 1121–1127 (1961)

Martin, H.L.: Parents and childrens reactions to burns and scalds in children. – Br. J. med. Psychol. 43: 183–191 (1970)

Read, E.: The education of the burned child in hospital. – Burns 5: 94–96 (1978)

Riemann, F.: Grundformen der Ängste. Reinhardt-Vlg. München

Seligman, R., Carrol, S.S., MacMillan, B.G.: The burned child. Emotional factors and survival. In: Matter, P., Barclay, T.L., Konicková, Z. (Eds.): Research in Burns, 655–658. Huber, Bern/ Stuttgart/ Vienna 1971

Seligman, R.: A psychiatric classification system for burned children. – Am. J. Psychiatr. 131: 36–41 (1974)

Solomon, J.R.: Care and Needs in a Children's Burns Unit. – Prog. i. Ped. Surg. 14: 19 (1981)

Woodward, J.: Emotional disturbances in burned children. – Brit. med. J. 5128: 1009–1013 (1959)

Anschrift des Verfassers:
Dr. Fred Bussewitz
Chefarzt d. Kinder- u. Jugenpsychiatrischen
Abteilung der Nervenklinik Spandau
D-1000 Berlin 20

Der Einfluß psychischer Faktoren auf den Heilungsablauf bei Verbrennungen

W. Korab, E. Wanschura, Wien

In den vergangenen 8 Jahren wurden an unserer Abteilung 275 Kinder mit Verbrühungen und Verbrennungen stationär behandelt. Etwa 13% von ihnen waren schwer bzw. kritisch verletzt, 15% unseres Krankengutes mußten transplantiert werden.

Nachdem eine Verbrennung nicht nur ein körperliches sondern auch ein psychisches Trauma darstellt, sind wir zunehmend dazu übergegangen, Kinder aus der Risikogruppe von Beginn der Behandlung an psychotherapeutisch zu «begleiten». Das Risiko ergibt sich prinzipiell aus der Schwere der Verbrennung, wobei allerdings noch eine Reihe von psychologischen Faktoren zusätzlich wirksam werden (Tab. 1). So ist es z.B. nicht gleichgültig, ob sich die Verbrennung im Gesicht, im Genitalbereich oder an anderen Körperstellen befindet.

Bedeutsam ist auch das Entwicklungsalter des Patienten: ein Kind in einer sogenannten «normativen Krise» (z.B. 3 Jahre, das «Trotzalter»

Tab. 1: Einflußfaktoren

1. Verbrennungswunde	Größe, Tiefe, Ort
2. Entwicklungsalter	z. B. «normative Krisen»
3. Familiensituation	
Funktionale Familie	Kommunikation, Grenzen
Dysfunktionale Familie	Geschichtete Ordnung, Konfliktbewältigung,
4. Objektive Schuld eines Elternteiles (Aufsichtspflicht)	
5. Bearbeitungsmöglichkeiten der Schuldgefühle	

bzw. die «Pubertät») wird in der Behandlung wesentlich schwieriger sein, als ein Kind in einer sogenannten «ruhigen» Entwicklungsphase.

Eine funktionale Familie wird die Krise eines Verbrennungstraumas leichter zu bewältigen verstehen. Ein Kind in die Sicherheit einer funktionierenden Familie eingebettet, wird auch in einer Katastrophensituation besser zu führen sein. Dinge, die im Alltag gut funktioniert haben, wie Kommunikation und geschichtete Ordnung (d.h. der jeweils Kompetenteste entscheidet) erweisen sich nun als hilfreich. Die Akzeptanz einer oft schmerzhaften Therapie ist eher gegeben, der Patient wird von der Familie zur Mitarbeit motiviert.

In der Situation einer Krankheit müssen unsere «Grenzen» (Barrieren) gegenüber unserer Umwelt durchlässiger werden. Das gilt natürlich auch für die Familie. Baut jemand um sich eine Mauer, dann fehlt auch das «feed back» zum betreuenden Team. Die Konsequenzen sind mangelhafte Kommunikation, mangelhafter «Zuspruch» vom Pflegepersonal, erhöhte Reizbarkeit und höhere Schmerzschwelle des Patienten; darüber hinaus mangelhafte Mitarbeit, ja sogar Widerstand gegen die Behandlung. (Alles wird nun zum Problem.)

Aus Schuldgefühlen und mangelhafter Fähigkeit zur Konfliktbewältigung erwachsen oft Ursachen für Aggressionen gegenüber dem Pflegepersonal. Mit der Kenntnis dieser Ursachen ist es für den Arzt bzw. den Psychologen leicht, in Gesprächen Aggressionen abzubauen. In solchen Gesprächen ist es ferner möglich den Eltern Bearbeitungshilfen zu geben.

Tab. 2: Semistrukturiertes Interview mit den Eltern

1. Größte Sorge	Tod
	Psychischer Schaden des Kindes
2. Größte Hilfe	sein Kind sehen
	Informationen vom Arzt und von den Schwestern
	Partnerschaft
	Andere Patienten
3. Das wichtigste	immer der selbe Arzt, guter Kontakt
4. Belastung	Schuldgefühle
5. *spontan*	«bewußteres Leben», mehr Toleranz

Ein ausgesuchter Querschnitt aus der Gruppe der «Risikopatienten» wurde bei uns nachuntersucht (Tab. 2 u. 3). Wichtig waren uns die Fragen nach den speziellen Ängsten und Belastungen, sowie den Hilfen. Bei den Erwachsenen konnten Ängste am ehesten in Gesprächen bewältigt werden, bei Kindern war dies durch Rollenspiele möglich. Von großer Bedeutung ist für uns die Feststellung, daß bisher kein Kind einen psychischen Schaden davongetragen hat. Bei praktisch allen Eltern kam spontan die Feststellung, daß sie um wesentliche Erfahrungen reicher seien, wodurch sie bewußter leben und gegenüber ihren Kindern bzw. der Familie toleranter wären.

Tabelle 2 zeigt die Ergebnisse eines semistrukturierten Interviews mit Eltern verbrannter Kinder.

Tab. 3: Semistrukturiertes Interview mit Schulkindern

1. Größte Sorge	Schmerzen
	alleine sein (Immobilität)
	nicht mehr das selbe leisten können
2. Größte Hilfe	Besuch von Eltern, Geschwistern, Freunden
	andere Patienten (Aussprache)
	Information kindgerecht
	liebe Schwestern und Ärzte
	Geschenke

Für alle Eltern, auch für jene, deren Kinder uns nicht als besonders gefährdet erschienen, war die Furcht vor dem Tod größer als die vor psychischem Schaden. Erleichternd für die Eltern war es, jederzeit ihr Kind sehen zu können, dazu kommt das Erlebnis im Krankenhaus, daß auch andere Kinder ein ähnlich schweres Schicksal zu ertragen haben.

Hervorzuheben ist, daß die Partnerschaft nur in der sozialen Mittel- und Oberschicht als Hilfe zur Bewältigung der Krisensituation angesehen wurde.

Tabelle 3 zeigt die Ergebnisse eines semistrukturierten Interviews mit Kindern.

Der Begriff «alleine sein» bezieht sich in erster Linie auf die Hilflosigkeit bzw. Immobilität der verletzten Kinder.

Aus allen subjektiven und objektiven Kriterien ergibt sich für uns ein Betreuungsmodell (Tab. 4).

Ein einziger behandelnder Arzt hat nicht nur die Konstanz und Konsequenz der Therapie in der Hand, er sieht auch jeden Fortschritt im Detail und kann dadurch alle notwendigen therapeutischen Schritte vorausplanen. Damit kann er auch Prognosen erstellen, den Eltern – und damit dem Patienten – Mut machen. Er kann dafür sorgen, daß die einheitliche Linie gewahrt bleibt. Diese Kompetenz wirkt beruhigend, gibt den Eltern Sicherheit und überträgt sich auf den Patienten.

Tab. 4: Betreuungsmodell

1. Immer *derselbe* hauptverantwortliche Arzt.
2. Viele Informationsgespräche mit *beiden* Eltern.
3. Bearbeitungshilfen für die Schuldgefühle der Eltern.
4. Bei «Risikofällen» (abhängig von «Einflußfaktoren») von Beginn der Behandlung psychotherapeutische Hilfestellung.
5. Informationsaustausch des betreuenden Teams: «einheitliche Linie».
6. Viel Besuch: Eltern, Geschwister, Freunde
7. Telephonische Erreichbarkeit (der Schwestern und Ärzte).
8. Genaue, wahrhaftige und kindgerechte Information.

Vor entscheidenden therapeutischen Schritten ist es notwendig, beide Elternteile in aufklärende Gespräche zu integrieren. Wenn zum Beispiel eine Hauttransplantation mit Spalthautentnahme vom Kopf notwendig wird, ist es wichtig der ohnedies schon großen Operationsangst, keine weiteren Ängste – nämlich das Haareschneiden und mögliche entstellende Folgen – hinzuzufügen.

Durch die Miteinbeziehung beider Eltern in die Therapie wird die Partnerschaft und die Kommunikation gestärkt, die ihrerseits wiederum eine Hilfe zur Bewältigung der Krisensituation ist.

Ein wesentlicher Punkt der psychotherapeutischen Hilfestellung für die Eltern im Rahmen der Verbrennungsbehandlung ist natürlich das Anbieten von Bearbeitungshilfen. Abhängig von der individuellen Situation gibt es für den Therapeuten eine Reihe von Möglichkeiten: z.B. Hinweise darauf, daß das Risiko im Kinderzimmer mitlebt, z.B. daß bei einer guten Erziehung zur Autonomie, die Selbsterfahrung des Kindes dazugehört, und daß es keine Erfahrung ohne Schmerzen gibt. Weiters die Anerkennung einer übergeordneten Instanz, oder ganz einfach die Akzeptanz eines schicksalhaften Geschehens.

Eine Bearbeitungshilfe für Kinder kann so aussehen, daß man Kinder verschiedene Erlebnisse und Situationen durchspielen läßt und besonders auf die positiven Elemente hinweist. (Jedes Ereignis hat ja auch seine positiven Seiten, man muß sie erst sehen können.)

Durch den bestehenden Informationsfluß innerhalb des betreuenden Teams (Chirurg, Anästhesist, Schwestern, Psychologe und Physiotherapeut) ist es möglich, einerseits immer eine einheitliche Linie zu vertreten, und andererseits rechtzeitig zu erkennen, wann flankierende Maßnahmen, wie z.B. psychotherapeutische Hilfe oder «nur» ein neuerliches Informationsgespräch notwendig wird. Das gut funktionierende Betreuungsteam, in dem auch die Aufarbeitung eigener Vorbehalte möglich sein soll, liefert so ein gutes Modell für die Familie in der Krise.

Unser modernes Leben bringt es mit sich, daß oft beide Eltern berufstätig sind. Wenn man dadurch nicht ständig beim Kind sein kann, kommt es zu einem Konflikt, der zu schlechtem Gewissen und Aggressionen führt. Medien und populärpsychologische Abhandlungen fördern Unsicherheit und schlechtes Gewissen. Sehr hilfreich ist in diesem Zusammenhang die ständige telefonische Erreichbarkeit des betreuenden Teams, wodurch der ständige Kontakt zum Kind gewahrt bleibt.

Eine kindgerechte Information heißt kindgerechte Begriffe verwenden. So ist zum Beispiel die Äußerung «...es wird schon alles *schön* werden...» nicht positiv. Das subjektive Schönheitsgefühl eines Kindes bzw. Patienten muß sich nicht mit dem des Therapeuten decken. Der Behandelnde kann dadurch leicht an Vertrauen verlieren. Besser wäre «...Du wirst alles wieder wie früher können!».

Unser Ziel ist es, mit dem Betreuungsmodell eine entspannte Atmosphäre für die Therapie zu schaffen, um so den Patienten zur Mitarbeit zu motivieren. Der Patient erträgt auf diese Art die schwere Behandlung leichter und das Ergebnis ist besser. So gelingt es uns nicht nur eine komplikationslosere Heilung zu erzielen, sondern auch die Aufenthaltsdauer im Spital ist kürzer. Dadurch haben wir glücklichere Kinder und Familien.

Anschrift der Verfasser:
Dr. med. W. Korab
Dr. med. E. Wanschura
Gottfried von Preyer'sches Kinderspital
Chirurgische Abteilung
Schrankenbergg
A-1100 Wien, Österreich

Psychosoziale Faktoren bei thermischer Schädigung von Schulkindern

H. MUTZ, Altenburg

Zusammenfassung

Es wird berichtet über Untersuchungen psychosozialer Faktoren bei stationär behandelten thermisch geschädigten Schulkindern eines ländlich-mittelstädtischen Versorgungsbereiches zum Unfallzeitpunkt, während der Behandlung und mindestens fünf Jahre nach dem Unfall, sowie einer Vergleichsgruppe nichttraumatisierter Kinder.

Es besteht eine überdurchschnittliche Häufung von Unfällen bei den Verbrennungspatienten; es überwiegt der Anteil der Kinder alleinstehender Elternteile.

Der größere Teil der Patienten zeigt bei kindgerechter Betreuung unter Einsatz aller therapeutischen Möglichkeiten zur somatischen Rehabilitation eine unauffällige Erlebnisverarbeitung und soziale Integration.

Nur wenige Patienten benötigen bei psychischer Fehlentwicklung durch körperliche Entstellung oder Funktionsverlust eine Behandlung durch den Psychologen.

Obgleich Schulkinder nur etwa $1/4$ des Krankengutes thermisch Geschädigter ausmachen, rechtfertigen einige Besonderheiten eine eigene Untersuchung: so liegt eine weitgehend ausgereifte motorische und sensorische Entwicklung vor, die geistige Reife hat ein gewisses Niveau erreicht, es bestehen bessere kommunikative Voraussetzungen zur Exploration als im Kleinkindalter und die Möglichkeiten zur Beurteilung mittels nichtmedizinischer Daten, wie Schulzeugnisse und Lehrerbeurteilung erweitern das Wissen um die Kinder.

Untersucht wurden 50 thermisch geschädigte Schulkinder eines gemischt ländlich-mittelstädtischen Versorgungsbereiches von etwa 350000 Einwohnern. Als Vergleichsgruppe wurden Schulkinder mit nichttraumatischen Erkrankungen herangezogen. Analysiert wurden psychosoziale Faktoren zum Unfallgeschehen, zur stationären Behandlung und zur Entwicklung der Patienten mindestens fünf Jahre nach dem Unfall.

1. Welche psychosozialen Faktoren tragen zum Unfall bei? Es lassen sich folgende Tendenzen erkennen:
- der Anteil von Kindern alleinstehender Elternteile, meist lediger oder geschiedener Mütter, ist mit 40% deutlich höher als in der Vergleichsgruppe mit 25%. Die alleinstehenden Eltern sind zu 95% berufstätig, vorwiegend in Betrieben und Büros, gelegentlich sogar im Mehrschichtsystem.
- die Patienten zeigen eine deutliche Häufung von Unfällen aller Art, sowohl vor als auch nach der thermischen Schädigung. Das Verhältnis zu den Vergleichskindern liegt bei 2,5 : 1,5 Unfällen.
- jüngere Schulkinder bis zum 10. Lebensjahr tendieren noch zum Kleinkindesalter mit dem Überwiegen der passiven Verletzung, meist Verbrühung.
- ältere Schulkinder verursachen den Unfall zu $3/4$ selbst. 70% der Verletzungen sind Ver-

brennungen, Elektrounfälle sind die Ausnahme. Der Anteil der Knaben beträgt 75%. Eine spezielle Motivation läßt sich nicht immer eruieren, in Frage kommen Neugier, Bestätigungs- und Autonomietendenz, Cliqueneinfluß, aber auch ganz einfach Naivität und Unerfahrenheit. Mangelnde Aufsicht und fehlende sinnvolle Freizeitangebote sind vielleicht unterstützende Faktoren. Aggressivität und Kriminalität dürften die Ausnahme bleiben. Die Kinder sind sich aber überwiegend ihres «Fehlverhaltens» bewußt.

- die Schulzensuren für Betragen und Ordnung und eine Durchschnittszensur der Lernfächer liegen bei den Patienten gering schlechter als bei den Vergleichskindern. In den verbalen Einschätzungen der Lehrer war relativ häufig von «vorlaut, unruhig, wenig ausdauernd, sich nicht konzentrieren können, still, sich wenig am Unterricht beteiligend», aber auch von «kontaktfreudig, aufgeweckt und den Unterricht positiv beeinflussend» die Rede. Es überwiegen aber die kritischen Aussagen.
- keine eindeutige Rolle spielen Fragen der frühkindlichen Entwicklung und Reifung, der Anzahl und Reihung der Geschwister, sowie das Problem der Wohnverhältnisse.
- zwischen Land- und Stadtkindern gab es nur Eigenheiten der Unfallverursachung, jedoch keine soziologischen Differenzen.

2. Wie wirken psychosoziale Faktoren während der Behandlung?

Auch Schulkinder reagieren auf das thermische Trauma mit Angst und Regressionen, wobei die Symptome beim jungen Schulkind deutlicher beobachtbar sind als bei den älteren Patienten. Bei diesen bestimmen Schuldgefühl und Rollenerziehung zur Tapferkeit das Verhalten, welches jedoch bald vom Prädominanzgesetz bestimmt wird: vitale Bedürfnisse sind wichtiger als Verhaltens- und Leistungsbedürfnisse.

Krankheitsspezifische Isolierung und Einsamkeit, schmerzhafte, sich wiederholende Prozeduren, wie Verbandswechsel, Operation, Blutentnahmen und Injektionen werden nicht verstanden oder eingesehen und unterschiedlich mit Aggression oder Apathie beantwortet.

Der Aufbau eines Vertrauensverhältnisses mit Hilfe der Eltern gestaltet sich häufig schwierig, weil die Eltern trotz ausführlicher Gespräche mit Arzt und Schwestern anfänglich ihre eigenen psychologischen Barrieren und Schuldkomplexe nur schwer überwinden können.

Die Schlüsselfigur in der Betreuung ist die Kinderschwester, meist wird eine von ihnen trotz der Probleme des wechselnden Dienstbetriebes zur «Lieblingsschwester».

Zusätzliche Kräfte in der Betreuung sind klinikeigene Lehrer für die Beschulung in den Hauptfächern, die aber erst bei Stabilisierung des körperlichen und psychischen Zustandes und erkennbarer Belastungsfähigkeit zum Einsatz kommen, sowie die Physio- und Arbeitstherapeuten.

Das jetzige Angebot der täglichen Besuchszeit auch für Geschwister und Klassenkameraden wird gern in Anspruch genommen, bringt aber besonders für Eltern aus dem ländlichen Einzugsgebiet und berufstätige Alleinstehende Probleme. Eine finanzielle Aufwandsentschädigung für Wegegeld und Lohnausfall wird durch die Versicherung auf Antrag geleistet. Eine langdauernde Anwesenheit der Eltern auf der Station wird von den älteren Kindern nicht unbedingt gewünscht, wahrscheinlich sind sie lange Kontaktzeiten gar nicht gewöhnt. Stattdessen möchten sie gern so rasch als möglich aus ihren Isolierbereichen in Mehrbettzimmer zu «normalkranken» Kindern. Die Vorbereitung zur Entlassung erfolgt durch Vermittlung individueller Trainingsprogramme für die Patienten, sowie die Anleitung der Eltern zur Übernahme ambulanter Behandlungsaufgaben, wie Verbandswechsel, Anlegen von Schienen und Kompressionsanzügen. Die Bereitschaft dazu ist anfänglich bei Patient und Eltern vorhanden.

3. Welche Faktoren wirken nach der Entlassung aus der stationären Behandlung? Was wird aus den Kindern?

Nach der Entlassung haben etwa die Hälfte der älteren Patienten Einordnungsschwierigkeiten in der Familie und der Schule. Sie beanspruchen einen Sonderstatus und sind bald über das nachlassende Interesse und die mangelnde

Rücksichtnahme enttäuscht. Einige dieser Kinder halten anscheinend deshalb Kontakt zu den Krankenschwestern durch Briefe oder Stationsbesuche.

Behinderungen oder Entstellungen werden relativ spät, häufig erst in der Pubertät als Manko erkannt. Nur Gesichtsverletzte, die eine Maske tragen müssen – in unserem Krankengut waren zwei Patienten betroffen – haben bald unter dem Gemiedenwerden oder den Hänseleien zu leiden. Beide haben sich auch in ihren schulischen Leistungen verschlechtert. Die Betreuung ist noch nicht abgeschlossen, sie erfolgt mit zusätzlicher psychologischer Unterstützung.

Kein Patient mußte trotz mehrfacher, z. T. langfristiger stationärer Behandlung ein Schuljahr wiederholen, kein Kind mußte zur Rehabilitation in einer Körperbehindertenschule aufgenommen werden. Nur bei zwei Kindern erfolgte eine sonderpädagogische Betreuung mit Nachhilfeunterricht nach der Entlassung aus dem Krankenhaus.

60 % der Patienten haben inzwischen die Schule verlassen, davon zwei Jugendliche nicht mit dem Ziel der 10. Klasse. Beide zeigten schon vor dem Unfall schlechte Schulleistungen. Beide haben Anlernberufe und haben ein gutes Auskommen. Alle Schulabgänger haben einen Beruf erlernt. Ein Patient mit einer Oberarmamputation wurde während der Schulzeit für das Computerwesen interessiert und wird bald in der Datenverarbeitung arbeiten. Ein Mädchen mit einer schweren Handverletzung arbeitet als Gebrauchswerberin. Zwei Mädchen sind Krankenschwestern geworden.

Kein ehemaliger Patient muß in einer geschützten Werkstatt arbeiten.

Alle ehemaligen Patienten nach dem 16. Lebensjahr haben soziale Kontakte oder feste Partnerschaften. Nur zwei Jungen sind sozial isoliert. Sie leben bei ihrer Mutter und arbeiten in der Landwirtschaft. Einer von ihnen hat ein nicht ausreichend therapiertes Pterygium colli, der andere eine wenig entstellende halbseitige Gesichtsnarbe.

Mit zunehmendem zeitlichen Abstand zum Unfallgeschehen läßt bei den meisten Kindern und Eltern die Einsicht zur weiteren Kontrolle und Behandlung nach. Es setzt ein Prozeß der Anpassung, sowohl an das veränderte Aussehen, als auch durch Umtrainieren auf andere Bewegungsabläufe bei gestörter Gelenkfunktion ein. Anwendungsaufwendige, evtl. unangenehme oder schmerzhafte Hilfsmittel, wie Schienen oder Kompressionsanzüge, werden erst heimlich, dann offen abgelegt; Übungen werden nicht mehr intensiv absolviert. Gelegentlich entsteht ein Vertrauensverlust durch falsch verstandene Aussagen zur Prognose, dem Verlauf oder der Behandlungsdauer.

Hier bedarf es des ausdauernden, durch Erfahrung mit Kindern und Eltern und der Spezifik der Erkrankung kompetenten Arztes in der Ambulanz, der mit Überzeugungskraft und einfühlsamer Agitation zur Weiterbehandlung, evtl. auch nochmaligen operativen Eingriffen motiviert.

Leichter wird diese Aufgabe, wenn sowohl Kinder als auch Eltern das Gesundheitswesen als eine patienten- und familienfreundliche Einrichtung kennen, in der die Kinder von liebevollen, sachkundigen Kinderschwestern betreut werden und Ärzte die Kenntnisse über die Gesetzmäßigkeiten der individuellen körperlichen und geistigen Entwicklung im Kindesalter im sozialen Kontext zur optimalen medizinischen Betreuung einsetzen können.

Anschrift des Verfassers:
Chefarzt MR Dr. Heinz MUTZ
Kinderchirurgische Abteilung
Kreiskrankenhaus Altenburg
DDR-7400 Altenburg

W. Haße (Hrsg.), Verbrennungen im Kindesalter. Gustav Fischer Verlag · Stuttgart · New York · 1990

Psychopädagogische Behandlung schwer brandverletzter Kinder in der akuten Behandlungsphase

G. E. Seeger, H. Lochbühler, Mannheim

Der Entwicklung und Erprobung von Interventionstechniken zur Reduktion von kindlichem Schmerz während medizinischer Behandlungsmaßnahmen wurde in der Literatur nur wenig Bedeutung beigemessen. Von über 1300 Artikeln zum Thema Schmerz und Schmerzbewältigung, so Eland und Anderson, setzen sich nur 33 dieser Artikel mit kindlichem Leiden auseinander (1). Die Problematik der Kinder wird deutlich und dies läßt sich auch auf brandverletzte Kinder übertragen, wenn man Untersuchungsergebnisse zugrundelegt, die belegen, daß z. B. Vorschulkinder im Vergleich zu Schulkindern Streßbelastungen schlechter ertragen und am Tage des Eingriffs (Wundbehandlung) deutlich negativer gestimmt sind und sich Schwestern und Ärzten gegenüber weniger kooperativ zeigen (2, 9). Erschwerend kommt noch hinzu, daß kleine Kinder nur in eingeschränktem Maße in der Lage sind, verbale Gefühle zu äußern und auf verbale Unterstützung zu reagieren (6, 11). Im Vergleich zu älteren Kindern ist das jüngere Kind nicht in der Lage, die kausale Verknüpfung zwischen Unfallereignis (Zufälligkeit) und den anknüpfenden Therapiemaßnahmen in einem realistischen Zusammenhang zu sehen. So stehen die lebensrettenden Sofortmaßnahmen als auch die anschließende stationäre Behandlung (Trennung vom Elternhaus) im Widerspruch zu dem Bedürfnis des Kindes, Schutz, Hilfe und Erleichterung zu erfahren. Reaktionen wie Depression, Aggressivität und Nahrungsverweigerung können Ausdruck dieser enormen psychischen und physischen Belastung des Kindes sein. Die Verfügbarkeit effektiver Bewältigungsmechanismen entscheidet über die affektive Bewertung und die erfolgreiche Bewältigung der Situation (3, 10). Maßgeblich für die Bewältigung dieser Streßbelastung ist neben der Kompensationsfähigkeit des Kindes der Kontext der familiären (14) und in diesem Fall auch der stationären Hilfsmöglichkeiten. Nicht Streß an sich ist als Ursache psychischer Störungen anzusehen, sondern es kommt vielmehr auf die reaktionsvermittelnden kognitiv emotionalen Verarbeitungsprozesse an (5, 12). Techniken wie Videomodellfilme, Bilderbücher und Ablenkung eignen sich zur Vorbereitung von Kindern auf schmerzhafte medizinische Behandlungsmaßnahmen. Interventionstechniken dieser Art waren rein pharmakologisch ausgerichteten Ansätzen auch im Hinblick auf Nebenwirkungen bei kleineren Kindern (7) überlegen (2, 4). Primäres Ziel solcher Behandlungsansätze (13) ist die optimale Steigerung der Kooperationsbereitschaft und eine Senkung der negativen gefühlsmäßigen Auswirkungen auf diagnostische Maßnahmen und nachfolgende Eingriffe (13). Ein Therapiekonzept, das die behandlungsbezogene Kontrollierbarkeit und Vorhersehbarkeit für das Kind im Hinblick auf eine kindgerechte Patientenaufklärung optimiert.
Gegenstand der eigenen Untersuchungen ist der Entwurf und die Evaluation eines Trainingsprogrammes für schwer brandverletzte Vorschulkinder in der akuten Behandlungsphase. Untersucht wird der Einfluß auf die behandlungsorientierte Kooperationsbereitschaft von Kindern im Alter von $2^{1}/_{2}$ bis 5 Jahren mit einem Ausmaß der Verbrennung von mindestens 10% der

Tab. 1: Mittelwerte, Standardabweichungen und U-Werte (Wilcoxon) der absoluten Veränderungsbeträge der Muskelaktivität an den ersten drei Interventionstagen (n = 7)

Variablen	Kontrollgruppe			Therapiegruppe		
	M	SD	U-Wert	M	SD	U-Wert
demg 1/2	− 8,86	17,90	12,9	1,83	9,83	29,5
demg 2/3	− 2,14	14,96	3,5*	25,67	19,40	38,5
demg 1/3	−11,00	26,85	5,0*	27,50	24,74	37,0

* p < 0,05

Körperoberfläche. Bestandteile dieses Programmes sind eine Bilderbucheinheit (sensorische und behandlungsbezogne Informationen), ein Modellfilm (Bewältigungsstrategien, Nachahmung), eine visuell apparative Ablenkeinheit und Elterngespräche. Inhaltliche Grundlagen der Trainingseinheiten sind kognitive Bewältigungsmethoden, die die Ausprägung der Schmerzerlebnisse reduzieren, basierend auf der Erkenntnis, daß kognitive Strategien, welche den persönlichen Erlebniswert verändern, ebenso die emotionalen Reaktionen verändern. Mit Hilfe des Bilderbuches wurden sensorische Informationen, die Aufschluß über Empfindungen, die der Behandlung vorausgehen, sie begleiten oder folgen, und handlungsspezifische Informationen, die objektive Auskünfte über zeitliche und inhaltliche Reihenfolge des Eingriffs liefern, übermittelt. In Anlehnung an Meichenbaum's Feststellung (8), daß Modellfilmkinder, die initial ängstlich sind und dies im Film auch zum Ausdruck bringen, die Angst zusehender Kinder mehr zu reduzieren vermögen, als Modelle, die Angst nicht zum Ausdruck bringen, wurde ein Modellkind ausgewählt, das ein angemessenes Maß an Ängstlichkeit zeigte. Ziel dieser Vorgehensweise ist die Verbesserung der Kongruenz von gesehenem Verhalten (Modellfilm) und dem momentanen Gefühlserleben des Kindes. Zur Beschreibung psychophysiologischer Antwortprofile wurden an den ersten 3 Behandlungstagen die absoluten Veränderungsbeträge von Hautwiderstand, Herzschlagrate und Muskelaktivität erhoben. Die physiologischen Meßwerte nach jedem Training, und die direkt anschließende Verhaltensbeobachtung der Kinder während der Wundversorgung wurden zu einem Vergleich mit einer nicht-trainierten parallelisierten Kontrollgruppe herangezogen. Bei der Suche nach psychophysiologischen Antwortprofilen als unmittelbare Reaktion auf das kognitiv-verhaltensorientierte Trainingsprogramm konnte die signifikante Steigerung der Muskelaktivität (Tab. 1) nach 3maliger Darbietung des Trainings, wie sie eigentlich bei kognitiv reiferen Kindern und Jugendlichen zu erwarten ist als Hinweis für eine konfrontierende und sensibilisierende Wirkung dieser Interventionstechnik gewertet werden.

Zur Dokumentation und Auswertung des kindlichen Verhaltens während der Wundversorgung wurden Video-Aufnahmen von 7 trainierten und 7 nicht trainierten Kindern angefertigt. Die Einschätzung der Aufnahmen wurde von mehreren unabhängigen Beurteilern, anhand einer selbst entwickelten Einschätzungsskala bestehend aus dem Hauptkriterium Kooperation und den Nebenkriterien Ansprechbarkeit, Blickkontakt, Vertrautheit, negative Affektivität und physischem Widerstand, durchgeführt. Die anschließende Analyse der Mittelwerte der Rater-Einschätzungen pro Beobachtungskriterium ergab bei einer Interrater-Korrelation von 0,6 unter Anwendung eines nicht parametrischen Tests für alle Beobachtungskriterien signifikante Ergebnisse (Tab. 2) zugunsten der trainierten Gruppe. Zusammenfassend ziehen wir aus diesem Ergebnis den Schluß, daß kognitiven und verhaltensorientierten Techniken eine konfrontierende und sensibilisierende Wirkung zugeschrieben werden kann, die deutlichen Niederschlag in einer Verbesserung der Koopera-

Tab. 2: Mittelwerte, Standardabweichungen und U-Werte der Beurteilereinschätzungen im Gruppenvergleich (U-Test Wilcoxon Mann Whitney, n = 7)

Variablen	Kontrollgruppe			Therapiegruppe		
	M	SD	U-Wert	M	SD	U-Wert
Ansprechbarkeit	2,41	1,38	39,5	3,93	1,06	9,5*
Blickkontakt	2,45	1,27	40,5	3,80	0,91	8,5**
Vertrautheit	2,32	1,04	42,5	3,93	0,83	6,5**
Kooperation	2,41	1,32	41,0	4,09	1,02	8,0*
Modellernen	2,10	1,38	33,5	3,63	1,32	8,5*
negativer Affekt	3,23	1,27	7,0**	1,39	1,37	42,0
Widerstand	2,71	1,28	5,0***	0,93	1,11	44,0

* $p < 0,05$
** $p < 0,025$
*** $p < 0,01$

tionsbereichtschaft der Kinder während der Wundversorgung findet.

Damit Vorbereitungsprogramme eine psychopathologisch kompensatorische Wirkung ausüben, ist neben der aktiven Inanspruchnahme der elterlichen Kompetenz die differenzierte Einbeziehung individueller Personen- und Situationsmerkmale notwendig. Alter des Kindes, frühere Erfahrungen (bestehende Bewältigungsstile), Qualität und Frequenz des Stressors bestimmen Art, Zeitpunkt und Häufigkeit der Interventionen. Daraus geht schon hervor, daß eine einzelne Interventionseinheit, wie z. B. ein Video-Modellfilm ohne zusätzliche Moderation durch einen Therapeuten, der etwaige ungünstige Nebenwirkungen wie z. B. fehlende Kongruenz zu vorhandenen Bewältigungsstilen, erkennt und die Programmauswahl und den inhaltlichen Ablauf darauf einstellt, nicht zu empfehlen ist. Bei Kindern mit Krankenhausvorerfahrung verschiedenster Art erforderte die Vorbereitung, eine möglichst freie Auswahl aus verschiedenen Programmbausteinen bzw. Bewältigungsstilen, um eine möglichst hohe Übereinstimmung mit vorhandenen Bewältigungsstilen zu erreichen.

Literatur

1. ELAND, J., ANDERSON, J.E.: The experience of pain in children. In JACOX, A. (ed.): In Pain – A Source of Nurses and Other Health Professionals. Little Brown, Boston, Mass. 1977
2. GRUDNER, R., GÖTZ-FREI, M.L., HUBER, H.P., KURZ, R., SAUER, H.: Psychologische Operationsvorbereitung bei 4–8jährigen. – Praxis Kinderpsychol. Kinderpsychiat. 37: 34–38 (1988)
3. HAAN, N.: Coping and Defending, New York 1977
4. JAY, S.M., ELLIOTT, CH.H., OZOLINS, M., OLSON, R.A., PRUITT, S.D.: Behavioral management of childrens distress during painful medical procedures. – Behav. Res. Ther. Vol. 23: 513–520 (1985)
5. LAZARUS, R.S., LAUNIER, R.: Streßbezogene Transaktion zwischen Person und Umwelt. In: NITSCH, J.R. (Hrsg.): Streß. Bern 213–260, 1981
6. MAHLER, M.S., PINE, F., BERGMANN, A.: The Psychological birth of the human infant. Basic Books, New York 1975
7. MARTIN, E.: Hazards of Medication. Philadelphia. J.B. Lippincott 1971
8. MEICHENBAUM, D.A.: Self-instructional approach to stress management: a proposal for stress inoculation training. In: SPIELBERGER, C. SARSON, I. (eds.): Stress and Anxiety. Hemisphere. Washington D.C. 1975

9. MELAMEND, B.G., SIEGEL, L.J.: Reduction of anxiety in children facing hospitalization and surgery by use of filmed modeling. – Journal of Consulting and Clinical Psychology Vol. 43: 511–521 (1975)
10. OLBRICH, E.: Entwicklung der Persönlichkeit. In: HETZER, H., TODT, E., SEIFGE-KRENKE, I., ARBINGER, R. (Hrsg.): Angewandte Entwicklungspsychologie des Kindes- und Jugendalters, Heidelberg, 297–327, 1979
11. PIAGET, J.: The construction of reality in the child. Basic Books, New York 1954
12. REINHARD, H.G.: Streßbewältigung als Paradigma einer Psychopathologie des Kindes- und Jugendalters. – Fortschr. Neurol. Psychiat. 53: 384–393 (1985)
13. TURK, D., GENEST, M.: Regulation of pain: The application of cognitive and behavioral techniques for prevention and remediation. In: KENDALL, P., HOLLON, S. (eds.): Cognitive-behaviroal interventions: Theory, research, and procedures. Academic Press, New York 1979
14. ZAGER, R.P.: The pediatrician and Preventive Child Psychiatry. – Clinical Pediatrics 14: 1161–1167 (1975)

Anschrift des Verfassers:
Dr. med. G.E. SEEGER
Dipl.-Soz.Päd.
Klinik u. Poliklinik für
Kinder- und Jugendpsychiatrie
der Universität zu Köln
Robert-Koch-Str. 10
D-5000 Köln 41

Pathophysiologie

Pathophysiologie der Verbrennungen

A. M. Holschneider, Th. Golka, Köln

Verbrennungen gehören zu den häufigsten Unfällen unserer Bevölkerung. Nach Zellweger (16) kommt eine Verbrennung auf 350 Menschen pro Jahr. Jeder 5. Mensch zieht sich im Laufe seines Lebens eine Verbrennung zu. Dabei verbrennt sich einer von 15 000 Menschen so schwer, daß er einer Intensivbehandlung bedarf.
Eine solche stationäre Behandlung ist u. E. notwendig bei Verbrennungen 1. Grades über 10% der Körperoberfläche oder 2. Grades von mehr als 5% der Körperoberfläche oder 3. Grades von mehr als 2% der Körperoberfläche sowie der Beteiligung von Händen, Füßen, Gesicht und Genitalien, auch bei geringerer Ausdehnung.
Wir folgen dabei der von Butenandt und Cordt (4) publizierten Einteilung der Verbrennungen für Kinder (Abb. 1). Dabei muß man sich vor Augen halten, daß eine Behandlung auf einer Intensivstation bei Kindern bereits bei Verbrennungen 1. Grades über 40% Körperoberfläche, 2. oder 3. Grades bei über 10% der Körperoberfläche und 3. Grades bei Verbrennungen von 5% der Körperoberfläche insbesondere bei Säuglingen erfolgen muß. Unabhängig von der Körperoberfläche bedürfen auch elektrische Verbrennungen, Verbrennungen mit Inhalationsschäden, Polytraumen, d. h. die Kombination von Verbrennungen mit Frakturen, Muskelverletzungen u. a. einer Betreuung auf einer Intensivstation.
Im eigenen Krankengut von 1770 Verbrennungen im Zeitraum von 1963 bis 1988 überwogen mit 62% die Knaben vor den Mädchen mit 38%. Das Hauptunfallalter lag zwischen 1 und

Leichte Verbrennungen:	Mittelschwere Verbrennungen:
I. Grades: < 10% der KO II. Grades: < 5% der KO III. Grades: < 2% der KO	I. Grades: > 10% der KO II. Grades: 5–10% der KO III. Grades: 2–10% der KO Beteiligung von Händen, Füßen, Gesicht und Genitalien auch bei geringerer Ausdehnung.
Schwere Verbrennungen:	Kritische Verbrennungen:
Jede Verbrennung > 10% der KO, ausschließl. nur I. Grades Elektrische oder Säureverbrennungen auch bei geringerer Ausdehnung.	II. Grades: > 10–20% der KO III. Grades: > 10–15% der KO Je nach Alter des Kindes

Abb. 1: Einteilung der Verbrennungen nach Butenandt und Coerdt (1979)

4 Jahren mit dem Gipfel zwischen dem 1. und 2. Lebensjahr. Die Verbrühungen lagen mit 82% deutlich über den Verbrennungen, wobei Verbrennungen mit steigendem Alter gehäuft auftraten. Bei 93% der Fälle kam der Unfall zu Hause zustande. Dabei war in 59% heißes Wasser, in 35% heißer Kaffee oder Tee, in 6% heiße Milch und nur in 1,2% heißes Fett das Unfallagens.

Pathophysiologie

Pathophysiologisch führt der Kontakt einer Flamme oder einer heißen Flüssigkeit mit der Haut ab Temperaturen von 45 bis 50° C zu einer Koagulationsnekrose. Die Nekrose ist von einer Zone initialer Vasokonstriktion umgeben, die jedoch bereits nach wenigen Minuten in eine Vasodilatation übergeht. In dieser Zone der dilatierten Gefäße stagniert der Bluttransport, intravasale Eiweißkörper werden ausgefällt, die Erythrozyten zerstört, die Gefäße okkludiert. Weiter peripher schließt sich eine Zone der Hyperämie an, aus der gegen Ende der 1. Woche Gefäße in die Zone der Stase einsprossen und reparative Vorgänge in Gang setzen.

Der Schweregrad der Verbrennung ist abhängig vom Typ der Hitzequelle, der Temperatur des einwirkenden Agens, der Dauer der Wärmeeinwirkung und dem Ort der Einwirkung auf das Gewebe. Hinsichtlich der Dauer der Wärmeeinwirkung spielt vor allem die spez. Wärme eine Rolle, da beispielsweise flüssige Metalle aufgrund ihrer größeren spezifischen Wärme tiefere Verletzungen verursachen als Medien mit niedrigerem Schmelzpunkt, wie Fett und Wachs. Wasser von 60 °C kann bereits bei einer Einwirkungsdauer von lediglich 30 Sekunden auf einer Säuglingshaut Verbrennungen 3. Grades auslösen. Hinsichtlich des Ortes der Einwirkung ist der Bekleidungszustand des Patienten von Bedeutung (Wolle schützt besser als synthetische Gewebe), der Durchblutungsgrad und die Dicke der Haut (Tab. 1).

So kann die gleiche Hitzeeinwirkung auf der Dorsalseite einer Hand eine Verbrennung 3. Grades, auf der Palmarseite nur eine 2. Grades verursachen. Hieraus ergibt sich, daß Kontaktverbrennungen durch Feuer, Blitzschlag oder direkten Kontakt mit heißen Gegenständen fast immer Verbrennungen 3. Grades sind, während bei Verbrühungen durch heiße Flüssigkeiten das Bild sehr unterschiedlich ist, und tief 2.gradige von 3.gradigen häufig nicht sicher primär unterschieden werden können.

Die Koagulationsnekrose der Dermis führt zu einer Freisetzung von vasoaktiven Substanzen, aus zerstörten histamin-haltigen Zellen, die zu einer Vasodilatation und erhöhten Permeabilität der Hautkapillaren führen. Neben Histamin spielen hierbei auch Bradykinin, 5-Hydroxytryptamin, Endotoxine und andere Permeabilitätsfaktoren eine Rolle. Die wenige Minuten nach der reflexartig eintretenden Vasokonstriktion folgende Vasodilatation führt im Zusammenhang mit der gesteigerten Gefäßpermeabilität zu einem enormen Flüssigkeitsverlust aus dem Kreislauf in das Interstitium und in die geschädigten Zellen. Die hieraus resultierende Ödembildung erfaßt sowohl geschädigtes wie nicht geschädigtes Gewebe, d. h. auch die inneren Organe (Abb. 2).

Flüssigkeitsverlust

Wichtig ist dabei zu wissen, daß eine vollständige Permeabilität nur am 1. Tag besteht, während am 2. Tag die Zellmembranen nur noch semipermeabel sind, d. h. daß ein Teil der zugeführten Proteine das Gefäßlumen am 2. Tag nach dem thermischen Trauma nicht mehr verläßt, so daß eine Rückresorption des Wundödems einsetzen kann.

Am 1. Tag ist jedoch die Permeabilität der Glomerulusmembran mehr als doppelt so groß

Tab. 1: Abhängigkeit des Schweregrades einer Verbrennung

---
1. Typ der Hitzequelle
2. Temperatur des einwirkenden Agens
3. Dauer der Wärmeeinwirkung (spezifische Wärme/Schmelzpunkt)
4. Ort der Wärmeeinwirkung

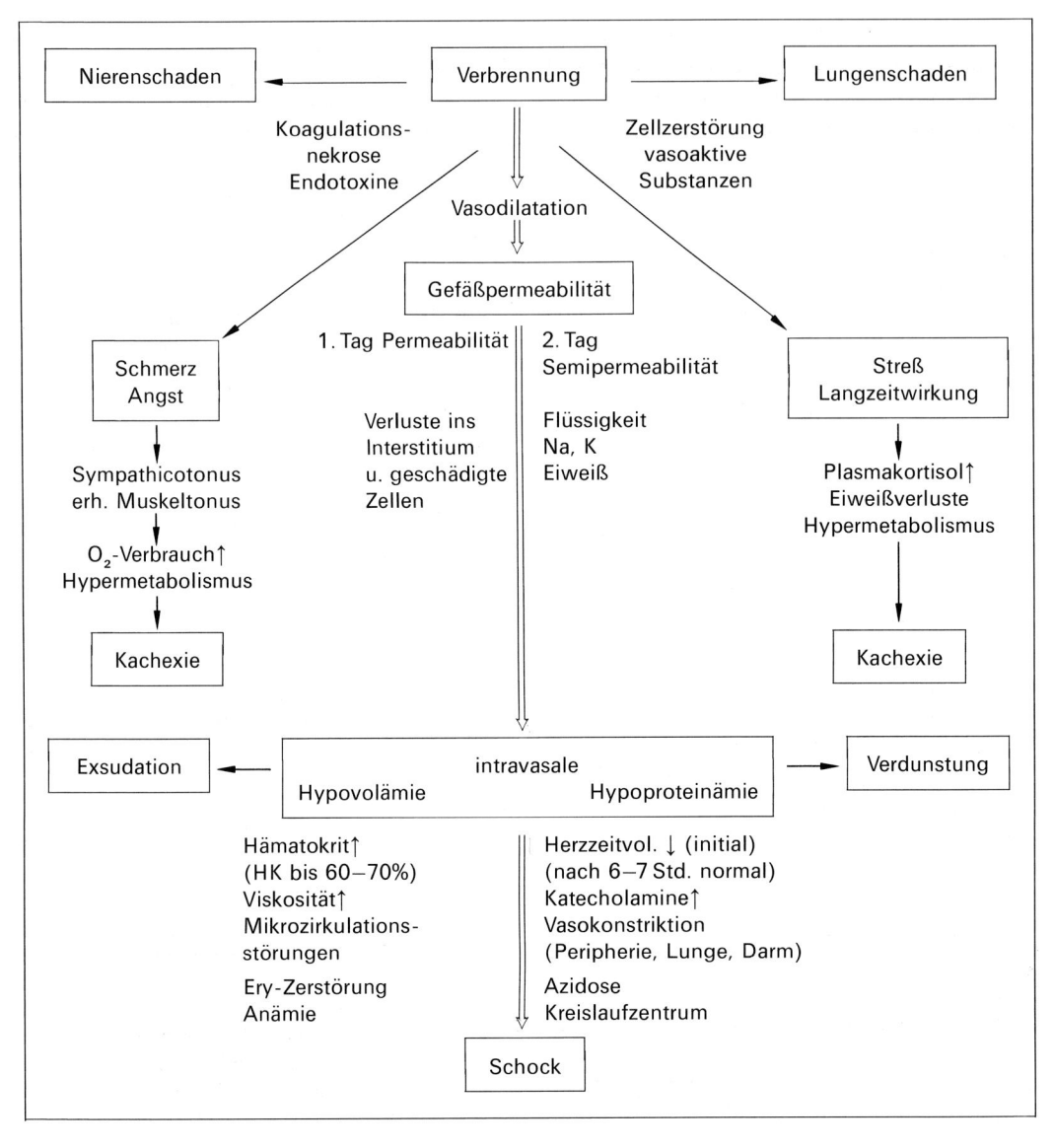

Abb. 2: Flußdiagramm der Pathophysiologie der Verbrennungen

wie normal. Neben dem enormen Verlust von Flüssigkeit in das Interstitium und in die geschädigten Zellen kommt es auch zu einem Verlust von Natrium, Kalium und Eiweiß. Durch das Ödem wird der interstitielle Raum vergrößert, und zwar nach Baxter (2) um 2 ml pro % verbrannter Oberfläche pro kg Körpergewicht in den ersten 12 bis 18 Stunden. Die Ödemflüssigkeit – auch in den Brandblasen – entspricht dabei einer weitgehend isotonen Lösung.

Die zur Aufrechterhaltung der Kreislaufverhältnisse notwendige Infusion führt durch Vergrößerung des Extrazellularraumes innerhalb von 38 Stunden zu einer Gewichtszunahme, die 10–20% des Körpergewichtes, manchmal auch mehr betragen kann.

Der Flüssigkeitsverlust ist jedoch nicht nur durch das Ödem bedingt, sondern wird auch durch Exsudation und Verdunstung verstärkt. Nach Larson und Abston (11) verdunsten durchschnittlich 1,5 ml Flüssigkeit/% verbrannter Körperoberfläche/kg Körpergewicht/Tag. Die Exsudation beläuft sich nach Cope und Moore (4) auf ca. 0,7 ml/% verbrannter Körperoberfläche und pro kg in den ersten 24 Stunden. Auch hierbei handelt es sich um eine dem Serum isotone Flüssigkeit. Insgesamt beläuft sich der Flüssigkeitsverlust durch Exsudation, Ödem und Verdunstung nach diesen Untersuchungen beim Kind auf etwa 3,4 bis 5,3 ml/% verbrannter Körperoberfläche/kg Körpergewicht in den ersten 24 Stunden, oder auf 230 ml/kg Körpergewicht in den ersten 48 Stunden nach dem Trauma und mehr (Abb. 3).

Bei einer mittelschweren Verbrennung kann das intravasale Volumendefizit bereits eine Stunde nach dem Trauma 20 bis 30% der zirkulären Blutmenge betragen! Die Exsudation ist selbstverständlich stärker bei oberflächlichen, gut durchbluteten Wunden als bei Nekrosen. Neben Verdunstung, welche durch die Schädigung der schützenden Lipoproteinschicht der Haut zustande kommt, und der Exsudation, geht auch Wasser durch die Perspiratio insensibilis verloren, die insbesondere bei tachypnoischen Patienten stark erhöht ist.

Einfluß auf die Exsudation und Verdunstung haben die Temperatur und Luftfeuchtigkeit des Behandlungszimmers sowie die Abdeckung der Wunden.

Folge der erhöhten Gefäßpermeabilität und der großen Verluste von Flüssigkeit, Salz und Eiweiß aus dem intravaskulären Raum ist eine intravasale Hypovolämie und Hypoproteinämie. Da die festen Blutbestandteile in dem Gefäßsystem verbleiben, steigt der Hämatokrit an. Die Folge ist ein Anstieg der Viskosität des Blutes mit Mikrozirkulationsstörungen und Azidose. Das Herzzeitvolumen sinkt ab, normalisiert sich jedoch, wenn ausreichende Flüssigkeitsmengen zugeführt werden, nach 6–7 Stunden wieder. Hypovolämie, Vasokonstriktion und Azidose können zur Kreislaufzentralisation, zum Schock und Herzkreislaufversagen führen.

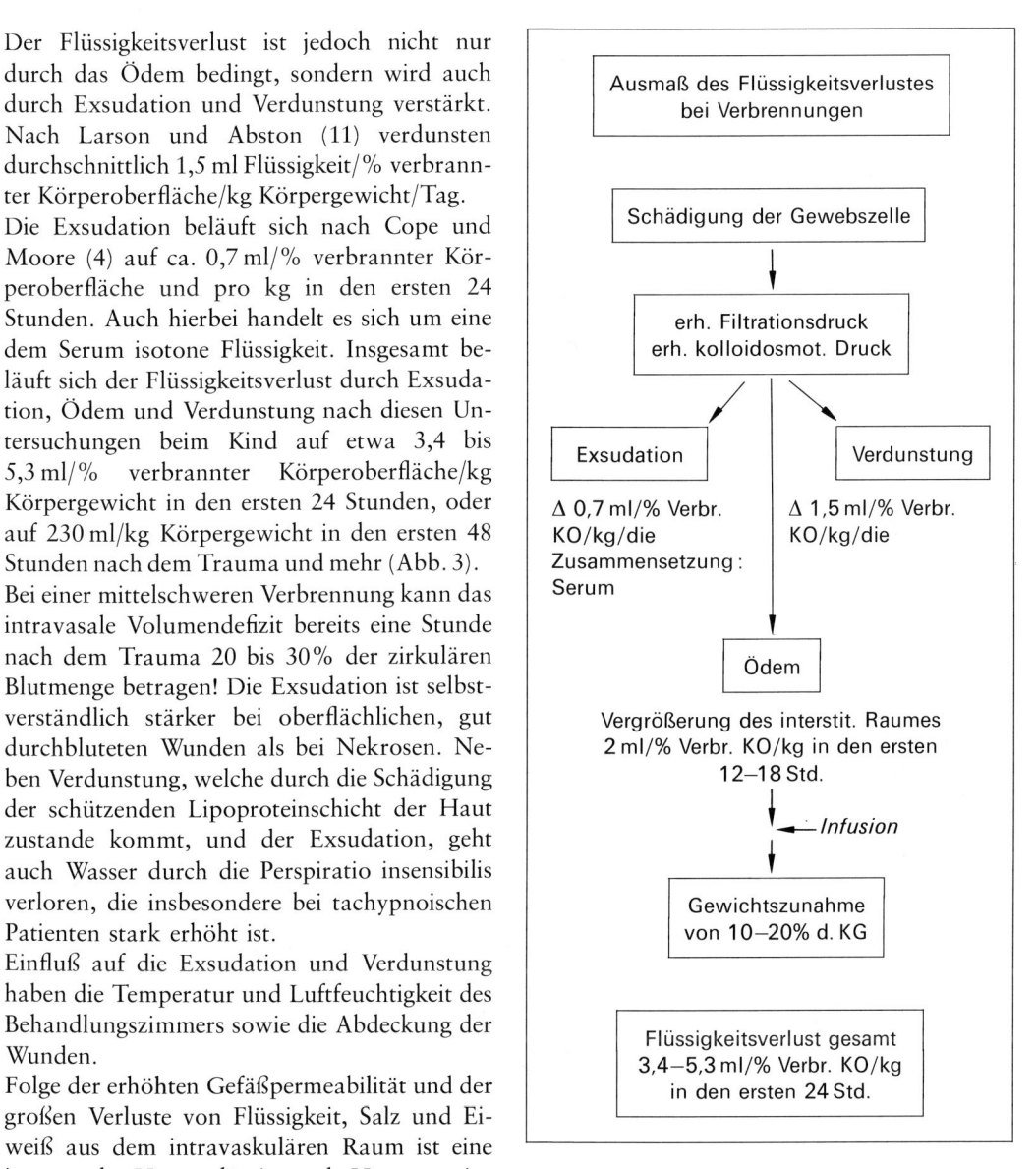

Abb. 3: Ausmaß des Flüssigkeitsverlustes bei Verbrennungen

Die Azidose wird durch mehrere Faktoren verstärkt. So führen Schmerz und Angst zu einer gesteigerten Katecholaminausschüttung, die das 60- bis 100fache der Norm erreichen kann (8). Die hierdurch verstärkte Vasokonstriktion führt nicht nur im verbrannten Gebiet zu einer Minderdurchblutung und zunehmender Azidose, sondern auch zu einer Mangelperfusion in der Peripherie, insbesondere in der Lunge und im Magendarmtrakt.

Aufgrund des erhöhten peripheren Widerstandes kommt es trotz der Hypovolämie nicht unbedingt zu einem Absinken des Blutdruckes. Es ist verständlich, daß in dieser Situation die Gabe von Katecholaminen nicht indiziert ist. Die Azidose wird zudem verstärkt durch die Abfallprodukte zerstörter Zellen und durch die beeinträchtigte Fähigkeit der Nieren zum renalen H-Ionen-Austausch sowie der Lunge zur CO_2-Abgabe. Während beim älteren Kind in dieser Situation die Gabe von Lactat sinnvoll ist, das in der Leber zu Bicarbonat umgewandelt wird, muß beim Säugling und Kleinkind, dem diese Stoffwechselleistung noch nicht vollständig zur Verfügung steht, direkt Bicarbonat-Lösung zugeführt werden.

Dabei ist besonders auch auf Elektrolytverschiebungen zu achten. So tritt Kalium aus den verbrannten Zellen aus und wandert in das unverbrannte Gewebe, während die Natriumkonzentration im interstitiellen Ödem und in den geschädigten Zellen zunimmt. Die Folge ist eine Hyperosmolarität der Extrazellulärflüssigkeit mit nachfolgendem Ödem und, da auch H-Ionen gemeinsam mit den Natrium-Ionen in die geschädigten Zellen eindringen, eine intrazelluläre Azidose.

Zu beachten ist ferner der Kaliumanstieg durch die Hämolyse von geschädigten Erythrozyten. Der erhöhte Kaliumanfall wird jedoch bei ausreichender Flüssigkeitszufuhr und guter Nierenfunktion durch eine vermehrte Kaliumausscheidung im Urin wettgemacht. Zur exakten Bilanzierung sollten jedoch nicht nur die Elektrolyte im Serum, sondern auch im Urin und dabei der Natrium-Kalium-Quotient bestimmt werden.

Der vorübergehenden Hyperkaliämie bei intrazellulärer Hypokaliämie steht ein erhöhter Natriumverlust, insbesondere durch die Wunde gegenüber. Da Natrium aufgrund der Permeabilität der Zellmembran sowohl in die Zellen wie in den interstitiellen Raum des verbrannten Gewebes hineinwandert, bedeutet jedoch Hyponaträmie nicht unbedingt Natriummangel, sondern Verdünnungseffekt.

Wird die permeable Gefäßmembran am 2. Tag semipermeabel, sollte daher die am 1. Tag erforderliche Natriumsubstitution gebremst werden, damit es nicht bei evtl. gleichzeitiger Blutzuckererhöhung zu einem hyperosmolaren Koma kommen kann.

Die Permeabilität der Gefäßwand führt auch zu einem Eiweißverlust, der in etwa der Ausdehnung und Tiefe der Verbrennung proportional ist. Nach Birke et al. (3) beträgt die Eiweißkonzentration im interstitiellen Raum ungefähr 3 g%. Auf diese Weise werden große Flüssigkeitsvolumina hier festgehalten. Da die größeren Globulinmoleküle die Kapillarmembran schlechter passieren können als die kleineren Albumine, kommt es zu einer Verschiebung des Albumin-Globulin-Quotienten im Sinne einer Hypalbuminämie und Hyperglobulinämie. Nach Butenandt und Coerdt (4) gehen bei Verbrennungen von über 50% der Körperoberfläche in den ersten 2 Tagen dem Gefäßsystem doppelt so hohe Albuminmengen verloren, wie sie normalerweise im Plasma zu finden sind. Die Hypoalbuminämie führt zum Ödem, was wiederum zu Mikrozirkulationsstörungen, Hämatokrit-Anstieg usw. führt.

Ursachen von Anämie und Hypoxie bei Verbrennungen

Die Koagulationsnekrose am Verbrennungsort führt in den betroffenen Gefäßen zu einer sofortigen Hämolyse. Die Folge sind eine Hämoglobinämie und Hämoglobinurie. Hinzu kommt eine verzögerte Hämolyse nach ca. 24 bis 48 Stunden durch den Untergang teilgeschädigter Erythrozyten. Die weiteren Folgen sind Erythrozyten-Aggregationen mit Thrombenbildung in den verbrannten Gewebskapillaren und durch den Abfall der Hämoglobin-Konzentration eine links verschobene Sauerstoffdissoziations-Kurve des Hämoglobins, d. h. eine erhöhte Sauerstoffaffinität des Blutes bei gleichzeitiger erschwerter Sauerstoffabgabe in das Gewebe. Dies wiederum führt zur Hypoxie und Azidose (Tab. 2).

Tab. 2: Ursachen von Anämie und Hypoxie bei Verbrennung

- sofort Hämolyse im Verbrennungsgebiet
- verzögerte Hämolyse (Untergang teilgeschäd. Ery's nach 24–48 h)
- Erythrozytenaggregation mit Thrombenbildung in verbr. Gewebskapillaren
- linksverschobene Sauerstoff-Dissoziationskurve d. HB (erh. O_2-Affinität d. Blutes = erschwerte O_2-Abgabe an das Gewebe)
- Überlebenszeit d. nachgebildeten Ery's verkürzt → chronische Anämie
- verzögerte Nachreifung von Ery's infolge Folsäuremangels

Tab. 3: Blutgerinnungsstörungen bei Verbrennungen

- initialer Fibrinogenabfall, dann erh. Fibrinogenkonz. (Gipfel 6–7. Unfalltag)
- Anstieg der Faktoren V u. VIII (Normalisierung in bis zu 3 Mon.)
- Abfall Faktor XIII (um ca. 30% bei verbr. > 50% KO) → gehäufte postop. Wundheilungsstörungen
- initiale Thrombozytopenie (ab ~ 4. Tag Thrombozytose → Mikroembolien)
- verlängerte Thrombinzeit

Sonstige Gerinnungsfaktoren: o. B.

Während jedoch die Verluste von Erythrozyten in den ersten Stunden eines Verbrennungstraumas selten eine Bluttransfusion erforderlich machen, führt die verkürzte Überlebenszeit der nachreifenden Erythrozyten zu einer chronischen Anämie, zumal auch die Nachreifung an sich infolge Folsäuremangels häufig verzögert ist. Ein weiterer Faktor für die bei schweren Verbrennungen immer vorhandene chronische Anämie sind die starken Blutverluste im Rahmen des wiederholt notwendigen Debridement (12).

Blutgerinnungsstörung

Nach einem initialen Fibrinogen-Abfall kommt es zu einem Anstieg der Fibrinogen-Konzentration, die ihren Gipfel am 6. bis 7. Unfalltag erreicht. Auch die Faktoren V und VIII steigen an und normalisieren sich bis zum 3. Monat nach dem Unfall (Tab. 3).
Bedeutungsvoller ist ein Abfall des Faktors XIII, der bei Verbrennungen über 50% der Körperoberfläche bis zu 30% der Norm betragen kann. Dieses Absinken ist für die gehäuft zu beobachtenden postoperativen Wundheilungsstörungen verantwortlich. Initial kommt es durch Schädigung der Blutplättchen zu einer Thrombozytopenie, die jedoch bereits um den 4. Tag nach dem Trauma in eine Thrombozytose umschlägt. Während des initialen Fibrinogen-Abfalls kann gelegentlich die Thrombinzeit verlängert sein (14).
Im allgemeinen sind die Blutgerinnungsparameter jedoch nicht wesentlich verändert.

Immunsystem

Nicht nur das Absinken des Faktor XIII ist für die postoperativen Wundheilungsstörungen bei Verbrennungen verantwortlich, sondern auch Störungen der körpereigenen Abwehr. So wird die Infektabwehr durch das Fehlen der Hautbarriere und Störungen der Mikrozirkulation geschwächt, da invasive Keime und insbesondere auch Hospitalkeime ungehindert in die Tiefe des Gewebes vordringen und sich dort vermehren können. Hinzu kommt eine herabgesetzte Funktion des retikuloendothelialen Systems, eine Abnahme der speziellen Leukozytenfunk-

Tab. 4: Störungen der Infektabwehr (unspezifische Faktoren)

- Fehlen der Hautbarriere
- Störungen der Mikrozirkulation
- herabgesetzte Funktion des RES
- Abnahme der Leukozytenfunktion (Phagozytose, Chemotaxis)
- Verminderung unspez. Serumfaktoren (Komplementfaktoren, Opsonine)

tionen, wie Phagozytose und Chemotaxis sowie eine Verminderung unspezifischer Serum-Faktoren, wie Komplementfaktoren und Opsonine (Tab. 4). Aber auch die spezifische Infektabwehr ist durch den Abfall der Immunglobuline, die über die Wundfläche und teilweise in den interstitiellen Raum verloren gehen, schwer beeinträchtigt. Die spezifische Antikörperbildung gegenüber bestimmten Keimen ist teilweise verzögert. Auch Störungen der zellulären Abwehr wurden beobachtet (Tab. 5).

Tab. 5: Störungen der Infektabwehr (spezifische Faktoren)

- deutl. Abfall aller Immunglobuline (Verlust über die Wundfläche, interstit. Raum)
- spez. Antikörperbildung teilweise verzögert
- Störungen der zellulären Abwehr (Lymphopenie, Funktionsstörung thymus-abh. Lymphozyten)

Nierenbeteiligung

Der hohe Anfall toxischer Abbauprodukte führt bei verminderter Nierenperfusion durch die Katecholaminwirkung zu einem mechanisch-chronischen Verschluß der Tubuli, wobei insbesondere die Myo- und Hämoglobinurie aus zerstörtem Ery- und Muskelgewebe eine große Rolle spielt.
Die Folge ist eine Niereninsuffizienz, die insbesondere am 1. posttraumatischen Tag auftritt. Sie kann sich sowohl als Polyurie, Oligurie oder bei hohen Wasser- und Kaliumverlusten als high output renal failure sowie schließlich als Anurie zu erkennen geben (Tab. 6).
Besonders in der Frühphase ist es daher entscheidend wichtig, durch eine ausreichende Flüssigkeitstherapie die Ausscheidung toxischer Stoffwechselprodukte zu erreichen, ohne jedoch den Patienten zu überwässern (15).

Lungenbeteiligung

Während Flammen im Gesicht und Rachenraum toxisch wirken, führen gespannter Wasserdampf sowie toxische Gase zu schweren Schäden des Tracheo-Alveolarbaumes bis in die Alveolen hinein. Dabei reizen Rauchpartikel nicht nur die Atemwege, es kommt auch durch die Einatmung von Kohlenmonoxyd, wenn die Sauerstoffmenge bei Bränden in geschlossenen Räumen zur vollständigen Verbrennung nicht ausreicht, zusätzlich zu einer progressiven Hypoxie durch Hb-Verdrängung. Die allgemeinen Symptome der Kohlenmonoxydvergiftung sind Kopfschmerzen, Dyspnoe, Übelkeit, Erbrechen, Verwirrtheit, Benommenheit bis zum Koma und Schock (Abb. 4).
Besonders toxisch ist das Einatmen von Dämpfen aus verbrannten Kunststoffen, wie PVC, da es hierbei zur Bildung von Halogenen, Phosphogenen, Säuredämpfen und anderen Giften kommt, welche die Alveolen toxisch schädigen. Die Folge dieser diffusen bronchoalveolären Traumatisierung ist ein absinkendes Surfactant mit Ausbildung von Mikroatelektasen, eitriger Bronchiolitis und Bronchopneumonie. Es kann zu Blutungen in den Bronchiolen und Alveolen kommen, zu Fibrinablagerungen und Lungenödem. Im Laufe der Zeit kommt es dann zu einer Verödung der Alveolen und Bronchiolen, zu ihrer bindegewebigen Organisation und Bildung von hyalinen Membranen, so daß die Lunge später eine parenchymatöse Konsistenz erreicht. Es kommt zur chronischen Lungeninsuffizienz (10).
Die Veränderungen an der Lunge sind umso bedeutungsvoller, da aufgrund der linksverschobenen Sauerstoffdissoziationskurve und der Anämie ein vermehrter Sauerstoffbedarf be-

Tab. 6: Nierenbeteiligung bei Verbrennungen

- hoher Anfall toxischer Abbauprodukte
- verminderte Nierenperfusion
- mechanisch-chemischer Verschluß der Tubuli (Myo-Hämoglobinurie)

↓

Niereninsuffizienz
Formen: Polyurie, Oligurie, Anurie, high output renal failure

```
┌─────────────────────────────────────────┐
│   Lungenbeteiligung bei Verbrennungen   │
│                                         │
│  ┌──────┐                               │
│  │ Noxen│                               │
│  └──────┘                               │
│   – Wasserdampf                         │
│   – Flammen (→ Hitze → Rachenraum)      │
│   – Toxische Gase                       │
│     (Kunststoffe → Säuredämpfe, Halogene,│
│            Phosgene u.a.                │
│            → Alveolenschäden)           │
│   Rauch → Kohlenmonoxyd                 │
│           (in geschl. Räumen)           │
│           (→ progr. Hypoxie d.          │
│            HB-Verdrängung)              │
│  ▼                                      │
│  ┌─────────────────────────┐            │
│  │ Bronchioalveoläre Schäden│           │
│  └─────────────────────────┘            │
│     bis    30% Verbr. KO → keine Schäden│
│    > 50–60% Verbr. KO → sichere Schäden │
│                                         │
│   Surfactant sinkt                      │
│   ↓                                     │
│   Mikroatelektasen                      │
│   ↓                                     │
│   eitrige Bronchiolitis                 │
│   ↓                                     │
│   Bronchiopneumonie                     │
│       ↓   (evtl. Blutungen)             │
│   später                                │
│   hyaline Membranen                     │
│       ↓   Bindegew. Organisation d. Alveolen│
│  ▼                                      │
│  ┌───────────────────┐                  │
│  │ Lungeninsuffizienz│                  │
│  └───────────────────┘                  │
└─────────────────────────────────────────┘
```

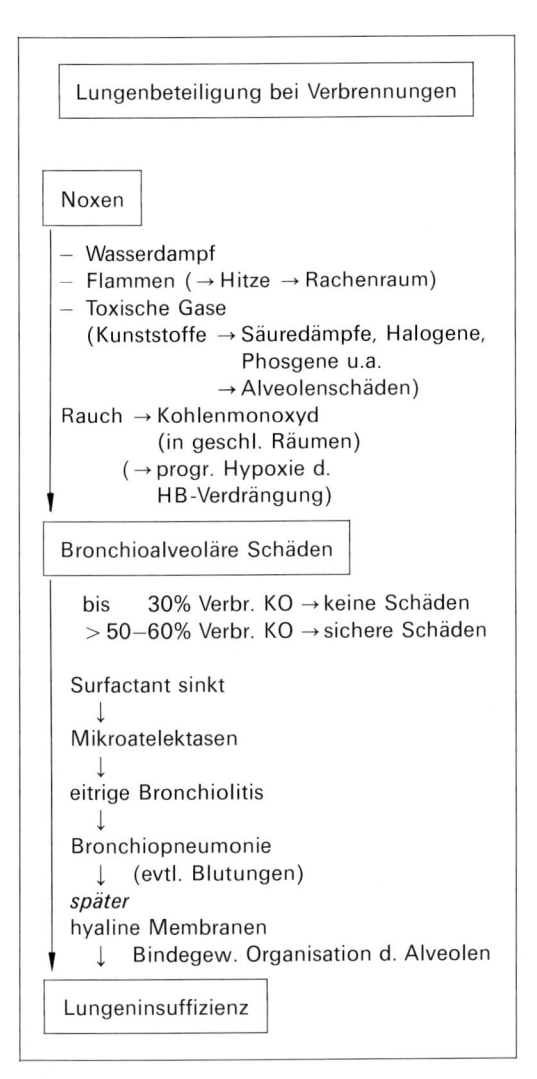

Abb. 4: Lungenbeteiligung bei Verbrennungen

Langzeitwirkungen

Unter den Langzeitwirkungen des Verbrennungstraumas muß neben der chronischen Anämie insbesondere an die Kachexie gedacht werden. Die generelle Vasokonstriktion sowohl in der Peripherie wie in Lunge und Darm führt zu einer erhöhten Ausschüttung von Plasmakortisol, das bereits am 1. posttraumatischen Tag seinen höchsten Wert erreicht. Dies begünstigt die Entwicklung einer erosiven Gastritis oder von Streßulzera. Hierdurch werden der Appetit und die Nahrungsaufnahme beeinträchtigt. Ursächlich entscheidender für den oft erheblichen Gewichtsverlust ist die Verdunstung großer Mengen Wassers, die dem Körper Wärme entziehen, wobei die Verdunstung von 1 Liter Wasser 580 Kalorien verbraucht (6) sowie der starke

steht, der durch eine Hyperventilation kompensiert werden muß. Eine zu starke Sedierung des Patienten oder die Gabe von zu lang wirkenden Narkotika beim Debridement würden zu einer Behinderung der Atemexkursionen führen. Plasmagaben würden eine Flüssigkeitsexsudation in die Lungenalveolen bewirken mit folgender Minderbelüftung und damit einer Pneumonie Vorschub leisten.

```
┌─────────────────────────────────────────┐
│              Streß                      │
│         Langzeitwirkungen               │
│                                         │
│  – generelle Vasokonstriktion (Peripherie,│
│    Lunge, Darm) → erh. Plasmakortisol-  │
│    spiegel → erosive Gastritis → Streßulzera│
│    (curling ulcera)                     │
│  – Verdunstung von Wasser               │
│    (1 l verbr. 580 Cal!)                │
│  – starke Eiweißverluste (durch rel. niedrige│
│    Zufuhr, Einschmelzung von Protein,   │
│    erh. Ausscheidung von Stickstoff)    │
│  – erh. O₂-Verbrauch (Ventilation↑,     │
│    Tachykardie)                         │
│  – Stoffwechselsteigerung (Katecholamine↑,│
│    ACTH↑, Kortikosteroide↑, Schilddrüsen-│
│    hormone↑)                            │
│  – Hemmung d. Insulinproduktion, Insulin-│
│    resistenz → vermehrte Glukagonsekretion│
│    → insuff. Glukoseausnutzung → Anstieg│
│    freier Fette → Azidose               │
│  ▼                                      │
│  ┌─────────────────────────────┐        │
│  │ Vermehrter Kalorienverbrauch│        │
│  └─────────────────────────────┘        │
│  ▼                                      │
│  ┌──────────┐                           │
│  │ Kachexie │                           │
│  └──────────┘                           │
└─────────────────────────────────────────┘
```

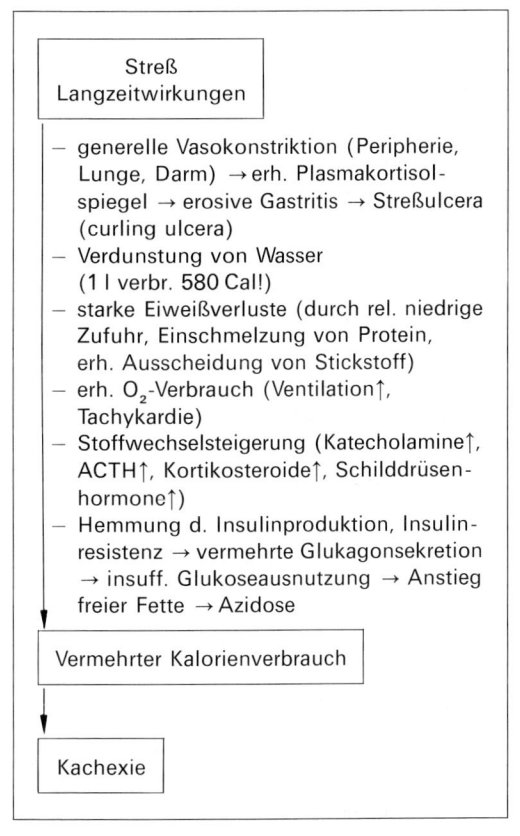

Abb. 5: Langzeitwirkungen infolge des Verbrennungsstresses

Eiweißverlust durch Einschmelzung von Protein und vermehrter Ausscheidung von Stickstoff über den Urin. Diese Ausscheidung erreicht ihren Höhepunkt in der 2. Woche, wo nach Arzt und Moncrief (1) bei schweren Verbrennungen das Doppelte der normalen Ausscheidung verloren geht (Abb. 5).

Hinzu kommt eine Stoffwechselsteigerung durch eine enorme Ausschüttung von Katecholaminen und ACTH, Kortikosteroiden und Schilddrüsenhormonen mit erhöhtem Sauerstoffverbrauch und Hypermetabolismus, der zum Abbau von Eiweiß und Fett führt (10).

Eine gleichzeitige Hemmung der Insulinproduktion, eine zunehmende Insulinresistenz sowie eine vermehrte Glukagon-Sekretion führen schließlich zu einer insuffizienten Glukoseausnutzung und zu einem Anstieg freier Fettsäuren im Serum und wiederum zur Azidose (15). Den beträchtlichen vermehrten Kalorienverbrauch versucht der Körper durch Einschmelzung von Muskelmasse und Fettverlusten zu kompensieren. Die Folge ist eine ausgeprägte Kachexie.

Für ihre Verhinderung ist ein Frühdebridement mit Frühdeckung der verbrannten Gewebsbezirke entscheidend. Dies ist umso bedeutungsvoller, als bereits 10% Gewichtsverlust für die Heilung nachteilig sind. Wichtig ist auch eine frühzeitige und reichliche Kalorienzufuhr, wo bei Kindern 40 bis 60 Kalorien/kg Körpergewicht plus 40 Kalorien/% Verbrennungsfläche gegeben werden sollten.

Eigene Ergebnisse

Im eigenen Krankengut wurden in den letzten 10 Jahren (1977 bis 1988) 58 Fälle mit schwerer Verbrennungskrankheit auf unserer operativen Intensivstation behandelt. Dabei kam es bei 20 Patienten zu 26 Komplikationen im Sinne schwerster, aber typischer pathognomonischer Verläufe der Verbrennungskrankheit. Besonders häufig waren schwere Schockzustände, Sepsis und Nierenversagen (Tab. 7).

Im Gesamtkrankengut von 1770 Patienten der letzten 25 Jahre verstarben 26 Kinder 6 Stunden bis 12 Tage nach dem Verbrennungstrauma. Ihr Alter lag zwischen 3 Monaten und 14 Jahren. Verbrühungen und Verbrennungen waren gleich häufig betroffen.

Zwei Patienten hatten nur Verbrennungen 1.–2. Grades, 20 Kinder solche 2.–3. Grades mit einer Beteiligung von 30–75% der Körperoberfläche und 4 Patienten hatten Verbrennungen 3. Grades mit einer Beteiligung von 50–80% der Körperoberfläche erlitten. Die im Vordergrund stehenden Todesursachen waren Herzkreislaufversagen mit schwerem Schock und Niereninsuffizienz, sowie Sepsis und respiratorische Probleme (Tab. 8).

Tab. 7: 26 Komplikationen der Verbrennungskrankheit bei 20 von 58 Patienten der Jahre 1977–1988

Komplikationen	Anzahl
Schock	7
Sepsis	5
Nierenversagen	3
schwere Elektrolytstörungen	3
Bronchiopneumonie	2
Hirnödem	2
Anämie	2
Lungenödem	2
hyperosmolares Koma	1

Tab. 8: Todesursachen bei 26 an der Verbrennungskrankheit verstorbenen Patienten, Zeitraum 1963–1968

Todesursachen	Anzahl
Nierenversagen	n = 10
Herzkreislaufversagen (Schock)	n = 9
Sepsis und Bronchiopneumonie (Lungenversagen)	n = 4
Lungenödem und Hirnödem	n = 2
Tox. Myokarditis	n = 1

Die Zahlen unterstreichen eindrücklich die Bedeutung der geschilderten pathophysiologischen Vorgänge, die Wichtigkeit sofortiger gezielter Gegenmaßnahmen, insbesondere einer individuellen, stündlich zu überprüfenden Flüssigkeitszufuhr und ganz besonders eindringlich die entschiedene Notwendigkeit umfangreicherer prophylaktischer Maßnahmen, da 93% unserer Patienten ihr Verbrennungstrauma zu Hause erlitten hatten.

Literatur

1. Artz, C.P., Moncrief, J.A.: The treatment of burns. 2. Ed. Saunders Company, Philadelphia–London–Toronto 1969
2. Baxter, Ch.R.: Christalloid resuscitation of burn shock. In: Polk and Stone: Contemporary burn management. Little Brown and Company, Boston, p. 732, 1971
3. Birke, G.S., Liljedahe, O., Plantin, L.O.: Distribution and losses of plasma proteins during the early stages of severe burns. – Ann. N.Y. Acad. Sci. 150: 895–904 (1968)
4. Butenandt, I., Coerdt, I.: Verbrennungen im Kindesalter. Beiheft zur Z. Klin. Pädiatr. Heft 81. Ferd. Encke, Stuttgart 1979
5. Carlson, R.G., Finley, R.K., Miller, S.F., Jones, L.M., Morath, M.A., Alkir, S.: Fluid retention during the first 48 hours as an indicator of burn survival. J. Trauma. 26: 840–843 (1986)
6. Cohen, J.B., Wallace, B.H., Caldwell, F.T.: The effect of staged burn wound closer on the rates of heat production and heat loss of burned children and young addults. – J. Trauma 28: 968–972 (1988)
7. Cope, O., Moore, F.D.: The redistribution of body water and the fluid therapy of burned patient. – Ann. Surg. 126: 1010–1045 (1947)
8. Harrison, T.S., Scaton, J.S., Feller, J.: Relationship of increased oxygen consumption to catecholamin excretion in the thermal burns. – Ann. Surg. 165: 169 (1967)
9. Herndon, D.N., Barrow, R.E., Traber, D.L., Rutan, T.C., Rutan, R.L., Abston, S.: Intravascular lung water changes following smoke inhalation and massiv burn injury. – Surg. 102: 341–349 (1987)
10. Herndon, D.N., Barrow, R.E., Rutan, T.C. Minifee, P., Jahoor, F., Wolfe, R.R.: Effect of Propanolol-Administrations on hemodynamic and metabolic responses of burned pediatric patients. – Ann. Surg. 208: 484–492 (1988)
11. Larson, D.I., Abston, S.: Acutaly burned patients. – New York St. J. Med. 15: 1626–1632 (1970)
12. Moran, K.T., O'Reilly, T.J., Furman, W., Munster, A.M.: A new algorithm vor calculation of bloodless in excisional burn surgery. – Ann. Surg. 54: 207–208 (1988)
13. Rubin, W.D., Mani, M.M., Hiebert, J.M.: fluid resusciation of the thermally injured patients. Current concepts with definition of clinical subsets and their specialized treatment. – Clin. Plast. Surg. 13: 9–20 (1986)
14. Rund, T.E., Kierulf, P., Godal, H.D., Aune, S., Aasen, A.O.: Studies on pathological plasma-proteolysis in severally burned patients using chromogenic Peptide substrate: A preliminary report. – Ad. Exp. Med. Boll. 167: 449–454 (1984)
15. Wolfe, R.R., Herndon, D.N., Jahoor, F., Miyoshi, H., Wolfe, M.: Effect of severe burn injury on substrate cycling by glucose and fatty. – New and Engl. J. Med. 317: 403–408 (1987)
16. Zellweger, G.: Die Behandlung der Verbrennung. Praktische Hinweise für Diagnose, Therapie, Rehabilitation. 2. Aufl. Deutscher Ärzteverlag, Köln 1985

Anschrift der Verfasser:
Prof. Dr. med. A.M. Holschneider
Dr. med. Th. Golka
Kinderchirurgische Klinik des
Städtischen Kinderkrankenhauses Köln
Amsterdamer Str. 59
D-5000 Köln 60

Die klinische Bedeutung des Nachbrennvorgangs für die chirurgische Lokalbehandlung tiefer Verbrennungen

H. A. Henrich, F. Bäumer, B. Höcht, Würzburg

Der Nachbrennvorgang ist definiert als ein Fortschreiten des Verbrennungstraumas nach Aussetzen des auslösenden Agens in die gesunden Bereiche des Weichgewebes nach den Rändern und zur Tiefe hin. In das sogenannte Nachbrennen wird zuvor gesunde Haut einbezogen, was zu einer Vergrößerung der Wundfläche führt und durch eine randständige Vertiefung der Brandwunden deren Charakterisierung von der oberflächlichen zur tiefen Verbrennung ändern kann. Die nicht unerhebliche Ausweitung der Hautzerstörung wird auf eine Freisetzung autolytischer Toxine (4) bestimmter Gewebeenzyme oder vielleicht auf eine Bildung von O_2-Radikalen zurückgeführt. Das Wissen um den Nachbrennvorgang sollte in die Entscheidung des Chirurgen bzgl. einer Sofort- oder einer Frühescharektomie eingehen. Dazu aber muß er das Ausmaß, das Fortschreiten und den zeitlichen Ablauf kennen. Dies sollte im Tierexperiment einer Klärung zugeführt werden.

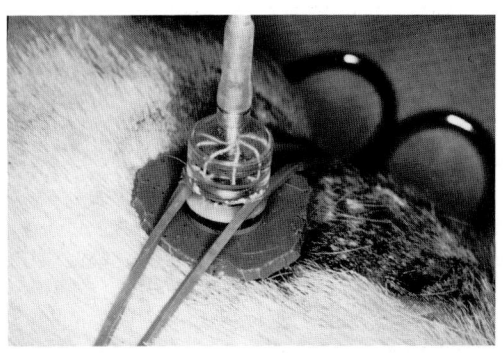

Abb. 1: Anordnung einer Mehrdrahtelektrode zur Messung des epikutanen pO_2 mit O_2-impermeabler Gummimanschette

Methodik

Die Experimente wurden an Albino-Meerschweinchen unter Rompun®-Ketanest® (0,03 bzw. 0,3 ml/100 gKG) durchgeführt. Die Brandwunden wurden unter konstanter Druckapplikation bei 100, 140 und 180 °C am Rücken mittels Aluminiumstempel (3 × 6 cm, 15 bzw. 30 Sek.) gesetzt. Das Ausmaß der Nachbrennzone wurde in 24-stündigem Abstand als Nekrosebreite durch i.v.-Gabe von Patentblau®-Injektion markiert (1). Die Breite der gefärbten Randzonen wurde unter dem Operationsmikroskop innerhalb der ersten 6 Tage gemessen. Bei der indirekten Erfassung der Durchblutung der Nachbrennzone wurde der Sauerstoff epikutan im Bereich der Nachbrennzone gemessen und subkutan mittels der Mehrdrahtelektrode nach Kessler u. Lübbers (3) festgestellt (Abb. 1). Zur Variation des applizierten Sauerstoffs wurden die Tiere in eine geschlossene Kammer verbracht, wobei sie atmosphärischen Sauerstoff atmen mußten. Der subkutane pO_2 (150, 100, 75 u. 0 Torr) wurde variiert.

Ergebnisse

Nach Patentblau®-Markierung wurde die Breite der Nachbrennzone unter dem Operationsmikroskop in Abhängigkeit vom zeitlichen Abstand nach dem Verbrennungstrauma bestimmt (Abb. 2). Wie ersichtlich, nimmt die Breite der Nachbrennzone bis zum 5. Tag kontinuierlich

Abb. 2: Abhängigkeit der Breite der Nachbrennzone unter Einbeziehung der applizierten Temperatur (30 Sek.). Die Meßwerte bei den 3 verschiedenen Temperaturstufen unterscheiden sich nicht signifikant

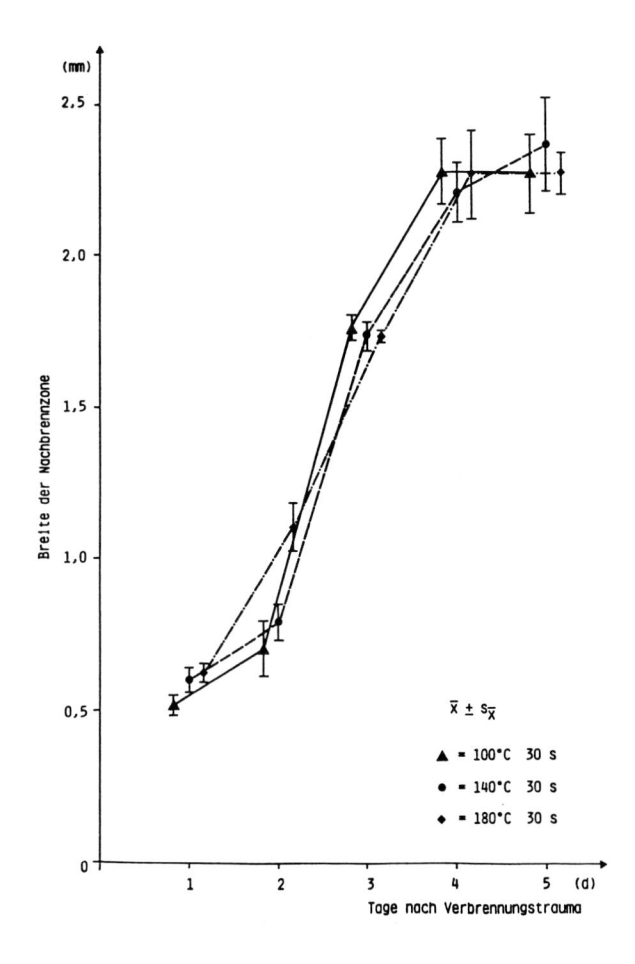

zu. Zwischen dem 5. (3,34 ± 0,02 mm) und dem 6. Tag (2,32 ± 0,02 mm) bestand kein signifikanter Unterschied mehr. Wie die Abb. 2 weiterhin zeigt, ist die Höhe der schädigenden Temperatur für das Ausmaß der Nachbrennzone nicht verantwortlich. Die direkte Rolle des einwirkenden atmosphärischen Sauerstoffs auf die Breite der Nachbrennzone konnte nicht verifiziert werden, obwohl die Isolationsfunktion der Haut durch die Hitzeeinwirkung zum 3. Tag hin signifikant abnahm, um sich anschließend, wahrscheinlich als Folge einer isolierenden Schorfbildung, de facto wieder herzustellen (Abb. 3). Der zeitabhängige Verlauf zwischen der Breitenzunahme der Nachbarbrennzone und der Höhe des subkutanen pO_2 stimmt infolgedessen nicht überein. Die Messung des epikutanen O_2-Partialdruckes ergab eine erhöhte Sauerstoffdurchlässigkeit der verbrannten Haut und eine verminderte über der Nachbrennzone im Vergleich zur Normalhaut. Der epi- wie subkutane pO_2 läßt neben dem Verlust der Isolationsfunktion der Haut ein ganz anderes Verhalten gegenüber dem Sauerstoff im Bereich der Nachbrennzone erkennen.

Diskussion

Während sich am Versuchstier die Nachbrennzone um wenige Millimeter ändert, dürfte dieser Vorgang bei großflächigen drittgradigen Verbrennungen beim Menschen entsprechend unseren Versuchsergebnissen zu nachträglich erheblichen Hautzerstörungen führen. Die vorliegenden Ergebnisse zeigen aber eindeutig, daß

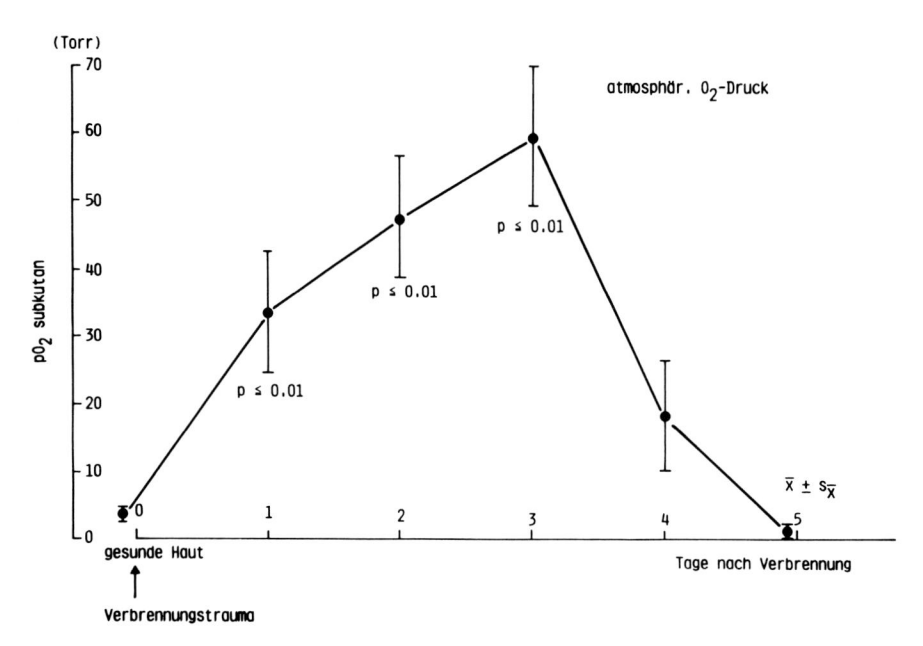

Abb. 3: Der subkutane O_2-Partialdruck nach Exposition von atmosphärischem Sauerstoff bis 5 Tage nach drittgradiger Verbrennung. Am 5. Tag mit Abschließen des Nachbrennvorganges werden die Normalwerte praktisch wieder erreicht

der Nachbrennvorgang am 5. Tage abgeschlossen ist. Dabei ergibt sich keine Abhängigkeit von der Höhe der einwirkenden Temperatur oder der Einwirkungsdauer. Die chirurgische Versorgung von tiefen zweit- oder drittgradigen Verbrennungen würde im Hinblick auf den Nachbrennvorgang eine möglichst frühzeitige oder gar eine sofortige Escharektomie erfordern.

Literatur

1. Bäumer, F., Henrich, H. A.: Der Nachbrennvorgang – eine Determinante in der chirurgischen Lokalbehandlung tiefer Verbrennungen. – Act. Traumatol. 18: 249–254 (1988)
2. Kessler, M., Lübbers, D. W.: Aufbau und Anwendungsmöglichkeit verschiedener pO_2-Elektroden. – Pflügers Arch. 291: 82 (1966)
3. Kessler, M., Grunewald, W.: Possibilities of measuring oxygen pressure fields by multiwire electrodes. In: Kreutzer, F. (Ed.): Oxygen Pressure Recording in Gases, Fluids, Tissues. Karger, Basel 1969
4. Köhnlein, H. E.: Experimentelle Grundlagen der lokalen Verbrennungsbehandlung. – Mschr. Unfallheilk. 74: 464 u. 507 (1971)

Anschrift der Verfasser:
Prof. Dr. med. H. A. Henrich
PD. Dr. med. F. Bäumler
Prof. Dr. med. B. Höcht
Chirurg. Univ. Klinik,
Experimentelle Chirurgie
Josef-Schneider-Str. 2
D-8700 Würzburg

Antibiotische Therapie und Infektionsprophylaxe

W. Haße (Hrsg.), Verbrennungen im Kindesalter. Gustav Fischer Verlag · Stuttgart · New York · 1990

Antibiotische Therapie und Infektionsprophylaxe

S. Hofmann-v. Kap-herr, U. Cattarius-Kiefer, H. Zeimentz, Mainz

Mit dem Einsetzen der Regeneration des Kapillargeflechtes beginnt das eigentliche Problem der Verbrennungskrankheit, nämlich der Resorption von Verbrennungstoxinen und inzwischen aufgetretenen Keimen. Diese schon am 2./3. Tag beginnende Phase ist bei schweren Verbrennungen charakterisiert durch anhaltende Katabolie und Infektionen. Damit sind Infektionsprophylaxe und Antibiotikatherapie unerläßlich, andererseits aber nur ein Teil genereller intensivmedizinischer Maßnahmen.

Bei den besonders gefährdeten Säuglingen und Kleinkindern sinkt der Gammaglobinspiegel unter 200 mg/100 ml ab. Deshalb ist vor allem zu Beginn bei schweren Verbrennungen die Substitution indiziert, auch wenn sich der Serumspiegel damit nicht völlig normalisieren läßt. Die landesüblichen Präparate enthalten vorwiegend das wichtige IgG. Aber auch IgM-Gaben sind notwendig. Dies ist ein wesentlicher Baustein der Infektprophylaxe, die im übrigen sich folgendermaßen zusammenfassen läßt:

Infektprophylaxe heißt:
- Schockbekämpfung durch hervorragende Substitution,
- frühzeitige Nekroseentfernung, denn gut durchblutetes Gewebe besiedelt sich schlecht mit Keimen,
- Disziplin des Pflegepersonals (Kittelpflege, Kopfbedeckung und Mundschutz für Eltern und Personal).

Infektprophylaxe heißt *nicht:* Völlige Isolation, komplizierte Luftfiltersysteme; es hat sich gezeigt, daß durch solche Maßnahmen eine Keimminderung nicht erzielt werden kann.

Infektprophylaxe heißt auch *nicht:* Antibiotikaprophylaxe, weil dadurch Resistenzen gezüchtet, Allergien provoziert, toxische Reaktionen ausgelöst werden und die Keimerfassung unsicher ist.

Andererseits sind Antibiotika aus der Verbrennungstherapie nicht wegzudenken. Es muß aus diesem Grund nach dem gezielten Einsatz gefragt werden. Dieser kommt als lokale oder als systemische Antibiotikagabe in Betracht. Hier soll nur auf die systemische Therapie eingegangen werden.

Systemische Antibiotikatherapie

Für die systemische Antibiotikatherapie sind einige grundsätzliche Regeln zu beachten. Als Kontraindikation gelten:

1. Kleinflächige und oberflächliche zweitgradige Verbrennungen bedürfen *nie* des Antibiotikaschutzes.
2. Der Soforteinsatz von Antibiotika in der Akutphase bei Kindern ist *abzulehnen*, da wirkungslos. Verschiedene amerikanische Autoren vertraten noch vor wenigen Jahren die Ansicht, wegen der Gefahr der betahämolysierenden Streptokokken zumindest bei Kindern 3–5 Tage routinemäßig Penicillin zu verabreichen. Davor ist zu warnen. Dies ist falsch. Das Spektrum der Brandwundeninfektion ändert sich ständig. Resistenzentwicklung und Keimselektionen sind nicht voraussehbar.

Tab. 1: Thermische Schäden im Kindesalter 1980–1988, n = 278 (stationär)

Zahl der Patienten mit auswertbaren Wundabstrichen			96
davon waren keimfrei			24

Keimspektrum			
Patienten	n = 72	Keimzahl	n = 256
Staph. epidermis	60 ⎫	Streptokokken D	8
Staph. aureus	54 ⎬ 60%	Corynebakterien	7
Staph. faecalis	41 ⎭	Enterokokken	5
Candida	17	Klebsiellen	4
E. coli	16	Proteus	4
Vergrünende Streptok.	16	Hefen	3
		Sonstige	8
Pseudomonas	13		

Tab. 2: Thermische Schäden im Kindesalter 1980–1988, n = 278 (stationär)

Nachgewiesene Keimbesiedelung	Patienten n = 72	Abstriche n = 171	Keime m = 256

Mehrfachbesiedelung		
	Abstriche n = 171	Keime n = 256
1 Keim	109	109
2 Keime	45	90
3 Keime	11	33
4 Keime	6	24

Im eigenen Krankengut (Tab. 1) standen Staphylokokken mit 60% aller Keime an der Spitze. Es folgten Candida, Coli und Streptokokken.

Erwartungsgemäß ist die Besiedlung mit einem Keim am häufigsten (Tab. 2). Es folgen mit der halben Menge eine Doppelkeimbesiedelung. 3 und 4 Keime gleichzeitig sind eher selten.

Dacso stellte für die USA 1987 fest, daß ganz andere Keimprobleme bestehen als früher. Er schildert für seine Klinik die Reihenfolge: Staphylokokken aureus – gram. negative Keime – Viren – Pilze.

Somit ergeben sich bestimmte Indikationen für die Antibiotikatherapie:

1. Als lokale und allgemeine Komplikation sind die Infektion im Wundbereich, die Bakteriämie und schließlich die Sepsis anzusehen.

Da sich die Keimausbreitung auf großen Verbrennungswunden bekanntermaßen nicht vermeiden läßt, also immer eine primäre Kontaminierung erfolgt, muß die Frage der Antibiotikatherapie individuell gelöst werden.

Im eigenen Krankengut (Tab. 3) waren immerhin von 96 Patienten, bei denen ein Abstrich entnommen wurde, 24 keimfrei. Interessanterweise waren aber bei den anderen Kindern mit Keimbesiedelung und gleich-

Tab. 3: Thermische Schäden im Kindesalter 1980–1988, n = 278 (stationär)

	Keimzahl in der Abstrichfolge					
	Gesamtzahl		Systemische Antibiotikatherapie		Keine systemische Antibiotika	
n	Patienten 171	Keime 256	Patienten 128	Keime 192	Patienten 43	Keime 64
1. Abstrich	72	112	35	58	37	54
2. Abstrich	33	48	28	39	5	9
3. Abstrich	23	32	22	31	1	1
4. Abstrich	14	20	14	20	—	—
5. Abstrich	11	20	11	20	—	—
6. Abstrich	10	13	10	13	—	—
7. Abstrich	8	11	8	11	—	—

Tab. 4: Thermische Schäden im Kindesalter 1980–1988, n = 278 (stationär)

Verbrannte Körperoberfläche	Infektion und verbrannte Fläche				
	–10%	–20%	–30%	–40%	>40%
Lokalinfektion bis Bakteriämie n = 30	8	15	5	—	2
Sepsis n = 5	—	—	1	2	2
Gesamtpatientenzahl n = 278	193	65	11	4	5

zeitiger Antibiotikabehandlung noch im siebten Abstrich zahlreiche positive Befunde, während bei den nicht antibiotikabehandelten Kindern bereits beim dritten Abstrich nur noch ein positiver, ab dem vierten Abstrich nur noch negative Befunde zu erheben waren.

Die Anwesenheit von Keimen ist also kein Grund für eine systemische Antibiotikatherapie, sondern vielmehr das plötzliche Durchbrechen der Schutzbarriere auf dem Wundgrund, das Vordringen in die Tiefe, das *Auftreten der Wundinfektion* im weitesten Sinne. Septische Temperaturen erfordern natürlich Blutkulturen. Finden sich Zeichen der Bakteriämie bzw. Sepsis, auch klinisch mit Fieberzacken, Schockzeichen bei kühler Peripherie und Thrombozytenabfall, so ist eine absolute Indikation für die systemische Therapie mit Antibiotika gegeben.

Mit Recht sagt POCHON: Die Infekthäufigkeit läuft direkt proportional mit der verbrannten Oberfläche. Aus dem eigenen Krankengut kann ergänzt werden: ... und proportional mit der Verbrennungstiefe!

Es zeigt sich nämlich (Tab. 4 und 5), daß entsprechend der Gesamtzahl der Patienten in den einzelnen Stärkeabschnitten die Komplikationsrate eindeutig zunimmt: Also 21 Infekte und Sepsisfälle bei 79 Patienten mit *drittgradiger* Verbrennung; und 4 Infektionen und Sepsisfälle bei 5 Patienten mit über 40% verbrannter Körperoberfläche bzw. 6 von 9 über 30% verbrannter Körperoberfläche. Diese Zahlen dürften wohl eindeutig den Trend der Parallelität von Keimbesiedelung und Verbrennungsschwere allgemein beweisen.

Somit läßt sich bezüglich der Antibiotikatherapie bei Verbrennungen im Kindesalter sagen, daß die systemische Therapie indiziert ist bei einer durch Abstrich mit Resistenzbestimmung oder bioptisch nachgewiesenen invasiv sich ausbreitenden Wundinfektion und bei einer schweren Allgemeininfektion mit Bakteriämie und beginnender Sepsis.

In besonderen Fällen ist die Antibiotikatherapie aber auch indiziert:

2. wenn die Atmungsorgane durch das Verbrennungstrauma mitbetroffen sind,
3. bei unfallunabhängigen Infektionen des Respirationstraktes oder anderen Infektionen, wie beispielsweise der ableitenden Harnwege,
4. wenn eine allgemeine Resistenzschwäche, wie z. B. bei Diabetes mellitus vorliegt.

Generell muß man beim Antibiotikaeinsatz immer folgendes bedenken:

Tab. 5: Thermische Schäden im Kindesalter 1980–1988, n = 278 (stationär)

Verbrennungsgrad	Infektion und Verbrennungsgrad		
	II°a	II°b	III°
Lokalinfektion bis Bakteriämie n = 30	7	4	19
Sepsis n = 5	2	1	2
Gesamtpatientenzahl n = 278	171	28	79

1. Die Antibiotikatherapie hat um so eher zu erfolgen, je größer die Risikofaktoren sind und je früher sie auftreten bzw. zu erwarten sind.
2. Man darf nie vergessen, daß die Behandlung mit Antibiotika nur eine Zugabe zur Intensivmedizin, zur Nekroseentfernung und zu den Hygienemaßnahmen darstellt.
3. Es ist immer zu beachten, daß je mehr antibiotische Präparate gleichzeitig gegeben werden, um so größer das Problem der Resistenzentwicklung und der Pilzsuperinfektion wird.
4. Die Therapiedauer ist verantwortungsvoll festzulegen. Ist der Antibiotikaeinsatz indiziert, muß die Behandlung mindestens 5–7 Tage durchgeführt werden, normalerweise 10–14 Tage. Nur in Problemfällen mit zusätzlichen Komplikationen (wie Osteomyelitis) erfolgt die Antibiotikagabe über 4–6 und mehr Wochen. Bei Resistenzentwicklung ist das Antibiotikum zu wechseln.

Schlußfolgerung und Zusammenfassung

Die prophylaktische Antibiotikatherapie ist nur in der perioperativen Phase indiziert. Das Antibiotikum ist dann eine Stunde vor Operation bis zum Operationsende zu verabreichen. Eine solche Therapie kommt in Betracht:

1. Bei der primären Nekroseabtragung in der Akutphase mittels Abschleifen nach LORTHIOIR, bei Abrasionen oder anderen Methoden.
2. In der späteren operativen Phase beim Abtragen infizierter Nekrosen und Granulationen.
3. Bei Hauttransplantationen, insbesondere mit dem Meshgraftgerät.
4. Bei anderen operativen Eingriffen, wenn gleichzeitig noch eine generalisierte oder Oberflächeninfektion des Verbrennungsschadens besteht.

Somit besteht heute eine klare Indikation für die systemische, sowohl prophylaktische als auch therapeutische Antibiotikaanwendung, die in der Regel erst die Phase nach dem 3. Unfalltag betrifft. Eine generelle Antibiotikaprophylaxe als sofortige Gabe in der Notversorgungsphase bei allen Patienten ist außer bei gleichzeitiger Brandschädigung der Atemwege abzulehnen.

Literatur

DASCO, C.C.: Systemic Antibiotic Treatment in Burned Patients. – Surg. Clinics of North America, Vol. 67, No. 1: 57–68 (1987)

LORTHIOIR, J.: Neue Gesichtspunkte in der Behandlung von Verbrennungen. – Aktuelle Chirurgie 2: 79–86 (1969)

POCHON, J.P.: Verbrennungen und Verbrühungen. In: Sauer, H. (Hrsg.): Das verletzte Kind – Lehrbuch der Kindertraumatologie. Georg Thieme Verlag, Stuttgart S. 146–171, 1984

Anschrift der Verfasser:
Prof. Dr. med. S. HOFMANN-V. KAP-HERR
Dr. med. UTE CATTARIUS-KIEFER
Dr. med. HEIDEMARIE ZEIMENTZ
Klinik u. Poliklinik für Kinderchirurgie
d. Johannis-Gutenberg-Universität Mainz
D-6500 Mainz

Infektionsprophylaxe bei Verbrennungen im Kindesalter

S. Mahdi, H. Halsband, Lübeck

Unter den vielfältigen Problemen in der Behandlung von schwerverbrannten Patienten stellt die Infektionsbekämpfung nach wie vor eines der schwierigsten dar. Nach Überwindung der initialen Schockphase ist die Kontrolle der bakteriellen Wundkolonisation eine der wichtigsten Maßnahmen. Nach der Literatur sind ca. 75 % der Todesfälle nach Verbrennungen durch septische Infektionen bedingt. Die Kenntnis der Ursachen dieser Infektionen ist eine wichtige Voraussetzung zur Verhinderung bzw. Therapie der sogenannten «burn wound sepsis».

Die abnehmende Mortalität der schwerverbrannten Patienten in den letzten vier Jahrzehnten ist nicht nur auf die Entwicklung neuer Antibiotika, sondern auch auf die parallel dazu erzielten Fortschritte in der Reanimation, Ernährung, Wundbehandlung und Infektionsprophylaxe zurückzuführen.

Pathophysiologie der Verbrennungswunde

In der Initialphase nach thermischer Verletzung kommt es zu einer Koagulationsnekrose der Epidermis und Dermis mit Zelltod. In den verletzten Arealen tritt eine Permeabilitätszunahme der Kapillaren mit Ödembildung auf. Die im verbrannten Gewebe freigesetzten Prostaglandine und Interleukin I sind vermutlich für die Verstellung des hypothalamischen Temperaturregulationszentrums auf ein höheres Niveau verantwortlich, das seinerseits zur Erhöhung der Körpertemperatur um 1–2 °C führt. Die Freisetzung weiterer vasoaktiver Mediatoren ist für die bei Brandverletzten nachgewiesenen Immunsuppressionen verantwortlich. Die Relation von Helfer-T_4- zu Suppressor-T_8-Lymphozyten ändert sich (15). Die maximale Proliferation der T-Suppressor-Zellen erreicht ihr Maximum zwischen dem 7. und 14. Tag nach Verbrennung. Immunglobulinverluste über die Brandwunde sowie die Abschwächung der Chemotaxis und Opsonierung der Neutrophilen und Makrophagen führen zur Verstärkung dieser Immunsuppression. IgG gilt als der wichtigste opsonierende Antikörper für grampositive und gramnegative Mikroorganismen. Das Ausmaß der Immunsuppression korreliert mit der Ausdehnung und dem Grad der Verbrennung. Unbehandelt kommt es bei tiefen Verbrennungen innerhalb von 24 Std. zur dichten Kolonisierung der Wunde mit grampositiven und nach 3–7 Tagen mit aeroben gramnegativen Bakterien.

Die Infektionsprophylaxe hat ihre Schwerpunkte in:
1. Vorbeugung gegen Kontamination
   – durch aseptische Pflegemaßnahmen,
   – Pflege in ventilierten Räumen,
   – strenge Hygienebeachtung der Besucher und
   – durch frühe Hauttransplantation.
2. Verhinderung des Bakterienwachstums
   – durch die lokale Chemotherapie und korrekte Behandlung von Begleiterkrankungen.
3. Verhinderung der Immunsuppression durch frühzeitige Wundexzision bzw. Nekrosenabtragung.
4. Immunmodulation.

Das Ziel der Lokaltherapie muß es sein, unter Vermeidung oder wirksamer Bekämpfung der Infektion einen raschen Wundverschluß zu erzielen. Unter der Lokalbehandlung mit antimikrobiellen Substanzen konnte die Inzidenz der invasiven Wundinfektion und damit die Mortalität bis zu 50% reduziert werden. Denn durch diese Therapie konnte die Kolonisation der Brandwunde für Tage verzögert und die bakterielle Dichte der verbrannten Körperoberfläche für einige Wochen vermindert werden. Das Keimspektrum bleibt für Wochen homogen. Die bakterielle Konversion von oberflächlichen zu tiefen Wunden wird verhindert.

Gegen welche Mikroorganismen muß die Lokaltherapie gerichtet sein

Staphylococcus aureus und aerobe gramnegative Darmflora sind die häufigsten Keime auf Verbrennungswunden. Endemische Bakterientypen einer Verbrennungseinheit müssen ebenfalls berücksichtigt werden. Anaerobier sind mit Ausnahme elektrischer Verletzungen selten. Eine aktive und/oder passive Immunisierung gegen Tetanus soll grundsätzlich bei allen Brandverletzten erfolgen. Pilzinfektionen sind besonders bei schweren Verbrennungen von > 40% der Körperoberfläche zu finden. Die antimikrobielle Lokaltherapie muß auch gegen Pilze wirksam sein.

Unsere Patienten wurden lokal mit Silber-Sulfadiazine im Gesichtsbereich und mit PVP Jod-Salbe an den übrigen Körperstellen behandelt. Wundabstriche von den verschiedenen verbrannten Körperpartien wurden bei Aufnahme und dann mindestens 2× wöchentlich genommen. Blut- und Urin-Kulturen wurden 2× wöchentlich vorgenommen. Staphylococcus aureus und Staphylococcus epidermidis kamen in 60% der positiven Wundabstriche vor (Tab. 1).

Die Ergebnisse der qualitativen Bestimmung der Wundkeime haben nur einen orientierenden Charakter, wichtiger erscheint die Erstellung eines Resistenzantibiogramms, das im Falle einer notwendigen systemischen Antibiotika-Therapie sehr hilfreich ist.

Tab. 1: Inzidenz pathogener Wundkeime bei 58 stationären Patienten der Klinik für Kinderchirurgie der MUzL

– Staph. aureus	17×
– Staph. epidermis	14×
– Vergrünende Streptokokken	4×
– Acinetobacter Sp.	4×
– Corynobacterium Sp.	4×
– E. coli	3×
– Pseudomonas aeruginosa	3×
– Streptokokkus faecalis	3×

Zur Beurteilung der Wirksamkeit lokaler antimikrobieller Substanzen und zur Bestimmung des Idealzeitpunktes zur Hauttransplantation ist nach der Literatur die quantitative Keimzahlbestimmung von außerordentlicher Bedeutung (10, 13). Die Autoren stellen anhand klinischer Studien fest, daß eine Hauttransplantation auf einer Brandwunde mit einer Keimzahl von über $10^6/cm^2$ nicht vorgenommen werden darf; bei einer Keimzahl von 10^4–$10^5/cm^2$ können Hauttransplantate nur in bis zu 50% angehen. Außerdem kann die quantitative Keimzahlbestimmung für die Feststellung des Zeitpunktes einer systemischen antibiotischen Therapie oder für einen Wechsel des Lokaltherapeutikums bestimmend werden. Nach PRUITT wird eine Keimzahl von über $10^5/cm^2$ verbrannter Körperoberfläche oder pro g Gewebe als prädisponierend für die Keiminvasion des nichtverbrannten Gewebes angesehen (17).

Für die quantitative Keimzahlbestimmung kommen folgende Methoden in Betracht:

1. die Gewebsbiopsie: hierbei wird die Keimzahl/g verbranntes Gewebe angegeben.
2. Methode nach BRENTANO: hierbei wird die Keimzahl/cm² Wundoberfläche angegeben (5). Wichtig dabei ist, daß die Wunde vorher mit destilliertem Wasser gereinigt wird und daß dem Nährmedium bei einer vorherigen lokalen Behandlung mit PVP Jod-Salbe eine 0,5%ige Natriumthiosulfat-Lösung zur Neutralisierung des Jods zugesetzt wird.

Im folgenden seien die am häufigsten verwandten lokalen Chemotherapeutika sowie Neuentwicklungen kurz dargestellt.

Im Idealfall soll ein Lokaltherapeutikum
- den Wundschorf penetrieren,
- nicht systemisch resorbierbar sein und
- keine lokale Histotoxizität besitzen.

Die früher verwendete Tanninsäure hat durch die systemische Resorption zu schweren Leberschäden geführt. Neomycin, Gentamycin und Mafenid sollen wegen ihrer systemischen Toxizität auf Nieren und Lungen nur im Ausnahmefall verwendet werden.

Silbersulfadiazine

Die 1%ige wasserlösliche Creme eignet sich für die offene und geschlossene Behandlung und ist wirksam gegen einige Staphylococcus-aureus-Typen, Escherichia coli, Proteus, Enterobacteriaceae und Candida albicans. Sie ist unwirksam gegen Enterobacter cloacae und viele Staphylococcus-aureus-Typen. Wie bei allen lokal verwendeten Substanzen nimmt die therapeutische Wirksamkeit bei Verbrennungen von über 50–60% der Körperoberfläche ab. Die Penetration in die Brandwunde liegt zwischen dem gut penetrierenden Mafenid und dem gering resorbierbaren Silbernitrat. Nebenwirkungen sind transiente Leukopenie und allergische Hautreaktionen.

Silbernitrat-Lösung 0,5%ig

Resistenzentwicklungen sind bisher nicht bekannt. Die Resorption ist gering. Bei Anwendung auf großen Flächen kommt es zu erheblichen Verlusten von Natrium und Kalium über die offene Wunde, die bis zu 360 nmol Natrium/m^2 Wundoberfläche betragen können. Gramnegative Bakterien können Nitrat zu Nitrit reduzieren und zu Methämoglobinämie führen.

PVP-Jod

Es handelt sich um Polyvinylpyrrolidon als Trägersubstanz, an das elementares Jod angelagert wird. Durch die feste Bindung des Jods an die Trägersubstanz verliert es wesentliche lokal reizende und allergene Eigenschaften. Das Jod wird aus der Trägersubstanz protrahiert freigesetzt. Die mikrobielle Wirkung umfaßt Bakterien, Pilze, Viren und Protozoen. Nebenwirkungen sind neben der Schmerzhaftigkeit beim Auftragen auf die Brandwunde, die Wirkung von PVP-Jod auf die Schilddrüse, die Auslösung bzw. Verstärkung einer Azidose (pH-Wert der Substanz 5,2–5,5) und eine Immunsuppression (16).

Ceriumnitrat-Silbersulfadiazine

Fox und Mitarbeiter haben 1977 gezeigt, daß die Aufnahme von Ceriumnitrat in die Silbersulfadiazin-Verbindung zur Steigerung der antimikrobiellen Wirksamkeit auch bei Brandwunden von über 50% der Körperoberfläche führt (8). Im Handel ist die Substanz als 2,2%ige Salbe in einigen europäischen Ländern erhältlich.

Mafenid

Ein methyliertes Sulfonamid; die antimikrobielle Wirksamkeit erstreckt sich gegen die meisten grampositiven Keime einschließlich Clostridien und die wundpathogenen gramnegativen Bakterien. Die Penetration durch den Wundschorf ist sehr gut. Wegen seiner schnellen Resorption muß es aber mindestens alle 12 Std. aufgetragen werden. Als ein starker Carboanhydrase-Inhibitor verursacht es bei den Patienten eine alkalische Diurese. Bei Verbrennungen von über 20% der Körperoberfläche kommt es zu Störungen des Säurebasenhaushaltes. Die Applikation dieses Mittels ist mit starken Schmerzen verbunden, die durch seine hohe Osmolalität bedingt sind.

Mupirocin

Ein neues Lokaltherapeutikum, das eine ausgezeichnete In-vitro- und In-vivo-Wirksamkeit gegen methicillin-resistenten Staphyloccous aureus besitzt. Mupirocin hemmt die bakterielle Proteinsynthese. Nach einmaliger Applikation kommt es zu 98,3%iger Reduktion der Wundkeime. Eine zweite Applikation nach 24 Std. reduziert die Keimzahl um 99,6%. Dieses Mittel wird bei einem Nachweis von methicillinresistentem Staphylococcus aureus empfohlen und braucht nur 1 × täglich aufgetragen zu werden (18).

Eine generelle systemische Antibiotika-Prophylaxe lehnen wir wie viele andere Autoren ab. Auch die Penicillin-Gabe in der Initialphase nach Verbrennungen wird nach neueren Studien als gefährlich angesehen (2). An unserer Klinik führen wir eine prophylaktische systemische Antibiotika-Therapie bei folgenden Situationen durch:

1. nach Inhalationstrauma und bei Beatmung,
2. in der unmittelbaren prä- und postoperativen Phase nach Hauttransplantationen und Wundexzisionen,
3. bei allgemeiner Resistenzschwäche.

Wie bereits in der Pathophysiologie der Brandwunde erwähnt, führen großflächige Verbrennungen zu immunologischen Veränderungen, die ihrerseits zur Abschwächung des Organismus gegenüber Infektionen führen.

Möglichkeiten der Immunmodulation

1. Ernährung

Durch Malnutrition kommt es zur Beeinträchtigung der zellvermittelten Immunität, der Antikörperproduktion, des RES und der Neutrophilenfunktion. Auch Serumkomplementfaktoren mit Ausnahme von C_4 und C_5 werden vermindert. Andererseits fördert die Infektion den Malnutritionszustand (Abb. 1).
Die Qualität der zugeführten Proteine ist von Bedeutung. Die Zufuhr verzweigt-kettiger Aminosäuren ist vorteilhaft. Die Verwendung bilanzierter Diäten und von Eiweißhydrolysaten hat keinen Vorteil gegenüber der traditionellen Ernährung.

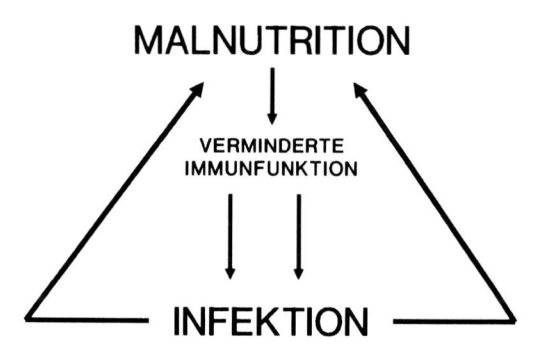

Abb. 1: Der Einfluß der Mangelernährung auf die Infektionsentstehung

2. Unterstützung der Entzündungsantwort

Die in der frühen Phase nach Verbrennungen auftretenden Leukozytenfunktionsstörungen können durch eine Reihe von Maßnahmen gebessert werden.

– Das *Corynebacterium-parvum-Vaccin* verbessert die Makrophagen- und Leukozytenfunktion und führt zur Hyperplasie des RES. ALEXANDER und Mitarbeiter (1) fanden in einer klinischen Studie eine 80%ige Reduktion der septischen Episoden bei Brandverletzten, wenn sie mit diesem Vaccin geimpft wurden.

– *Levamisol*: ist eine antihelmentische Substanz. Sie führt zur Steigerung der Phagozytose der Granulozyten und Makrophagen und zur Verbesserung der Chemotaxis der Neutrophilen und induziert die Interferonproduktion (6).

– *Thymopentin (TP 5)*: beeinflußt viele Teile des Immunsystems und verbessert insbesondere die Neutrophilen- und Makrophagenfunktion (20).

– *Fibronectin*: ein unspezifisches Opsonin. Der nach Verbrennung verminderte Serumspiegel kann durch Kryopräcipitat-Transfusionen normalisiert werden.

– *Komplementfaktoren*: ihre Funktion besteht in der antibakteriellen Abwehr, Neutralisation von Viren, Veränderungen der Gefäßpermeabilität und Verbesserung der Chemotaxis und Opsonierung. Sie sind in Fresh frozen plasma in aktiver Form enthalten.

3. Beeinflussung der humoralen Immunität:
Nach schweren Verbrennungen liegen ein IgG-Mangel und eine verminderte Antikörperproduktion gegen spezifische Mikroorganismen vor. Eine verbesserte humorale Immunität kann durch folgende Maßnahmen erzielt werden:

a) passive Immunisierung,
b) aktive Immunisierung gegen gramnegative Bakterien. In einer klinischen Studie von ALEXANDER und Mitarbeitern (3) wurde bei 96 Patienten der günstige Effekt der aktiven Immunisierung mit einem polyvalenten Pseudomonas-Antigen gezeigt. Die Mortalität lag bei den geimpften um 3,1% im Vergleich zu 14,7% in der Kontrollgruppe.
c) Gabe von Medikamenten zur Steigerung der körpereigenen Antikörperproduktion. MAGHSUDI und Mitarbeiter fanden eine Steigerung der Antikörper-Antwort nach Verabreichung von Indomethacin und TP 5 (12).

4. Verbesserung der zellvermittelten Immunität:
Da das nekrotische Gewebe der Auslöser der immunsuppressiven Vorgänge darstellt, ist die frühzeitige Wundexzision als sehr sinnvolle Maßnahme zur Aufrechterhaltung einer adäquaten Immunität anzusehen. Klinische Studien haben bestätigt, daß die frühe Nekrektomie innerhalb der ersten 24 Std. nach Verbrennung zur Verbesserung der Lymphozytenfunktion führt. Diese bei sehr schweren Verbrennungen nicht immer zu realisierende Maßnahme hat viele Autoren veranlaßt, neue Wege zur Verhinderung der Immunsuppression zu suchen. Untersuchungen von HANSBROUGH (11) haben gezeigt, daß die immunsuppressorische Eigenschaft des verbrannten Gewebes durch die lokale Behandlung der Brandwunde mit Ceriumnitrat zu einem großen Teil verhindert wird. Dies soll auf einer Bildung von Cerium-Toxin-Komplexen in der Brandwunde beruhen, das die Toxinfreisetzung in die Blutbahn verhindert. Andere Lokaltherapeutika haben diese Eigenschaft nicht. Auch die Behandlung der Brandverletzten mit niedrigen Cyclophosphamid-Dosen (2,5 mg/kg) an Tagen 0, 3 und 7 nach der Verbrennung sowie mit Cimetidin und Ibuprofen verbessern die zellvermittelte Immunität (Abb. 2). Vitamin A und E sowie Interleukin 2 haben eine ähnliche Wirkung (4, 9, 19).

Zusammenfassung

1. Eine Infektion stellt die wichtigste Komplikation bei der Behandlung von Patienten mit schweren Verbrennungen dar.

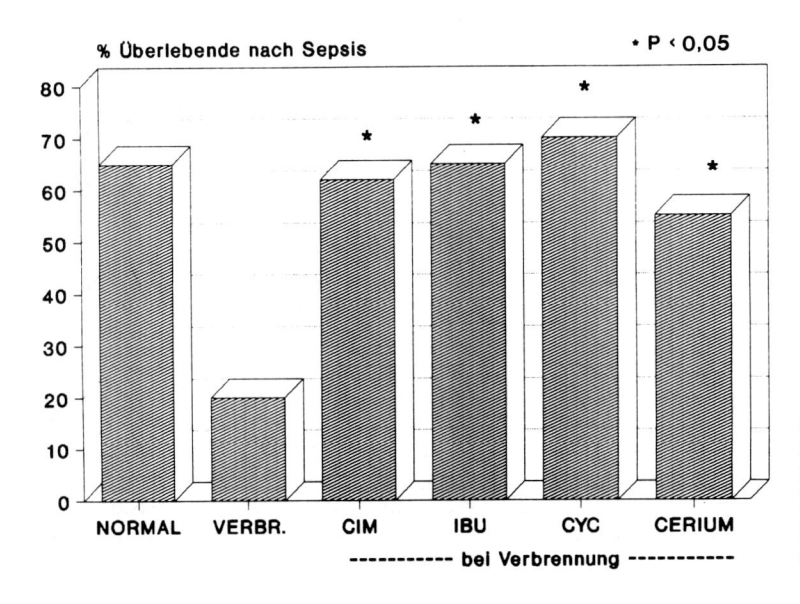

Abb. 2: Der Einfluß immunmodulatorischer Pharmaka auf die Überlebensrate nach Sepsis im Maus-Modell (modifiziert nach HANSBROUGH)

2. Die Wirkung neuer systemischer und lokaler Antibiotika war weniger erfolgversprechend als erhofft.
3. Die In-vitro-Sensitivität verschiedener antimikrobieller Substanzen korreliert nicht immer mit der klinischen Wirksamkeit.
4. Es gibt keinen Zweifel daran, daß eine globale Suppression verschiedener Immunsysteme nach thermischen Verletzungen auftritt.
5. Die Prophylaxe dieser Immunsuppression und eine Immunmodulatorische Therapie erscheinen sinnvoll, um das Infektionsrisiko und damit die Mortalität nach schweren Verbrennungen zu senken.
6. Frühzeitige Wundexcision und die lokale Anwendung antimikrobieller Substanzen sind wichtige Maßnahmen zur Reduzierung von Brandwundinfektionen und -sepsis.

Literatur

1. ALEXANDER, J.W.: Cellular immune dysfunction in severe burns and major trauma. In: ALEXANDER, J.W., MUNSTER, A.M., PRUITT, B.A. (Eds.): Applied immunology: Severe Burns and Major Trauma. Berkeley, California, pp. 2–5, 1984
2. ALEXANDER, J.W.: Control of infection following burn injury. – Arch. Surg. 103: 435 (1971)
3. ALEXANDER, J.W., FISHER, M.W., MAC MILLAN, B.G.: Immunological control of Pseudomonas infection in burn patients: A clinical evaluation. – Arch. Surg. 102: 31–55 (1971)
4. ANTONACCI, A.C., CALVANO, S.E., REAVES, L.E.: Autologous and allogenic mixed-lymphocyte responses following thermal injury in man: The immunregulatory effects of interleucin I, interleucin-2, and a prostaglandin inhibitor. – Clin. Immunol. Immunopathol. 30: 304–320
5. BRENTANO, L., MOYER, C.A., GRAVENS, D.L., MONAFO, W.W.: Bacteriology of large human burns treated with nitrate. – Arch. Surg. 93: 456–463 (1966)
6. CHRISTON, N.V., MEAKINS, J.L.: Neutrophil function in surgical patients: in vitro correction of abnormal neutrophil chemotaxis by levamisole. Surgery 85: 543–548 (1979)
7. DACSO, C.L., LUTERMAN, A.L., CURRERI, P.W.: Systemic Antibiotic Treatment in Burned Patients. – Surgical Clinics of North America, 67: 57–67 (1987)
8. FOX, C.L., MONAFO, W.W., AYVAZIAN, V.H.: Topical chemotherapy for burns using cerium salts and silver sulfadiazine. – Surg. Gynecol. Obstet. 144: 668–672 (1977)
9. FUSI, S., KUPPER, T.S., GREEN, D.R., ARIYAN, S.: Reversal of postburn immunosuprression by the administration of Vitamin A. – Surgery 906: 330–335 (1984)
10. ENJALBERT, L., MOATTI, N., CHANCHOLLE, AM.: The significance of quantitative bacteriology in the management of burned patients in a General Hospital. In: MATTER, P., BARCLAY, T.L., KONICKOVA, Z. (Eds.): Research in Burns. Hans Huber Publishers Bern, pp. 212–214 (1971)
11. HANSBROUGH, J.F., ZAPATA-SIRVENT, R.L., PETERSON, V.M.: Immunmodulation Following Burn Injury. – Surgical Clinics of North America 67, 69–91 (1987)
12. MAGHSUDI, M., MILLER, C.L.: The immunomodulating effect of TP5 and indomethacin in burn-induced hypoimmunity. J. Surg. Res. 37: 133–138 (1984)
13. MC NAUGHT, W.: Bacteriological monitoring of burns using a quantitative culture method. In: MATTER, P., BARCLAY, T.L., KONICKOVA, Z. (Eds.): Research in Burns. Hans Huber Publishers Bern, pp. 214–221 (1971)
14. MONAFO, W.W., FREEDMAN, B.: Topical Therapy for Burns. – Surgical clinics of North America 67: 133–145 (1987)
15. MUNSTER, A.M.: Immunologic response of trauma and burns. An Overview. – Am. J. Med. 76 (3a): 142 (1984)
16. NINNEMANN, J.L., STEIN, M.A.: Induction of Suppressor cells by burn treatment with povidine-iodine. – J. Burn Care Rehab. 1: 12 (1981)
17. PRUITT, B.A.: Diagnosis and treatment of infection in the burn patient. – Burns 11: 79–91 (1984)
18. RODE, H., DE WET, P.M., MILLAR, A.J.W., CYWES, S.: Bactericidal efficacy of mupirocin in multi-antibiotic resistant Staphylococcus aureus burn wound infection. – J. Antimicrob. Chemotherapy 21: 589–595 (1988)
19. RUNDUS, C., PTERSON, V.M., ZAPATA-SIRVENT, R.L.: Postburn immunomodulation with Vitamin E. – Burns 11: 11–15 (1984)
20. WAYMACK, J.P., GONCE, S., MISKELL, P.: Mechanisms of action of two new immunomodulators. – Arch. Surg. 120: 43–48 (1985)

Anschrift der Verfasser:
Dr. med. S. MAHDI
Prof. Dr. med. H. HALSBAND
Klinik f. Kinderchirurgie
Medizinische Universität zu Lübeck
Ratzeburger Allee 160
D-2400 Lübeck 1

Infusionsbehandlung

Infusionstherapie bei Kindern mit Verbrennungen

Ch. Haun, U. Gidion, K. Albrecht, Bremen

Eine Infusionstherapie bei mittleren und schweren Verbrennungen ist als lebenserhaltende Maßnahme anerkannt und wird weitverbreitet durchgeführt. Der hypovolämische Schock und das in der Folge auftretende Nierenversagen kann so aufgefangen oder vermieden werden. Für die Praxis der Infusionstherapie sind eine Reihe von Richtlinien und Formeln entwickelt worden, die meist auf den Erfahrungen von Behandlungszentren beruhen und sich in Menge und Zusammensetzung der Infusionen unterscheiden.

Einheitlich ist die Orientierung am Ausmaß der verletzten Hautfläche, einheitlich sind die Empfehlungen für hohen Natriumgehalt der Lösungen und für die Dringlichkeit der Substitution am ersten Tag der Verletzung: die Hälfte der berechneten Infusionsmenge soll in 8 Stunden

Patient	Alter (J.)			Wundbehandlung		
1. Sven	5	4/12	Verbrühung	15%	offen	
2. Dirk	11	6/12	Verbrennung	45%	offen	
3. Sven	2		Verbrennung	25%	offen	
4. Jethro		7/12	Verbrühung	10%	offen	
5. Dennis	2	5/12	Fettverbr.	30%	offen	† 8. Tag
6. Mehmet		8/12	Verbrühung	35%	Gerbung/offen	
7. Frank	12	11/12	Verbrennung	38%	offen	
8. Ferhat	1		Verbrühung	13%	offen	
9. Stefanie	5	6/12	Verbrennung	28%	Gerbung/offen	
10. Monika	2	9/12	Verbrühung	50%	offen	Reanimation
11. Manuel	1	4/12	Verbrühung	33%	Gerbung	
12. Sandra	5	3/12	Verbrühung	14%	Gerbung/offen	Hydrocephalus
13. Sujeeran		11/12	Verbrühung	8%	Gerbung/offen	
14. Angela		7/12	Verbrühung	15%	Gerbung/offen	Bronchopneumonie
15. Patrick	1	5/12	Verbrühung	10%	Gerbung/Verband	
16. Seluk	1	9/12	Verbrühung	18%	Gerbung/offen	
17. Benjamin	1	6/12	Verbrühung	25%	Gerbung	
18. Amina	3	11/12	Verbrennung	15%	offen	
19. Germaine	2	2/12	Verbrühung	16%	Gerbung/Verband	
20. Jenny		9/12	Verbrühung	16%	Gerbung /offen	
21. Andrea	9	5/12	Verbrennung	10%	offen	korr. Fallot IV

Mittleres Alter 3,5 Jahre
durchschnittlich verletzte KOF
Bereich 7 Mon.–12 Jahre
22,3%, Bereich 8–50%

Abb. 1: Zentralkrankenhaus St. Jürgenstraße Bremen. Prof.-Hess-Kinderklinik und Kinderchirurgische Klinik, 2.- und 3.-gradige Verbrennungen (1978–1988)

verabreicht sein, die andere Hälfte in den folgenden 16 Stunden.

Ebenso verbreitet ist die Auffassung, daß alte Menschen und Säuglinge bzw. Kleinkinder nach modifizierten Richtlinien behandelt werden sollten. Bei Kindern ist die große Oberfläche im Vergleich zur Körpermasse auch hier von großer Bedeutung.

Im Folgenden möchten wir die Infusionstherapie bei 21 in unserer Klinik behandelten Kindern darstellen und im Anschluß einige Überlegungen zu unserem derzeitigen, leicht veränderten Therapie-Konzept mitteilen.

In der Prof.-Heß-Kinderklinik werden pro Jahr circa 40 Kinder mit thermischen Verletzungen stationär behandelt. Wir haben die Patientenkurven von 21 Kindern aus den Jahren 1978–1988 nachgesehen. Das Ausmaß der Verletzungen dieser Kinder war Anlaß zu einer formel-berechneten Infusionstherapie, bei Säuglingen in der Regel ab 8%, bei älteren Kindern ab 10% zweit- und drittgradig verletzter Körperoberfläche.

Das Durchschnittsalter der Kinder betrug 3,5 Jahre, die durchschnittlich verletzte Körperoberfläche 22,3% (2° und 3°) mit einem Bereich von 8 bis 50%. Die Wundbehandlung war in den früheren Jahren meist offen mit Polyvidon-Jod-Lösung und evtl. Sulfadiazin-Silber-Creme durchgeführt worden, in der letzten Zeit öfter in Kombination bzw. allein als Gerbungsbehandlung mit Tannin- und Silbernitratlösung. Ein Kind ist 8 Tage nach der Verletzung in einem als toxisch beschriebenen Zustand verstorben. Vor- oder Begleiterkrankungen waren selten (Abb. 1).

Die Infusionstherapie richtete sich überwiegend nach den Empfehlungen, die Frau Butenandt (1) gegeben hat. Die Menge des Zusatzbedarfes wurde nach Reaktion der Patienten, vorwiegend nach der Urinausscheidung variiert.

Die tatsächlich gegebenen Zusatzmengen waren am 1. Tag 5,9 ml/kg/%, am 2. Tag 2,5 ml/kg/% (Abb. 2 u. 3). Die Zusatzmenge für den 1. Tag liegt damit höher als der berechnete Bedarf, deutlich höher auch als zum Beispiel die verbrei-

Patient	1. Tag	2. Tag	3. Tag	4. Tag	5. Tag	% verbr. KOF	
1	4,2	1,9	—	—	—		
2	5,7	2,8	1,3	1,5	1,3	45	
3	7,0	0,5	—	—	—		
4	6,1	0,2	—	—	—		
5	7,2	3,7	1,6	—	0,6	30	Hypertonus
6	4,4	3,3	0,7	0,7	—	35	Hypertonus
7	4,7	3,1	1,0	0,8	0,8	38	
8	7,6	5,5	—	—	—		
9	5,6	2,9	0,3	—	—		
10	6,2	4,1	1,0	0,8	1,8	50	
11	5,8	3,9	2,7	2,0	2,2	33	Hypertonus
12	3,9	3,3	—	—	—		
13	6,1	5,2	—	—	—		
14	2,8	—	—	—	—		
15	8,2	—	—	—	—		
16	4,5	5,4	—	—	—		
17	3,3	1,0	—	—	—		
18	11,0	4,7	—	—	—		
19	7,1	1,5	0,4	—	—		
20	4,7	—	—	—	—		
21	6,9	—	—	—	—		
Mittelwert	5,9	2,5	0,4	0,3	0,3		

Abb. 2: Infusionstherapie in ml/kg/% verbr. KOF

Abb. 3: Zusatzmengen Infusionstherapie

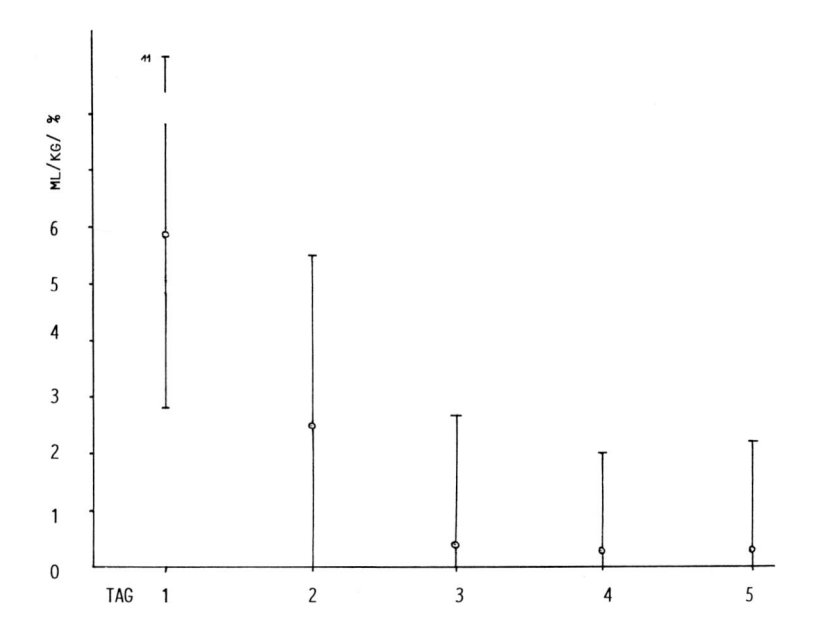

tete Parkland-Formel mit 4 ml/kg/% angibt (7). Dangel und Jorch haben 6–8 mgl/kg/% als Berechnungsgrundlage für Kinder angegeben (2). Merell und Mitarbeiter haben in einer Nachuntersuchung von 177 Kindern mit durchschnittlich 27% verletzter Körperoberfläche 5,8 ml/kg/% als tatsächlich verabreichte Menge festgestellt (3).

8 Kinder erhielten bei uns am 3. Tag noch Infusionen über den Erhaltungsbedarf hinaus, 5 Kinder auch am 4. und 5. Tag. Zusatzmengen über den 2. Tag hinaus erhielten Kinder mit Verletzungsflächen von 30 und mehr %.

Diastolische Blutdruckwerte von 100 Torr und mehr zeigten 3 dieser Kinder, die Verletzungsflächen von 30, 33 und 35% hatten. Patient 5 erlitt tief 2.- und 3.-gradige Verbrühungen durch Fett einer Fritteuse. Patient 6 und 11 wurden mit dem Gerbungsverfahren behandelt.

Hypertonie-Phasen werden als häufig beschrieben. Popp und Mitarbeiter beschreiben bei 7–10 Jahre alten Jungen mit Verbrennungsflächen von über 20% eine Hypertonie-Häufigkeit von 57%. Dabei tritt auch die beim kindlichen Hypertonus bekannte Enzephalopathie auf mit Irritabilität, extremer Lethargie oder Krampfanfällen (4).

Die Frage drängt sich auf, ob eine relative Hypervolämie vor allem bei Kindern mit eingeschränkter Verdunstungsfläche wie bei dem Gerbungsverfahren zu diesen Hochdruckphasen beiträgt.

Die Urinausscheidung war unter dieser Zufuhr hoch, mit 3,7; 4,1; 2,9; 2,7 und 2,9 ml/kg/h deutlich über der für notwendig erachteten Rate von 1 ml/kg/h. Diuretika wurden vereinzelt nach dem 1. Tag gegeben (Abb. 4).

Die Natriumkonzentration im Serum verlief in eher niedrig-normalem Bereich zwischen 130 und 140 mmol/l.

Die Hämatokritwerte lagen im Mittel zwischen 33 und 36%. Im Verlauf wurden bei einigen Kindern Erythrozyten-Konserven transfundiert.

9 der 21 Kinder bekamen einen zentralen Venenkatheter. Die gemessenen Venendrücke stiegen von 4,3 am ersten Tag auf 7,7 cm H_2O am 5. Tag.

Der Gewichtszuwachs betrug im Mittel 5,2% des Aufnahmegewichtes.

Erstes Ziel der Infusionstherapie ist die Wiederherstellung einer guten Gewebe- und Organperfusion. Die ausgeprägte Hypovolämie der Brandverletzten wird nicht nur durch Gefäßper-

Abb. 4:
Urin-Ausscheidung

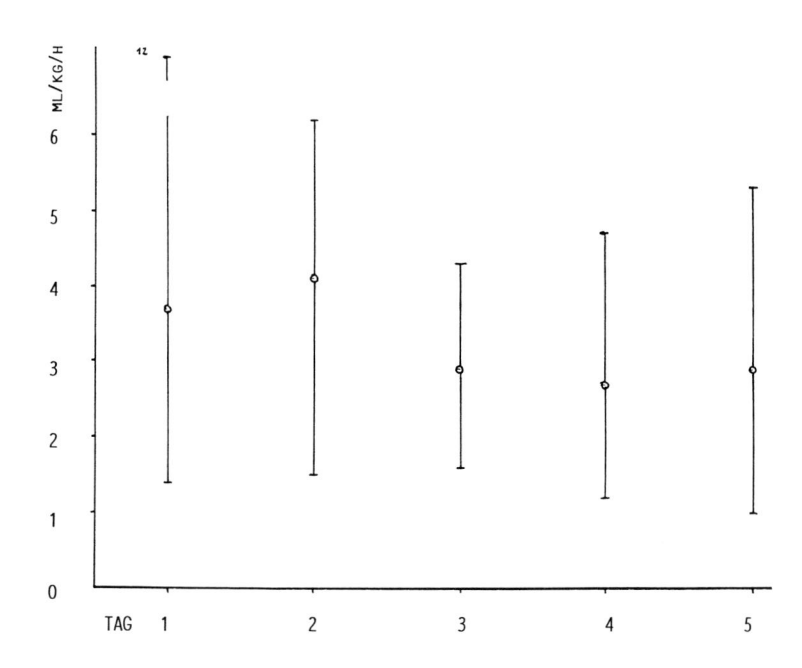

meabilitätserhöhung im geschädigten Gewebe hervorgerufen, sondern auch durch den hohen osmotischen Druck in dieser Region und folgender erheblicher Wasserverschiebung in die Wunde verstärkt. Weiterer Faktor ist die Hypoproteinämie bei den großen Eiweißverlusten, die zu verbreiteten Ödemen auch im nicht direkt geschädigten Bereich führt. Beim Verbrennungsschock sind schließlich generalisiert niedrige Zellmembranpotentiale gemessen worden. Diese Funktionsschwäche führt zu Natrium- und Wassereinstrom in die Zellen, zu einem intrazellulären Ödem (5).

Aufgabe der Therapie ist der in den ersten Stunden zügige Volumenersatz mit isotonen Lösungen. Die Verwendung von kolloidalen Lösungen, bei Kindern vor allem Albumin- und Plasma- bzw. Frischplasma-Lösungen, kann zu deutlicher Einsparung der sonst sehr großen Volumina und zu schnellerer Kreislaufstabilisierung führen. Die Schwellung im Verbrennungsgebiet selbst wird wahrscheinlich durch die Zusammensetzung der Infusionslösung nicht entscheidend verändert. Albumin- oder Plasma-Lösungen, die zumindest nach 8–12 Stunden zugeführt werden sollten, können den onkotischen Druck intravasal anheben und damit die Ausprägung des generalisierten Gewebeödems mildern (6).

Natriumhypertone Lösungen (240 mmol/l) wirken offenbar auch volumensparend bei Patienten mit sehr großen Verletzungsflächen, indem Wasser aus dem Interstitium und den Zellen sozusagen ausgeliehen wird. Allerdings scheint die Steuerung, vor allem die Vermeidung der in der Pädiatrie sehr bekannten hyperosmolaren Zustände mit erheblichen ZNS-Depressionen, bei Säuglingen und Kleinkindern sehr schwierig zu sein. Wir haben keine Erfahrungen mit diesen Lösungen.

Glücklicherweise haben Kinder häufig eine relativ gute hämodynamische Erholungsmöglichkeit, sodaß auch vor Erreichen von normalen intravasalen Füllungsdrücken das Herzzeitvolumen ansteigt. Der zentrale Venendruck kann und sollte niedrig-normal sein, ein weiteres Ansteigen sollte eher auf die Gefahr einer relativen Hypervolämie hinweisen.

Praktisch wichtiges Zeichen einer ausreichenden Organperfusion bleibt die Urinausscheidung, die 1 ml/kg/h betragen soll. Allerdings muß man im Rahmen der Streßantwort auch mit inadäquater ADH-Sekretion rechnen und zusätzlich zur Ausscheidung häufig genug die periphere Perfusion, Hämatokrit, Natriumkonzentration im Serum oder Osmolalität und evtl. die Füllungsdrücke vergleichen.

Nach den ersten 24–48 Stunden sind andauernde Verluste, vor allem von Protein und Wasser zu ersetzen. Das Ausmaß dieser Verluste hängt auch von der Art der Wundbehandlung ab. Abdeckende Verfahren wie Verbände oder Gerbungsverfahren können den Ersatzbedarf erheblich einschränken.

Unsere seit Ende 1987 benutzte Berechnungsgrundlage zur Infusionstherapie folgt im wesentlichen den Empfehlungen von Dangel (2). Die Zusatzmenge ist isotone Lösung und enthält annähernd gleiche Albuminmengen wie im vorher verwandten Schema. Auf die kolloidale Zufuhr kann in den ersten Stunden evtl. verzichtet werden. Am ersten Tag ist oft mit einer Erhöhung der Zufuhr zu rechnen, wogegen am 2. Tag die Zufuhr eher zu reduzieren ist oder ganz auf Proteinersatz beschränkt wird.

Zusammenfassung

Bei 21 Kindern im Durchschnittsalter von $3^1/_2$ Jahren und einer mittleren Verbrennungsfläche von 22% der Körperoberfläche war eine Infusionsmenge von 5,9 ml/kg/% in den ersten 24 Stunden zusätzlich zum Erhaltungsbedarf zur Schocktherapie ausreichend und führte zu einer Diurese von deutlich über 1 ml/kg/h. Die Kinder hatten darunter eine Gewichtszunahme von ca. 5%. Im Interesse einer Ödemminimierung versuchen wir zu lernen, die Infusionsmenge im Verlauf nach oben deutlich zu definieren, was vor allem bei geschlossener Wundbehandlung notwendig ist.

Literatur

1. BUTENANDT, I., COERDT, I.: Verbrennungen im Kindesalter, Stuttgart 1979
2. DANGEL, P., JORCH, G.: Intensivbehandlung in der Pädiatrie. In: LAWIN, P. (Hrsg.): Praxis der Intensivbehandlung, Stuttgart 1989
3. MERELL, S.W., SAFFLE, J.R., SULLIVAN, J.J., et al.: Fluid resuscitation in thermally injured children. – Am. J. Surg. 152: 664–668 (1986)
4. POPP, M.B., FRIEDBERG, D.L., MCMILLAN, B.G.: Clinical characteristics of hypertension in burned children. – Ann. Surg. 191: 473 (1980)
5. DEMLING, R.H.: Fluid and Electrolyte Management. – Crit. Care Clin. 1: 27–45 (1985)
6. DEMLING, R.H., KRAMER, G., HARMS, B.: Role of thermal injury-induced hypoproteinemia on fluid flux and protein permeability in burned and nonburned tissue. – Surgery 95: 136–144 (1984)
7. American Coll. of Surgeons Committee of Trauma Assessment and Initial care of burn patients. Chicago 1979

Anschrift der Verfasser:
Christoph HAUN
Ulrich GIDION
Dr. med. Klaus ALBRECHT
Prof.-Hess-Kinderklinik
Abteilung Päd. Intensivmedizin
Zentralkrankenhaus
St. Jürgenstraße
D-2800 Bremen

Zur Infusionstherapie thermischer Verletzungen bei Kindern

W. Tischer, J. Bennek, L. Wild, Leipzig

Um den Stellenwert und die Modalitäten der Infusionstherapie in der 1. Phase, der «Schockphase», nach thermischen Verletzungen richtig einordnen zu können, seien einige pathophysiologische Grundlagen ins Gedächtnis zurückgerufen:
Ausgeprägte thermische Verletzungen führen zunächst zu einer direkten Gewebsschädigung durch eine Koagulationsnekrose unterschiedlicher Tiefe und Ausdehnung. Eine charakteristische Kapillarwandschädigung, zunächst im Verletzungsbereich, dann fortschreitend auf den ganzen Körper sich ausdehnend, führt zu einer erhöhten Gefäßwandpermeabilität mit erheblichen Verlusten von Flüssigkeit, Ionen und Eiweiß aus dem intravasalen Raum. Verantwortlich für diese Permeabilitätserhöhung der Gefäßwand sind u. a. vasoaktive Substanzen. Verstärkt wird das sich rasch entwickelnde Flüssigkeitsdefizit durch Exsudation über die Wundfläche und Ödembildung im interstitiellen Raum.
Ein weiterer Flüssigkeitsverlust erfolgt durch Verdunstung über die Wundfläche, über die Lunge bei der fast immer bestehenden Tachypnoe sowie durch Verluste in den Magen-Darm-Kanal. Alle diese Flüssigkeitsverluste gehen dem Blutkreislauf verloren, wobei sie in den ersten 3–4 Stunden nach einer thermischen Verletzung am größten sind. Sie werden besonders bei Säuglingen und Kleinkindern oft unterschätzt. Nach einer mittelschweren thermischen Verletzung beträgt das intravasale Volumendefizit nach einer Stunde bereits 20–30% der zirkulierenden Blutmenge! Erhöhung des Hämatokritwertes und der Blutviskosität, Azidose und Elektrolytverschiebungen sind weitere Folgen. Durch Volumenmangel, Wärmeverluste, Schmerz und Angst wird eine Katecholamin-Ausschüttung auf das 60–100fache mit nachfolgender Vasokonstriktion ausgelöst. Störungen in der Mikrozirkulation führen zur Erythrozytenaggregation, Gewebshypoxie, Kreislaufzentralisation und nachfolgendem Organversagen.
Aus diesen kurz zusammengefaßten pathophysiologischen Besonderheiten ist ersichtlich, daß u. a. der rasch eingeleiteten und ausreichenden Infusionstherapie eine entscheidende Bedeutung in der Erstbehandlung thermischer Verletzungen zukommt. Ideal und für das verletzte Kind am besten wäre es, sofort mit der Infusionstherapie zu beginnen. Die Infusion sollte Na^+-Ionen enthalten. Zu empfehlen ist die Elektrolyt-Infusionslösung E 77 mit Glukose 50 (Tab. 1). Als Richtwert für die Prähospitalphase gilt eine Infusionsgeschwindigkeit von 20 ml/kg KG/Stunde. Die Initialgabe von Plasmaexpandern wurde wegen der ohnehin bestehenden Kapillarwandschädigung verlassen. Schwierig ist für den Ungeübten oft der intravenöse Zugang. Um damit nicht kostbare Zeit zu verlie-

Tab. 1: Elektrolytinfusionslösung 77 mit Glukose 50

1 Liter enthält:	
Na^+	70,00 mmol
K^+	3,00 mmol
Ca^{++}	1,25 mmol
Mg^{++}	0,75 mmol
Cl^-	52,00 mmol
Azetat-Ionen	25,00 mmol
Glucose	55,00 g

ren, könnte man in den Fällen auf den Beginn der Infusionstherapie am Unfallort verzichten, in denen das Krankenhaus mit dem DMH-Wagen in 15–20 min erreicht ist. Bei längeren Transportwegen wird sich das Unterlassen der Infusionstherapie sehr nachteilig auswirken. Wichtig ist auch die gewissenhafte Dokumentation des DMH-Arztes über den Unfallzeitpunkt und die Maßnahmen am Unfallort sowie die Entscheidung, in welches Krankenhaus das verletzte Kind gebracht werden sollte. Da die Therapie, Übewachung und Pflege eines Kindes mit ausgedehnten thermischen Verletzungen großen Aufwand verursacht und persönlicher Erfahrungen bedarf, ist hierzu keinesfalls jedes Krankenhaus in der Lage. Der Transport einige Kilometer weiter vom Unfallort ist für das Kind weniger belastend und gefahrvoll als eine Verlegung Tage später unter ungünstigen Voraussetzungen nach ungenügender oder gar fehlerhafter Therapie.

Nach Aufnahme in der Klinik sollten in der zeitlichen Reihenfolge Schmerz- und Infusionstherapie den Vorrang haben. Die Wundbehandlung ist zunächst nicht dringlich, mit Ausnahme zirkulärer Verletzungen an Brust und Extremitäten, die eine Behinderung von Atmung und Durchblutung zur Folge haben. In diesen Fällen wäre eine Nekrotomie (= Escharotomie) dringlich.

Zur Berechnung der Infusionsmenge bei thermischen Verletzungen während der ersten 24 Stunden sind außer der Faustregel nach EVANS (1952) zahlreiche Modifikationen bis zur Gegenwart bekannt geworden. Daraus lassen sich bei Kindern Entwicklungstendenzen zur höheren Flüssigkeitszufuhr isotoner bis hypertoner Salzlösungen und relative Reduzierung der verabreichten Kolloidmengen ableiten. Nur so ist eine gute Kreislauffunktion mit ausreichender peripherer Durchblutung und eine normale Urinausscheidung zu erhalten.

Wir haben bis 1980 im wesentlichen die Evanssche Formel für die Berechnung der Infusionsmenge zugrunde gelegt. Dabei mußten wir feststellen, daß diese Menge nicht ausreichend war und der klinische Verlauf ungünstig. Ab 1980 haben wir deshalb unser Infusionsregime umgestellt. Bei uns hat sich folgendes Schema zur Berechnung der voraussichtlich benötigten Infusionsmenge in den ersten 24 Stunden bewährt:

1. Erhaltungsbedarf = 1800 ml Glukose 50/m² Körperoberfläche
2. Ersatzmenge: 3 (–4–6) ml Glukose 50 pro % geschädigter Körperoberfläche und pro kg Körpergewicht mit 160 mmol Na^+ pro Liter in den ersten 12 Stunden und 80 mmol Na^+ pro Liter in den zweiten 12 Stunden. Diese Lösung ist eine leicht hypertone, hyperosmolare Lösung. Seit Jahren steht uns das Mikroosmometer nach Knauer zur Verfügung. Messungen damit ergaben, daß die thermisch geschädigten Kinder wegen des Na^+-Verlustes meist mit 270 mosm/l zur Aufnahme kamen. Es gelang uns mit diesem Infusionsregime, den Wert auf 290–300 mosm/l anzuheben.
   Natriumzufuhr als Natriumchlorid- und Natriumhydrogencarbonatlösung 1000 im Verhältnis 1:1.
3. Mit der Substitution von Humanalbumin 2 g/kg Körpergewicht haben wir in den zweiten 12 Stunden begonnen.
4. Infusionsgeschwindigkeit: Spätestens 8 Stunden nach dem Unfall muß die Hälfte der Infusionsmenge eingelaufen sein.

Als Kriterien für eine ausreichende Infusionstherapie gelten: Eine Urinausscheidung zwischen 1–2 ml/kg Körpergewicht pro Stunde mit einem spezifischen Gewicht unter 1020 sowie ein Hämatokritwert um 0,40 und ein ZVD von 0,3–0,4 kPa (2–3 Torr), (1 Torr = 0,133 kPa). Aus diesen Kontrollparametern sind notwendige Korrekturen zur Infusiosntherapie abzulesen (s. Tab. 2). Oft sind mindestens 4–6 ml pro % verbrannter Körperoberfläche und pro kg Körpergewicht zusätzlich zum Erhaltungsbedarf notwendig.

Am 2. Tag errechnet sich die Infusionsmenge wie folgt:

1. Erhaltungsbedarf
2. Ersatzmenge reduziert auf die Hälfte mit 50 mmol Na^+ pro Liter, außerdem wird K^+ 1–3 mmol/kg Körpergewicht substituiert.

Tab. 2: Maßnahmen bei gestörten Kontrollparametern

Kontrollparameter	Ursache	Maßnahmen
Urinmenge↓ (unter 1 ml/kg/Std.)	ungenügende Infusionsmenge	Infusionsgeschwindigkeit erhöhen
spez. Gewicht↑ (über 1020)	ungenügende Infusionsmenge	Infusionsgeschwindigkeit erhöhen
Na^+-Ausscheidung↓ (Urinmenge normal oder erhöht)	chronische Unterperfusion der Niere	zusätzlich Plasma oder Humanalbumin geben
Hämatokrit↑	vermindertes Volumen	Infusionsgeschwindigkeit oder -menge erhöhen
Hämatokrit↑ bei guter Urinausscheidung, aber spez. Gewicht↓	Mangel an Salz oder Plasma	Elektrolytkonzentrat erhöhen oder Plasma geben
Hämatokrit↓ bei Urinmenge↓ mit spez. Gewicht↑	absoluter oder relativer Wassermangel	Glucose 5% geben

3. Die Zufuhr von Eiweiß ist jetzt auf jeden Fall sinnvoll und notwendig, um das auch nach 24 Stunden noch erniedrigte Blutvolumen zu erhöhen.

Nach 48 Stunden hat das Wundödem sein Maximum erreicht und die Wundexsudation hört im wesentlichen auf. Es geht kein Salz mehr verloren, so daß die Zufuhr maximal dem Erhaltungsbedarf entsprechen muß. Zusätzliche Flüssigkeitszufuhr ist vom 3. Tag an nur noch in begrenztem Umfang notwendig und beruht im wesentlichen auf der gesteigerten Perspiratio insensibilis über die Wundflächen. Eine zusätzliche Menge von 1 ml/kg Körpergewicht und pro % verbrannter Körperoberfläche ist in der Regel ausreichend. Der Erhaltungsbedarf sollte immer schon per os gedeckt werden.

Überwachungsplan und pflegerische Maßnahmen

Um die jeweilige Situation genau zu erfassen und die zahlreichen Gefahren und Komplikationen frühzeitig zu erkennen, sind die ständige Überwachung der Kinder und die Protokollierung der erforderlichen Daten notwendig. Der generelle Überwachungsplan ist aus folgender Zusammenstellung ersichtlich:

Hämoglobin	– zweistündlich
Hämatokrit	– zweistündlich
Körpertemperatur	– halbstündlich oder kontinuierlich
Urinausscheidung	– stündlich
spezifisches Gewicht im Urin	– stündlich
Puls	– halbstündlich
Blutdruck	– halbstündlich
Blutgaswerte	– alle 4 Stunden
Messung des zentralen Venendruckes in schweren Fällen (> 30% geschädigte Körperoberfläche)	
Klinischer Gesamteindruck:	– Hautfarbe – Hautdurchblutung – Hauttemperatur – Unruhe – Gähnen – erhöhter Muskeltonus
Serumelektrolyte	– alle 4–6 Stunden
Osmolalität	– täglich
Gesamteiweiß im Serum	– täglich
Blutzucker	– täglich
Blutbild	– täglich
Bilirubin	– täglich
Transaminasen	– täglich
Kreatinin	– täglich

Harnstoff	– täglich
Na$^+$-Ausscheidung im Urin	– täglich
Gewichtskontrollen	– täglich

Wit haben an unserer Klinik von 1960 bis 15. 5. 1989 1002 Kinder mit thermischen Verletzungen stationär behandelt. Sie alle hatten eine Flächenausdehnung von mehr als 10% oder spezielle Lokalisationen der thermischen Verletzungen.

Nach den hier aufgezeichneten Empfehlungen haben wir von 1974 bis 1988 595 thermisch verletzte Kinder behandelt, davon 141 Kinder mit Schäden an über 20% Körperoberfläche. Kein Kind verstarb in der 1. Phase der Verbrennungskrankheit.

Literatur kann bei den Verfassern angefordert werden.

Anschrift der Verfasser:
Prof. Dr. med. W. TISCHER
Dr. med. J. BENNEK
Dr. med. Lina WILD
Klinik f. Kinderchirurgie u. Klinik
f. Anaesthesiologie u. Intensivtherapie
des Bereiches Medizin
d. Karl-Marx-Universität Leipzig
DDR-3090 Leipzig

Infusionsbehandlung bei Verbrennungen und Verbrühungen

R. Morger, St. Gallen

Die Infusionsbehandlung beginnt man mit einer Elektrolytlösung. In den ersten 24 Stunden werden bei ausgedehnten Verbrennungen unter engmaschiger Kontrolle der Kreislaufparameter, der Hautperfusion, der Hauttemperatur, der Pulsfrequenz, von Blutdruck, von zentralem Venendruck und von stündlicher Urinmenge 6 bis 8 ml pro % der betroffenen Oberfläche und pro kg/KG infundiert.

Daneben benötigt jedes Kind auch seine normale Flüssigkeits- und Elektrolytmenge von 1800 bis 2000 ml/m² in 24 Stunden, einer Mischinfusion von 2 Teilen Glukose 5 bis 10% und einem Teil NaCl 0,9% (Abb. 1). In der Klinik kommen dann noch Bestimmungen des Serumkaliums und des Säure-Basen-Status, die Substitution von Kaliumchlorid (mindestens 3 ml/kg/24 h, bei ausgedehnten Verbrennungen deutlich mehr) und Natriumbicarbonat 8,4% (1-molare Lösung) nach Resultat der Blutgasanalyse dazu. Konservenblut wird meistens erst am zweiten oder dritten Tag und nur bei Hämatokrit-Werten unter etwa 0,30 benötigt.

Bei Verbrennungen von 10 bis 20% und sofern der Patient nie im Schock war, kann ein Teil des Flüssigkeitsbedarfes schon ab erstem Tag per os gegeben werden. Auch die peroral zugeführte Flüssigkeitsmenge soll einen genügenden Elektrolytgehalt haben. Bei jeder Verminderung der stündlichen Urinmenge auf weniger als 1 ml/kg/h oder bei Anstieg des spezifischen Gewichtes auf über 1020, soll die Zufuhr der Vollelektrolytlösung erhöht werden. Im Zweifelsfall entscheiden die Kreislaufverhältnisse resp. der zentrale Venendruck darüber, ob mehr Volumen benötigt wird oder nicht. Zur Überwachung der Ausscheidung ist bei ausgedehnten Verbrennungen, bei Kleinkindern und bei Verbrennungen in der Genitalgegend ein Blasenkatheter von Vorteil.

Bei Verbrühungen und Verbrennungen darf man nicht starr an einem Schema festhalten, je nach Kreislauf- und Ausscheidungssituation können Modifikationen nötig werden.

Größte Zurückhaltung ist jedoch bei der Zufuhr von freiem Wasser nötig. Nach der relativ großen Infusionsmenge der ersten 24 Stunden nach dem Unfall kann die Gesamtmenge vom zweiten Tag an in der Regel reduziert werden. Wir haben bei diesem Vorgehen in den letzten 10 Jahren bei 438 stationären Patienten (1978 bis 1987) sehr gute Erfahrungen gemacht. Es ist nie ein verbrühtes oder verbranntes Kind in die Schockphase geraten. Auch die früher ge-

	Menge	Lösung	
Ersatzmenge = verlorengegangene Flüssigkeit	6–8 ml/kg/%	Ringer-Bicarbonatlösung PPL	2 Teile 1 Teil
Erhaltungsmenge = normaler Tagesbedarf	1800 ml/m²	Mischinfusion Glukose 5% NaCl 0,9%	2 Teile 1 Teil

Abb. 1: Flüssigkeitszufuhr

fürchtete Komplikation von Hirnödem haben wir nie mehr gesehen.

Infusionstechnik

Dem Erfahrenen gelingt es in der Regel leicht, eine periphere Vene mit einer Butterfly-Nadel oder besser mit einer Plastikkanüle zu punktieren. Für die klinische Behandlung ist in schweren Fällen dem zentralen Venenkatheter mit der Möglichkeit, neben der Flüssigkeitszufuhr auch Blutentnahmen für Laboruntersuchungen zu machen und gleichzeitig auch den zentralen Venendruck zu messen, der Vorzug zu geben. Als Zugänge stehen die Vena subclavia, die Vena jugularis und die Vena femoralis zur Verfügung. Wir benützen seit Jahren am liebsten den Subclavia-Katheter mit infraclaviculärem Zugang. Dieser wird meist bei der ersten Wundversorgung in Narkose gelegt.

Zentrale Venenkatheter sind mit einer gewissen Komplikationsrate belastet. Die primären Komplikationen wie Pneumothorax, Hämatothorax, Infusothorax und Katheterembolien sind bei guter Technik vermeidbar. In den vergangenen 10 Jahren wurden jährlich um 200 Subclaviakatheter (davon rund 100 an Früh-, Neugeborenen und Säuglingen unter einem Jahr) gesteckt. Die genannten Komplikationen sind äußerst selten und sind immer sofort gesehen worden und ließen sich immer problemlos beheben. Sekundäre Komplikationen wie Infektion, Sepsis und Thrombose treten auch selten auf, da die sorgfältige Pflege durch unsere Schwestern tadellos funktioniert. Wir sind der Meinung, daß der zentrale Venenkatheter nur beim Vorliegen einer eindeutigen Indikation installiert und sobald als möglich wieder entfernt werden soll.

Zusammenfassung

Bei der Therapie von Verbrennungen im Kindesalter steht die Infusionsbehandlung an erster Stelle. Es handelt sich dabei um Ersatz von Plasma, Wasser und Elektrolyten, die durch Wundexsudat, erhöhte Wasserverdunstung und Ödeme dem Kreislauf und dem Gewebe verlorengehen. Diese Verluste werden beim Kind vom Unerfahrenen fast immer unterschätzt. Beim Säugling besteht schon bei Verbrennungen ab 5%, beim größeren Kind ab 10% der Körperoberfläche die Gefahr eines Schocks mit peripherer Vasokonstriktion, Azidose, Hirnödem und Nierenversagen. Deshalb sollte mit der Infusionstherapie so rasch als möglich begonnen werden.

Summary

Management of burns in children depends above all on infusion therapy, i.e. replacement of the plasma, water and electrolyts of which the circulation and tissue have been deprived as a result of exudation into the wound area, increased evaporation of water, and edema. The inexperienced therapist tends to underestimate these losses in the case of children. In infants and older children with burns covering upwards of 5% and 10% respectively of body surface there is a danger of shock failure. Infusion therapy should therefore bei instituted as early as possible.

Literatur

1. HARTWIG, W.: Moderne Infusionstherapie, parenterale Ernährung. München, Wien, Baltimore. Urban und Schwarzenberg 1984
2. KAISER, P.: Besonderheiten kindlicher Verbrennungen. – Praxis 26: 337–342 (1980)
3. LEHNER, M.: Der heutige Stand der Verbrennungsbehandlung beim Kind. – Z. Kinderchir. 17: 1–6 (1975)
4. MORGER, R.: Verbrühungen und Verbrennungen bei Kindern. Hexagon Rôche 10: 2–7 (1982)
5. POCHON, J.P.: Verbrühungen und Verbrennungen im Kindesalter. – Swiss Med. 2: 51–55 (1980)

Anschrift des Verfassers:
Dr. med. R. MORGER
Kinderchirurgische Klinik
Kinderspital St. Gallen
CH-9006 St. Gallen

Lokalbehandlung

Behandlung der Verbrennung nach der Abschleifmethode von LORTHIOIR. Darstellung des Vorgehens und der Spätergebnisse

U. CATTARIUS-KIEFER, H. ZEIMENTZ, W. M. PIEPER, Mainz

In der Kinderchirurgischen Universitätsklinik Mainz steht die offene Wundbehandlung bei Verbrennungen und Verbrühungen im Kindesalter im Vordergrund. Lediglich veraltete und bereits infizierte Verbrennungen werden geschlossen behandelt. Als primäres Lokaltherapeutikum kommt unter dem sterilen Verband bevorzugt Polyvidonjod-Salbe zur Anwendung.

Seit 1974 wird bei frischen zweit- und tiefergradigen Verbrennungen ab etwa 8 bis 10% der Körperoberfläche und bei allen Verbrennungen an der Hand die von LORTHIOIR 1958 entwickelte und von THIELEN 1969 in Deutschland eingeführte Abschleifmethode angewendet.

Nach der Schockbekämpfung werden die Kinder innerhalb der ersten 6 bis maximal 12 Stunden in Allgemeinnarkose abgeschliffen. Dies geschieht mit Hilfe eines hochtourigen Düsenlaufwerkes und verschieden geformten Schleifköpfen, bei Säuglingen mit 12 000 und bei älteren Kindern mit 30 000 Umdrehungen pro Minute. Durch kreisende Bewegungen mit dem Schleifkopf wird die Wundfläche unter ständiger Beträufelung mit kalter physiologischer Kochsalzlösung, um Folgeschäden durch Reibungshitze vorzubeugen, von Blasen, Verschmutzungen und Hautfetzen gereinigt und abradiert.

Auf diese Weise verwandelt sich die Verbrennungswunde zweiten Grades in nur wenigen Minuten in eine saubere Schürfwunde. Gesunde Hautareale werden vom Schleifkopf nicht verletzt. Dort, wo es trotz dreimaligem Passieren mit dem Schleifkopf nicht zur kapillaren Blutung kommt, sondern das Gewebe weiß-grau und marmoriert bleibt, liegt eine tief zweitgradige bzw. drittgradige Verbrennung vor.

Somit kommt der Abschleifmethode neben der therapeutischen auch eine diagnostische Bedeutung zu (Abb. 1).

Im Anschluß an die Dermabrasion wird die Ausbreitung der tief zweit- und drittgradigen Verbrennung in Form einer Landkarte dokumentiert und entsprechend dem Schweregrad eine exakte Therapieplanung eingeleitet.

Bei tiefergradigen Verbrennungen kann gesunde Haut entnommen werden, um eine Keratinocytenkultur anzulegen, die besonders zur Deckung großer Defekte wichtig ist.

Unmittelbar nach dem Abschleifen und in ein- bis zweistündigen Abständen wurde die Verbrennungswunde bisher mit Terracortril®-Spray besprüht und trockengeföhnt. Wegen der hohen Zahl von Keimresistenzen sollte die lokale Anwendung von Tetracyclinen verlassen

---

1. *Therapeutisch*
   – Umwandlung der Verbrennungswunde in eine Schürfwunde
   – Befreiung der Wundfläche von Verschmutzungen, nekrotischem Gewebe und von toxischen Eiweißprodukten
   – Verhinderung des Tiefergreifens der Hautzerstörung

2. *Diagnostisch*
   – Sofortiges Erkennen von tief-zweitgradigen und drittgradigen Verbrennungen

Abb. 1: Verbrennungen im Kindesalter, Ziele der Abschleifbehandlung

und auf alternative – z. B. Polymyxin-, Mupirocin- oder Fusidinsäure-Präparate ausgewichen werden.

Die Kinder sind in einem mit sterilen Tüchern ausgeschlagenen Bett in einem auf 30° C aufgeheizten Zimmer gelagert. Um einer anaeroben Keimbesiedlung vorzubeugen und die rasche Verschorfung der Verbrennungsflächen zu fördern, wird über Trichter kontinuierlich Sauerstoff auf die Schürfwunde appliziert.

Abgeschliffene Hände werden über Fäden, die durch die Fingerendglieder gezogen sind, in einem Art Tennisschläger aufgespannt, um Beugekontrakturen zu verhindern.

Der entstehende Wundschorf wird ab dem 3. bis 6. Tag mit Chloramin abgebadet. Das Abbaden sollte für die Krankengymnastin Gelegenheit sein, mit den Kindern im Wasser Bewegungsübungen durchzuführen.

Hartnäckige Schorfe und Nekrosen werden mit Enzympräparaten behandelt. Die Nekroseentfernung und Wundsäuberung bei den tiefen Verbrennungen muß sofort nach Entfernung des Schorfes innerhalb der ersten acht bis zehn Tage durchgeführt worden sein, um die Kinder möglichst schnell der Transplantation zuführen zu können.

	II°a	II°b	III°	Summe
abgeschliffen n = 158	84	24	50	158
konservativ n = 120	84	7	29	120
Summe	168	31	79	278

Abb. 2: Verbrennungen im Kindesalter, Behandlungsmethode und Tiefe der Verbrennung. 1980–1988, n = 278

Auswertungen des stationären Krankengutes von 1980 bis 1988 zeigten, daß insgesamt 278 Kinder wegen einer Verbrennung oder Verbrühung behandelt wurden. Davon wurden 158 abgeschliffen und 120 konservativ therapiert. Ursache für die hohe Zahl der nicht abradierten waren kleinflächige Verbrennungen, verspätet eingewiesene Kinder mit vorangegangener andersartiger Wundbehandlung und Narkoseprobleme (Abb. 2).

In der Gruppe der zweitgradigen Verbrennungen fanden sich je 84 abgeschliffene und konservativ behandelte Kinder. Tiefergradige thermische Hautschäden wurden dagegen 74mal der

verbrannte Oberfläche in %	Verbrennungsgrad							
	II°a		II°b		III°		Summe	
	a	k	a	k	a	k	a	k
–10%	74	63	5	7	24	20	103	90
10–20%	9	19	–	13	4	20	13	52
20–30%	1	1	2	2	1	4	4	7
30–40%	–	–	–	2	–	2	–	4
40%	1	–	–	–	4	–	5	–
Summe	84	84	7	24	29	50	120	158

Abb. 3: Verbrennungen im Kindesalter 1980–1988 n = 278
a = Dermabrasio
k = konservative Wundbehandlung

Behandlungs-methode	verbrannte Oberfläche in %					Summe
	−10	10−20	20−30	30−40	40	
abgeschliffen	90	52	7	4	5	158
konservativ	103	13	4	−	−	120
Summe	193	65	11	4	5	278

Abb. 4: Verbrennungen im Kindesalter 1980−1988 n = 278 Behandlungsmethode und verbrannte Fläche

Behandlungsmethode	verbrannte Oberfläche in %					Summe
	−10	10−20	20−30	30−40	40	
abgeschliffen n = 158	12	18	4	1	2	37
konservativ n = 120	11	4	2	−	−	17

Abb. 5: Verbrennungen im Kindesalter 1980−1988 n = 278, Anzahl der transplantierten Kinder (n = 54) in Abhängigkeit von der Verbrennungsfläche

Dermabrasion zugeführt und nur 36mal konservativ behandelt (Abb. 3). Bezogen auf die verbrannte Körperoberfläche wurde etwa die gleiche Zahl operativ und konservativ behandelt, bis zu einer Ausdehnung von 10%. Darüber erfolgte bei 25 Fällen die Abrasion und nur 6mal eine konservative Behandlung (Abb. 4).

Die durchschnittliche stationäre Verweildauer lag bei den abradierten Kindern mit 20 Tagen um 4 Tage höher als bei den nichtoperierten. Dies läßt sich erklären mit der Schwere der Verbrennung der abgeschliffenen Kinder. Logischerweise sind längere stationäre Aufenthalte allein durch die häufiger notwendigen Transplantationen bedingt. So war mit 37 Fällen gegenüber 17 konservativ behandelter Kinder die Transplantationsrate wesentlich höher (Abb. 5). In der Gruppe der Verbrennungen bis 10% der Körperoberfläche gibt es keine Unterschiede bezüglich der Transplantationszahl, jedoch konnte die erste Transplantation bei den abradierten Patienten im Durchschnitt 5 Tage früher vorgenommen werden.

Die Analyse des Krankengutes hinsichtlich Lokalinfektionen, Bakteriämie und Sepsis konnte keinen signifikanten Unterschied zwischen den beiden Behandlungsmethoden aufdecken.

Die kosmetischen Spätergebnisse lassen sich für den Behandlungszeitraum von 1980 bis 1988 noch nicht vollständig überschauen. Die Nachuntersuchungen sind noch nicht abgeschlossen. Trendmäßig deuten sich ähnliche kosmetische und funktionelle Spätresultate wie im Untersuchungszeitraum zwischen 1966 und 1979 an 201 Patienten an.

Verbrennungsgrad	Bewertung	Befund
2°	Sehr gut	Völlig narbenlose Abheilung
	Gut	Geringfügige Hautunebenheiten, Grobporigkeit, Pigmentunterschied
3°	Gut	Funktionell und kosmetisch keine Beeinträchtigung (z. B. sichtbare, jedoch nicht hypertrophe Narbe, gut eingeheiltes Transplantat; kein Keloid)
	Mäßig	Funktionell keine Beeinträchtigung, jedoch kosmetisch unbefriedigend (z. B. Keloid, hypertrophe Narbe, derbe Narbenplatte)
	Schlecht	Funktionelle und kosmetische Beeinträchtigung

Abb. 6: Verbrennungen im Kindesalter. Eigenes Bewertungsschema für Nachuntersuchungen

Abb. 7: Verbrennungen im Kindesalter. Nachuntersuchungsbefunde in Abhängigkeit vom Verbrennungsgrad und der Behandlungsmethode von 1966–1979 (n = 201)

Verbrennungsgrad	Beurteilung	Anzahl der Patienten ohne Abrasion	Anzahl der Patienten mit Abrasion	Anzahl der Patienten insgesamt
2°	Sehr gut	49 (70%)	28 (68%)	77
	Gut	21 (30%)	13 (32%)	34
		70 (100%)	41 (100%)	111 (100%)
3°	Gut	27 (48%)	18 (53%)	45
	Mäßig	18 (32%)	13 (38%)	31
	Schlecht	11 (20%)	3 (9%)	14
		56 (100%)	34 (100%)	90 (100%)

Die Kinder werden nach einem eigenen Bewertungsschema beurteilt (Abb. 6).

Ergebnis der ersten Nachuntersuchungsserie war, daß zweitgradige Verbrennungen unabhängig von der Behandlungsmethode gut bis sehr gut abheilten. Tiefergradige thermische Schäden hinterließen bei konservativer Behandlung in 11, aber nach Anwendung der Abschleifmethode lediglich in 3 Fällen schlechte Ergebnisse (Abb. 7).

Das Abschleifen wandelt die frische Verbrennungswunde in eine Schürfwunde um. Dadurch kommt es zur raschen und trockenen Schorfbildung. Damit verringern sich die Flüssigkeitsverluste und das Infektrisiko. Befreiung der Wundfläche von Verschmutzungen, nekrotischem Gewebe und toxischen Eiweißprodukten verhindert ein Tiefergreifen der Hautzerstörung durch sekundäre Proteolyse und Fibrosierung.

Diagnostisch gestattet die Abschleifmethode sofort tiefgradige Verbrennungen zu erkennen und die weitere Therapie gezielt zu planen.

Literatur

1. Döhring, Chr.: Nachuntersuchungsergebnisse nach schweren Verbrennungen im Kindesalter. Inauguraldissertation, Mainz 1984
2. Grüssner, R., Hofmann-v. Kap-herr, S., Winkler, M., Pieper, W.M., Kuhnert, A.: Spätergebnisse nach zweit- und drittgradigen Verbrennungen im Kindesalter unter besonderer Berücksichtigung der Abschleifmethode nach Lorthioir und Thielen. – Monatsschr. Kinderheilkd. 134: 89–95 (1985)
3. Lorthioir, J.: Traitment local et general des brulures. – Acta Chir. Belg. 7: 659–702 (1958)
4. Lorthioir, J.: Neue Gesichtspunkte in der Behandlung von Verbrennungen. – Akt. Chir. 2: 79–86 (1969)
5. Nii-Amon-Kotei, D., Thielen, R.G., Hofmann-v. Kap-herr, S., Pieper, W.M.: Abrasion method for the immediate management of surface thermal injuries of childhood. – Z. Kinderchir. 29: 283–291 (1980)
6. Thielen, R.G.: Abschleifmethode bei Verbrennungen des Kindes. – Akt. Chir. 4: 289–296 (1969)
7. Thielen, R.G., Fries, N.: Oberflächenbehandlung ausgedehnter Verbrennungen im Kindesalter. – Pädiatr. Praxis 18: 485–494 (1977)

Anschrift der Verfasserin:
Dr. med. Ute Cattarius-Kiefer
Klinik u. Poliklinik f. Kinderchirurgie
Johannes-Gutenberg-Universität
Langenbeckstr. 1
D-6500 Mainz

Dermabrasion als Frühbehandlung bei Gesichtsverbrennungen

R. Gonzalez-Vasquez, J. Draws, W. H. Heiss, Trier

Einleitung

Die Gesichtsverbrennungen können bei Kindern entstellende Kontrakturen und Narbenbildung verursachen, die die Kinder physisch und psychisch belasten. Daher ist das kosmetische Ergebnis besonders wichtig (1, 7, 20).
Als Frühtherapie werden allgemein konservative Behandlungsmethoden empfohlen. Bei tiefen Verbrennungen hat sich die aggressive Frühexcision der Nekrosen an anderen Körperteilen teilweise durchgesetzt, so daß sie heutzutage einige Autoren auch am Gesicht anwenden (13).
Seit langer Zeit ist die Alternative zwischen beiden Methoden die sofortige Hautabschleifung, womit im Allgemeinen ein gutes kosmetisches Ergebnis erreicht werden kann (4, 6, 21).
Um die kosmetischen Ergebnisse dieser Methode bei Gesichtsverbrennungen darzustellen, wird das Krankengut unserer Abteilung vorgestellt und nachuntersucht.

Eigenes Krankengut

Von 1973 bis 1987 wurden 275 Kinder mit Verbrennungen stationär behandelt. 55 (20%) davon hatten Gesichtsverbrennungen. 36 waren Jungen, 19 Mädchen. 37 Kinder (67%) waren 0–2 Jahre, 10 Kinder (18%) 2–4 Jahre, 8 Kinder (15%) 4–16 Jahre alt. Die Ursachen der Verbrennungen waren bei 49 Kindern: heiße Getränke bei 24 Fällen (49%), heißes Wasser 11 Fälle (22%), Feuer, Explosion bei 10 Fällen (20%) und Elektrogeräte bei 4 Fällen (8%). Die Ausdehnung der Verbrennungen bei 49 Kindern war 0–5% der Körperoberfläche bei 13 (26,5%), 6–10% bei 18 (36,7%), 11–20% bei 16 (32,6%) und 21–30% bei 2 Kindern (4%).
Die Tiefe der Verbrennungen bei 49 Kindern war oberflächlich (Grad 1–2 und 2) bei 20 (41%) und tief (Grad 2–3 und 3) bei 29 (59%).
Die Lokalisation der verbrannten Stellen, insgesamt 144 Stellen bei 49 Kindern, war wie zu erwarten Gesicht 49× (37%), Hals 24× (16,7%), Brust–Abdomen 24× (16,7%), Arme und Hände 41× (28,5%), Rücken–Gesäß 1× (2,6%) und Beine–Füße 5× (3,4%).
Von den 55 Kindern mit Gesichtsverbrennungen wurden 45 abgeschliffen. Der klinische Verlauf zeigte eine primäre Heilung bei 44 (97,8%) und eine operative Nekroseabtragung mit anschließender Hautverpflanzung bei 1 Kind (2,2%). Wir haben die konservative Nekretomie mit Enzymsalben bevorzugt.

Nachuntersuchung

38 der 45 Kinder konnten nachuntersucht werden. Diese Nachuntersuchung erfolgte im Durchschnitt 7,36 Jahre nach der Abschleifung (8 Monate–15 Jahre, 3 Monate). Es kamen 22 Jungen und 16 Mädchen. Die Ausdehnung der verbrannten Stellen waren 0–5% der Körperoberfläche 10 (26,3%) 6–10% bei 12 (31,5%), 11–15% bei 7 (18,4%), 16–20% bei 7 (18,4%) und 21–25% bei 2 (5,2%). Die Tiefe war oberflächlich in 16 (42%) und tief bei 22 (58%).

Tab. 1: Kosmetische Ergebnisse in 118 untersuchten Regionen bei 38 Kindern mit Gesichtsverbrennungen

	1	2	3	4	5	6
Gesicht	32	4	1	–	1	–
	84 %	10,5 %	2,5 %	–	2,5 %	–
Hals	12	2	1	2	2	–
Brust/Abdomen	8	6	1	4	1	–
Arme/Hände	12	12	–	10	3	–
Beine/Füße	4	–	–	–	–	–
Summe:	68	24	3	16	7	–
	58 %	20 %	2,5 %	13,5 %	6 %	–
439 Körperregionen bei	257	57	21	48	48	8
172 Kindern (1973–1986)	58,5 %	12,9 %	4,7 %	10,9 %	10,9 %	1,8 %

Die Beurteilungskriterien für kosmetisch/funktionelle Ergebnisse wurden schon an einer anderen Stelle (4) beschrieben.
Diese wurden nach Körperstellen festgestellt, so daß es mehr Körperstellen als Patienten gibt. Die kosmetischen Ergebnisse werden in der Tab. 1 aufgezeigt, verglichen mit den Ergebnissen einer Untersuchung die 1987 durchgeführt wurde. Bei den Gesichtsverbrennungen zeigten keine Spuren sichtbar (Grad 1) 32 Kinder (84%) im Vergleich mit 58% der Reststellen bei denselben Kindern und 58,5% der allgemeinen Verbrennungen.
Hyper- oder Depigmentierung (Grad 2) zeigten 4 Kinder (10,5%) im Vergleich mit 20% und 12,9%. Gerötete oder juckende Hautstellen (Grad 3) zeigte 1 Kind (2,5%) im Vergleich mit 2,5% und 4,7%. Deutlich weniger Narben: flach und blass (Grad 4), gerötet oder leicht erhaben (Grad 5) und Keloide (Grad 6) nur in 1 Fall (2,5%) im Vergleich mit 19,5% der Gesamtstellen und 23,6% des Kollektivs von 1973–1986.
Die funktionellen Ergebnisse (Tab. 2) zeigen eine normale Funktion (Grad 1) bei 100% der Verbrennungen am Gesicht, bei 98,3% bei den Reststellen und bei 92,5% in dem Kollektiv von 1973–1986. Leichte Funktionseinschränkungen gab es keine beim Gesicht, 1,7% bei den Reststellen und 6,6% beim allgemeinen Kollektiv. Schwere Funktionseinschränkung gab es keine beim Gesicht bei der Untersuchung und 0,9% beim allgemeinen Kollektiv (1973–1986).
Bei 10 Patienten, die 2 × kontrolliert wurden in den letzten Jahren zeigte sich eine Verbesserung im Laufe der Zeit: 1 Nachkontrolle nach durchschnittlich 1,6 Jahren zeigte am Gesicht Durchschnitt von 1,45, an den Reststellen Durchschnitt von 2,50. 4,5 Jahre nach der Abschleifung verbesserte sich der Durchschnitt auf 1,20 und 2,33. Kompressionsverbände haben 7 der 45 Patienten getragen, keine aber am Gesicht.

Tab. 2: Funktionelle Ergebnisse in 118 untersuchten Körperregionen bei 38 Kindern mit Gesichtsverbrennungen

	I	II	III
Gesicht	38	–	–
	100 %	–	–
Hals	18	1	–
Brust/Abdomen	20	–	–
Arme/Hände	36	1	–
Beine/Füße	4	–	–
Summe:	116	2	–
	98,3 %	1,7 %	–
439 Körperregionen bei 172 Kindern (1973–1986)	406	29	4
	92,5 %	6,6 %	0,9 %

Diskussion

Die Gesichtsverbrennungen sind relativ häufig, in der Literatur werden sie zwischen 10,9% und 51,5% der Verbrennungen beschrieben (1, 2, 6, 7).

Die Ersttherapie in der akuten Phase ist nach allgemeiner Meinung vorwiegend konservativ (19). Einige Autoren bevorzugen die Salbenverbände, die einen starren Plasmaschorf verhindern sollen (2), andere bevorzugen die offene Behandlung mit Salben wie Silbersulfadiazine (7, 24) und die Hydrotherapie bis zum 10. Tag nach der Verbrennung (3). Anschließend erfolgt bei den tiefen Verbrennungen die sekundäre Abtragung der Nekrosen operativ oder mit Hilfe von Epigard® und proteolytischen Fermenten, was allerdings umstritten ist (21, 24) und anschließend die Transplantation der Haut. Diese sollte ab dem 10. Tag bei oberflächlichen und ab dem 15. Tag bei tiefen Gesichtsverbrennungen erfolgen (3, 2, 21, 26).

Eine andere Gruppe aggressiverer Autoren empfehlen die Frühexcision und Transplantation zwischen dem 5. und 10. Tag am Gesicht (13) oder anderen Stellen, vor allem bei massiven Verbrennungen (12, 22). Andere Chirurgen empfehlen sogar die primär verzögerte Excision und Transplantation in den ersten 3–5 Tagen (8, 9, 25).

Die Probleme dieser aggressiven Methoden bei ausgedehnten Verbrennungen sind die Entfernung von mehr Gewebe als notwendig, da bei Kindern die Einschätzung sehr schwierig sein kann und die schweren Blutungen. Es handelt sich um einen risikoreichen Eingriff: die zu excidierende Oberfläche ist bis auf 20% der körperlichen Oberfläche begrenzt (5, 6, 10, 25). HOLMES (10) fand bei $1/3$ der Fälle Verbrühungen, die als tief eingestuft wurden und später spontan epithelialisierten.

Besonders das Gesicht ist schwer früh zu beurteilen (18) und hat ein großes Regenerationspotential (7).

Um die Vorteile der tangentiellen Frühexcision ohne die Nachteile dieser zu haben bietet sich die Dermabrasion als Alternative an (10, 16). Die koagulierten Gewebe der oberflächlich verbrannten Stellen werden entfernt und die Haar- und Schweißdrüsen bei den tieferen Stellen werden «noch gerettet», so daß die Epithelialisation aus denen heraus entstehen kann. Somit gibt es die Möglichkeit der Epithelialisation auch 3-gradige Stellen mit weniger Oberfläche zu verpflanzen. Außerdem geht diese Abrasion leichter in schwer erreichbaren Gebieten, wie z. B. am Hals (11).

Die Technik der Dermabrasion, die Ergebnisse und die Vorteile bei allgemeinen Verbrennungen im Kindesalter sind schon öfter kommentiert worden (4, 6, 14, 16, 17, 21). In der Literatur wird aber ständig berichtet, daß die Gesichtsverbrennungen besonders geneigt sind, Kontrakturen zu verursachen (7). Ohne Zahlen über Gesichtsverbrennungen finden zu können haben wir Transplantationsnotwendigkeit in 8,9–56,7% der kindlichen Verbrennungen gefunden (4, 8, 23). Kontrakturen und hypertrophische Narben bei Kindern werden berichtet von 13%–52% (8, 15). Es gibt auch unzählige Arbeiten über Korrekturoperationen nach Gesichtsverbrennungen (1, 2, 3, 7, 18, 19, 20). In unserem nachuntersuchten Krankengut nach Abschleifung am Gesicht fanden wir nur bei 1 von 45 Kindern die Notwendigkeit einer Verpflanzung. Die Spätergebnisse waren noch beeindruckender: Es fand sich keine Spur einer Verbrennung in 84% der Fälle, eine leichte Depigmentierung in 10,5%, also 94,5% von guten kosmetischen Ergebnissen.

In nur 1 Fall gab es eine erhabene Narbe. Also viel besser als die Reststellen, die «nur» in 78% ein gutes Ergebnis hatten und von dem Kollektiv der allgemeinen verbrannten Stellen, die «nur» in 71,4% gute Ergebnisse hatten. Die funktionellen Ergebnisse am Gesicht waren ebenfalls sehr gut. Kein Kind hatte eine Einschränkung der Funktion.

Es bestanden keine Beschwerden von Seiten der Eltern oder der Kinder in Bezug auf die Abschleifungsmethode oder die Ergebnisse.

Schlußfolgerung

Die guten Ergebnisse nach Gesichtsabschleifung (44 von 45 primärer Heilung) wurden bestätigt durch die Spätergebnisse sowohl kosmetisch als auch funktionell. Diese Tatsache entspricht der ausgezeichneten Regenerationsfähigkeit der Gesichtshaut im Kindesalter. Es zeigt auch, daß die Hautabschleifung als Frühtherapie die Vorteile der partiellen Frühexcision hat ohne ihre Nachteile zu haben. Diese Tatsache erlaubt uns, die mit dem Unfall stark belasteten Eltern dieser Kinder mit einer eher optimistischen Einstellung zu begegnen.

Zusammenfassung

Die Gesichtsverbrennungen im Kindesalter verursachen öfters entstellende Narbenbildung und stellen eine erhebliche psychische Belastung dar. Neben der konservativen Frühtherapie wird auch die chirurgische Frühexcision empfohlen. Die Hautabschleifung ist eine Alternative zwischen beiden Methoden. Bei uns wurden 45 Kinder mit Gesichtsverbrennungen mit Dermabrasion als Frühtherapie behandelt. Obwohl bei 59% der Patienten 2.-3.-gradige oder 3-gradige Verbrennungen vorlagen, zeigte sich eine primäre Heilung bei 44 von 45 Kindern. Nur 1× wurde eine Hauttransplantation erforderlich. Bei der Nachuntersuchung von 38 Kindern 7,3 Jahre nach der Hautabschleifung zeigten sich gute kosmetische Ergebnisse bei 94,5% und sehr gute funktionelle Ergebnisse bei 100% der Fälle.
Die Hautabschleifung ist eine geeignete Methode zur primären Behandlung der Gesichtsverbrennungen im Kindesalter.

Literatur

1. ALMAGUER, E. et al.: Facial resurfacing at Shriners burns institute: A 16-year experience in young burned patients. – J. Trauma 25: 1071–1082 (1985)
2. EDLICH, R.F. et al.: Burns of the head and neck. Otolaryngol. – Clin. N. AM. 17: 361–388 (1984)
3. ENGRAV, L.H. et al.: Excision of burns of the face. – Plast reconstr. Surg. 77: 744–749 (1986)
4. GONZALEZ, V.R. et al.: Twelve year's experience with the abrasion method for the management of burn wounds in children. – J. Pediatr. Surg. 21: 200–201 (1986)
5. GRAY, D.R. et al.: Early excision versus conventional therapy in patients with 20 to 40 percent burns. A comparative study. – AM. J. Surg. 144: 76–80 (1982)
6. GRÜSSNER, R. et al.: Spätergebnisse nach zweit- und drittgradigen Verbrennungen im Kindesalter unter besonderer Berücksichtigung der Abschleifmethode nach Lorthioir und Thielen. – Monatsschr. Kinderheilkd. 134: 89–95 (1986)
7. HAMMOND, J.S., WARD, C.G.: Burns of the head and neck. – Otolaryngol. clin. N. Amer. 16: 679–695 (1983)
8. HERMANS, R.P. et al.: Verbrühungen bei Kindern: ein äußerst wichtiges Problem. – Z. Kinderchir. 38: 10–11 (1983)
9. HERNOD, D.N., PARKS, D.H.: Comparison of serial debridement and autografting and early massive excision with cadaver skin overlay in the treatment of large burns in children. – J. Trauma 26: 149–152 (1986)
10. HOLMES, J.D. et al.: A hypothesis of the healing of deep dermal burns and the significance for treatment. – Br. J. Surg. 70: 611–613 (1983)
11. HOLMES, J.D.: THE TECHNIQUE OF LATE DERMABRASION FOR DEEP DERMAL BURNS. IMPLICATIONS FOR PLANNING TREATMENT. – BURNS 10: 349–354 (1984)
12. IREI, M. et al.: The optimal time for excision of scald burns in toddlers. – J. Burn. care rehabil. 7: 508–510 (1986)
13. KROB, M.J., JORDAN, M.H.: Serial debridement and allografting of facial burns: a method of controlling spontaneous healing. – J. Trauma 27: 190–194 (1987)
14. LAMESCH, A.: Behandlung der kindlichen Verbrennungen mittels der Abschleifmethode nach Lorthior. – ÄRP 27: 371–375 (1974)
15. LINDELL-IWAN, L.: Burns in children with special reference to the benefits of primary excision and immediate grafting. – Ann. Chir. Gynacol. 69: 202–207 (1980)
16. LORTHIOIR, J.: Neue Gesichtspunkte in der Behandlung von Verbrennungen. – AK. Chirurgie 2: 79–86 (1969)
17. MONTAGNANI, C., POCCIANTI, F.: Emergency dermoabrasion in the treatment of burns in children. 7: 165–176 (1969)

18. MONTANDON, D., MAILLARD, G.F.: Plastic surgery for burns of the head and neck. – Z. Kinderchir. 38, Supplement: 19–22 (1983)
19. MÜLLER, F.E.: Gesichtsverbrennungen. – Langenbecks Arch. Chir. 364 (Kongreßbericht 1984): 223–227 (1984)
20. NEALE, H.W., et al.: Reconstruction following head and neck burns. – Clin. Plast. Surg. 13: 119–136 (1986)
21. NII-AMON-KOTEI, D. et al.: Abrasion method for the immediate management of surface thermal injuries of childhood. – Z. Kinderchir. 29: 283–291 (1980)
22. PIETSCH, J.B. et al.: Early excision of major burns in children: Effect on morbidity and mortality. – J. Pediatr. Surg. 20: 754–757 (1985)
23. RAINE, P.A.M., AZMY, A.: A review of thermal injuries in young children. – J. Pediatr. surg. 18: 21–26 (1983)
24. REUTER, G., LASKUS, S.: Zur Lokalbehandlung thermischer Verletzungen bei Kindern. Ergebnisse einer multizentrischen Studie. – Zentbl. Chir. 14: 826–836 (1986)
25. SCHRUDDE, J., OLIVARI, N.: Erfahrungen mit tangentieller Nekroseabtragung bei Verbrennungen. – Unfallheilkunde 83: 647–553 (1980)
26. SCHWEIZER, P., REIFFERSCHEID, P.: Besonderheiten bei Verbrennungen im Kindesalter. – Langebecks Arch. Chir. 364 (Kongreßbericht 1984): 233–237 (1984)

Anschrift des Verfassers:
Dr. R. GONZALEZ-VASQUEZ
Kinderchirurgische Abteilung
Krankenhaus Mutterhaus
der Borromäerinnen
Feldstraße 16
D-5500 Trier

Kritische Bewertung der Mercurochrom-Touchierungsbehandlung brandverletzter Kinder

W. Fritz, C. Huhn, Halle

Ziel meines Beitrages ist es, der allgemeinen, meist unzureichend begründeten Ablehnung der Mercurochrom-Verschorfungsbehandlung einen kritischen Erfahrungsbericht gegenüberzustellen, der die Vorzüge und Nachteile dieser Behandlungsmethode noch einmal verdeutlichen soll.

Das eigene Krankengut

Von 1968 bis 1988 sind von uns insgesamt 210 thermisch verletzte Kinder behandelt worden (Tab. 1).
Bei 173 Kindern handelte es sich um Verbrühungen und nur bei 37, d. h. nur bei 17,4% aller Fälle, handelte es sich um wirkliche Verbrennungen (Tab. 2).
Bei 27 Kindern, das sind 12,8% unseres Krankengutes, waren zwischen 20 und 40% der Körperoberfläche betroffen. In Abhängigkeit von der Verbrennungstiefe und dem Alter des Kindes müssen thermische Verletzungen dieser Größenordnung noch immer als lebensbedrohlich eingeschätzt werden.
Erfreulicherweise – und das ist unser Hauptargument für das Festhalten an der alten GROBschen Mercurochromtouchierungsbehandlung

Tab. 1: Thermische Verletzungen 1968–1988

insgesamt:	210	=	100 %
Verbrennungen:	37	=	17,6 %
Verbrühungen:	173	=	82,4 %

Tab. 2: Differenzierung nach %-verbr. KOF

Fälle	−5 %	−20 %	−40 %	> 40 %
insges. 210	49	127	27	7
100 %	23,4 %	60,4 %	12,8 %	3,4 %
verstorben	–	–	–	2

– haben wir auch in dieser Gruppe kein Kind verloren. 7 Kinder wiesen schwerste thermische Verletzungen bis zu einer Ausdehnung von 80% der Körperoberfläche auf und aus dieser kleinen Gruppe stammen denn auch unsere beiden Todesfälle, auf die ich noch kurz zurückkommen werde.
Daraus errechnet sich eine Letalität von unter 30% für diese Kategorie der Schwerstverletzten, während die Gesamtletalität nicht einmal ganz 1% beträgt.
In Abb. 1 ist unser Gesamtkrankengut nach Altersgruppen aufgeschlüsselt. Aus ihr geht hervor, daß typischerweise auch bei uns die sogenannten Krabbelkinder den größten Anteil ausmachen. Außerdem wird deutlich, daß in den letzten Jahren die Gesamtzahl der zu behandelnden Kinder nicht unerheblich zugenommen hat.

Lokale Behandlung

Was nun die lokale Wundbehandlung betrifft, so haben wir uns schon frühzeitig unter dem Einfluß des wunderbaren alten GROBschen

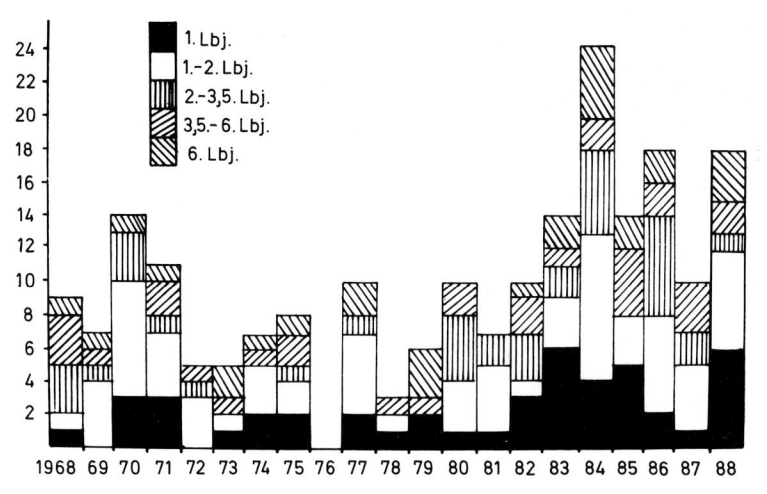

Abb. 1: Thermische Verletzungen 1968–1988. Differenzierung nach Altersgruppen. Kinderchirurgische Abteilung der Chirurgischen Universitätsklinik der MLU Halle-Wittenberg.

Legend: 1. Lbj.; 1.–2. Lbj.; 2.–3,5. Lbj.; 3,5.–6. Lbj.; 6. Lbj.

Lehrbuches der Mercurochromtouchierungsbehandlung zugewandt und praktizieren diese Methode – leicht abgewandelt und unter strenger Beachtung einiger Kriterien bezüglich des zeitlichen Ablaufes – in der Mehrzahl der Fälle noch heute, *unter Aussparung aller drittgradigen Verbrennungswunden!*

Hier deutet sich ein erstes wichtiges Problem an; denn wie wir alle wissen, kann es primär sehr schwierig sein, die Tiefenausdehnung einer thermischen Verletzung sicher einzuschätzen. Leicht abgewandelt haben wir die GROẞsche Originalmethode insofern, als wir von Anfang an wegen der zu vermutenden Lebertoxizität ohne Nachteil für die Qualität der Krusten auf die Tanningerbung verzichtet haben.

Nach Beherrschung des primären Verbrennungsschocks tragen wir in Lachgasanalgesie oder Ketanest-Narkose unter sterilen Kautelen sehr sorgfältig alle Verbrennungsblasen ab und touchieren nacheinander nur mit 2%iger Mercurochrom- und 10%iger Argentum-nitricum-Lösung, unter ständiger Trocknung mittels eines warmen Föns.

Bei gleichzeitiger antiseptischer Wirksamkeit des Mercurochroms entsteht durch Koagulation von austretenden Plasmaeiweißen ein relativ dicker schwärzlich-roter Film, der sich in den nachfolgenden 24 Stunden in eine feste lederartige Kruste verwandelt, die die Verbrennungswunde gegen Infektionen von außen schützt.

Hier sei gleich angemerkt, daß bei zirkulären Verbrennungswunden die an sich nicht unerwünschte Kompressionswirkung dieser Krusten genau überwacht und gegebenenfalls durch ausgedehnte Spaltungen behoben werden muß.

Im Idealfalle, das sind die ausgedehnten oberflächlichen bis mehr oder weniger tiefen zweitgradigen Verbrennungen, lösen sich diese Krusten nach 10 bis 14 Tagen wie eine Schlangenhaut spontan von der epithelisierten Wunde ab und der wesentliche Vorzug dieser Methode, daß nämlich während der gesamten Behandlung keinerlei Verbandswechsel erforderlich ist, realisiert sich total.

Mit den Abb. 2 und 3 wird für diesen sehr typischen Verlauf ein Beispiel vorgestellt. Es handelt sich um ein 10 Monate altes Mädchen mit einer 35%igen Verbrühung, vorwiegend oberflächlich zweitgradig mit eingesprengten tief zweitgradigen Partien. Kommt es bis zu diesem Zeitpunkt, also dem 10. bis 12. Tag, nicht zum Beginn der spontanen Krustenablösung, so wird das Kind täglich gebadet, was in der Regel sehr schnell dazu führt, daß man die Krusten von nicht oder unvollständig epithelisierten tief zweitgradig verletzten Wundanteilen relativ leicht abziehen kann. Macht dies Schwierigkeiten, müssen die Krusten evtl. auch in Narkose abgetragen werden. Ist eine schnelle multizentrische Epithelisierung abzusehen, be-

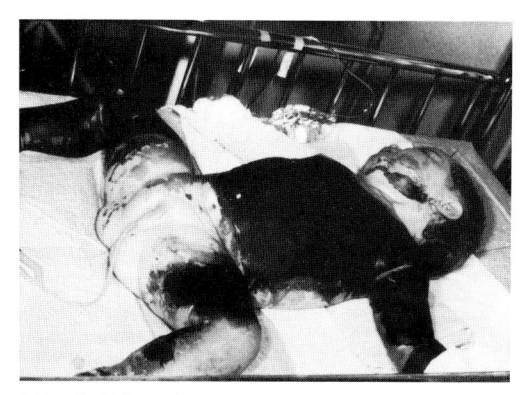

Abb. 2: T.A., 10 Monate, ♀. Zustand unmittelbar nach Mercurochromtouchierung bei Verbrühung; 35 % KOF, vorwiegend oberflächlich zweitgradig mit eingesprengten tief zweitgradigen Partien

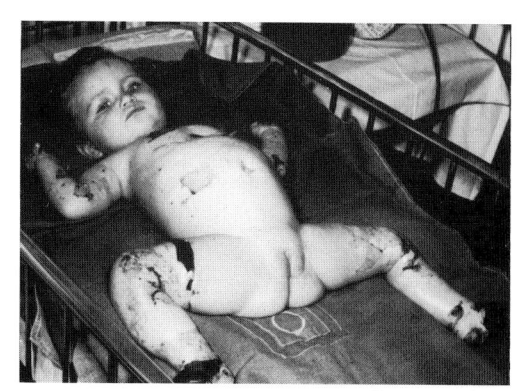

Abb. 3: T.A., 10 Monate, ♀. Nahezu vollständige spontane Ablösung der Krusten am 11. Tag der Behandlung

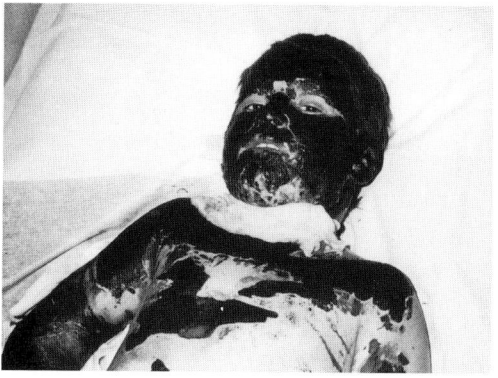

Abb. 4: B.M., 8 Jahre, ♂. Zustand nach Mercurochromtouchierung am 5. Tag der Behandlung bei 20 %iger zweitgradiger Verbrühung mit beginnender Infektion im Bereich der Halsfalten

handeln wir meist weiter konservativ mit täglichem Bad und wechselnden feuchten oder Salben-Verbänden.
Die Abb. 4 und 5 demonstrieren diesen Verlauf am Beispiel eines 8jährigen Knaben mit einer 20%igen Verbrühung. Die Krusten zeigten bereits am 5. *Tag* erste Abhebungen an den Rändern sowie feuchte und leicht schmierige Einrisse in den tiefen Halsfalten, wo schon ein feuchter Verband aufgebracht worden ist. Nach gut 2 Wochen erkennt man noch tief zweitgradige Restdefekte, vor allem am rechten Unterarm, die sehr schnell spontan epithelisierten.

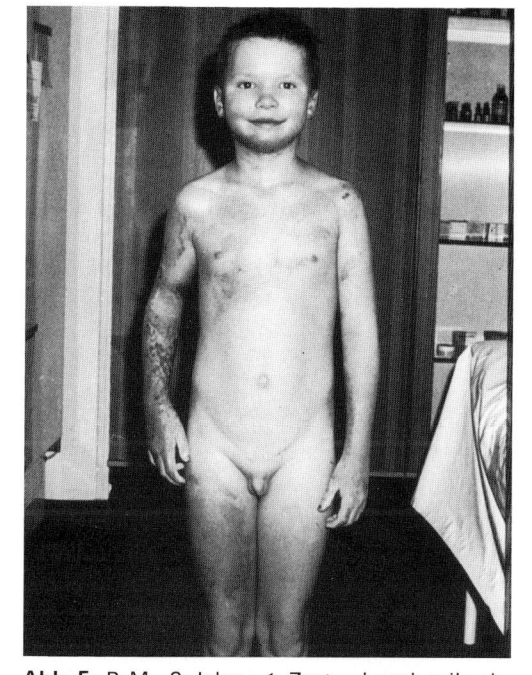

Abb. 5: B.M., 8 Jahre, ♂. Zustand nach teilweise spontaner, teilweise operativer Krustenablösung

Ist aus dem klinischen Verlauf und/oder aus der Beobachtung der Krusten – vor allem an den Rändern – zu vermuten, daß sich eine Infektion unter der Kruste entwickelt hat, *so müssen* die Krusten evtl. auch schon am 5. oder 6. Tag radikal entfernt werden – dann natürlich in

Narkose –, um eine Vertiefung der Verbrennungswunden durch die Infektion zu vermeiden. Stellt sich bei der Abtragung der Krusten heraus, daß nennenswerte Partien auch drittgradig zerstört sind – was, wie bereits erwähnt, leider vorkommt –, so nekrosektomieren wir in gleicher Narkose und bereiten das Wundbett zur Spalthauttransplantation vor.

Sind von Anfang an größere Partien als drittgradig thermisch verletzt zu identifizieren, so bleiben diese Partien von der Touchierung ausgespart und etwa vom 4. bis 6. Tag an beginnen wir zu nekrosektomieren und die Wundflächen zur Thierschung vorzubereiten oder evtl. auch – bisher sehr selten – sofort zu transplantieren.

Die immer wieder als bedrohliche mögliche Komplikation der GROBschen Mercurochromtouchierung befürchtete akute Quecksilbervergiftung scheint nach unseren klinischen Erfahrungen – bei adäquater Infusionsbehandlung – keine Rolle zu spielen. So haben wir bei 2 Knaben, die sich bei einer Explosion von Dämpfen in einem alten Farbfaß, das sie an einem sehr heißen Sommertag anzünden wollten, eine 65, bzw. 80%ige gemischte, oberflächlich zweit- bis drittgradige Verbrennung zugezogen haben, klinische Zeichen einer Quecksilberschädigung nicht nachweisen können. Unter großem Aufwand an allgemeiner Intensivtherapie und Durchführung mehrerer Meshgraft-Transplantationen haben beide Knaben überlebt.

Analyse der Todesfälle

Beim 1. Fall handelte es sich um ein $1^{4}/_{12}$ Jahre altes Mädchen, das in eine Badewanne gestürzt ist, die nur erst mit heißem Wasser gefüllt war, und das sich dabei eine etwa 70%ige Verbrühung zugezogen hatte, die primär in einem auswärtigen Krankenhaus versorgt und nach GROB touchiert worden war, und zwar unter Einsatz von Tannin. Leider war nicht erkannt worden, daß es sich infolge der langen Einwirkzeit des heißen Wassers fast durchweg um drittgradige Verbrühungswunden gehandelt hat. Wir hatten extreme, für uns ganz ungewöhnliche Schwierigkeiten, die Krusten operativ abzutragen, was wir auf die Tanningerbung zurückführen müssen, und so sind wir einfach nicht rechtzeitig zu einer Transplantatdeckung gekommen.

Beim 2. Fall hatte das Perlonkleidchen des knapp 4jährigen Mädchens, das allein im Zimmer war und im Ofen Feuer anmachen wollte, gebrannt und so ist es gleichfalls zu einer nahezu 70%igen Verbrennung, vorwiegend 3. Grades gekommen. Dieses Kind haben wir erst in der 9. Behandlungswoche – nachdem wir die vordere Körperstammpartie schon weitgehend mit Meshgraft-Transplantaten vom Kopf gedeckt hatten – an einer unbeherrschbaren gastrointestinalen Blutung infolge extremer Thrombopenie bei protrahierter Sepsis verloren.

Schlußfolgerungen

1. Die Mercurochromtouchierung nach GROB – unter Weglassen der überflüssigen Tanningerbung – stellt nach wie vor eine praktikable Behandlungsmethode für ausgedehnte 1.- und 2.-gradige Verbrühungen und Verbrennungen dar, besonders in Kliniken, die nicht über ein spezielles Verbrennungsbehandlungsteam verfügen. Die pflegerischen Vorzüge liegen auf der Hand.
2. Prinzipiell sollten drittgradige Verbrennungswunden nicht touchiert, sondern frühzeitig nekrosektomiert und transplantiert werden.
3. Besonders wichtig ist es, Krusten, die sich nicht spontan am 10. bis 12. Behandlungstag lösen, abzutragen und evtl. primär verkannte drittgradige Wundabschnitte zur Transplantation vorzubereiten.

   Besteht der Verdacht, daß sich unter der Kruste eine Infektion entwickelt hat, so müssen sie sofort radikal abgetragen werden.

Anschrift der Verfasser:
MR Doz. Dr. s. c. W. FRITZ
Dipl. med. C. HUHN
Kinderchirurgische Abt.
der Klinik und Poliklinik für Chirurgie
der Martin-Luther-Universität Halle-Wittenberg
DDR-4020 Halle/Saale

W. Haße (Hrsg.), Verbrennungen im Kindesalter. Gustav Fischer Verlag · Stuttgart · New York · 1990

Besseres Wissen um die Heilung der Verbrennungen im Kindesalter, vermindert die Notwendigkeit der Hautverpflanzung (eine 20-jährige Erfahrung)

P. Pusin, A. Sanka, L. Kocik, B. Suhajda, Subotica

In Folge neuer Erkenntnisse heilen wir Verbrennungen schon länger als 20 Jahre. Die verbrannte Fläche kühlen wir mit Wasser. Die Versorgung wird mit Analgesie oder Allgemein-Anästhesie durchgeführt. In den ersten zwei, drei Tagen benutzen wir Providonjodid als Lösung, nachher in Salbenform. Die Kinder werden täglich vor dem Verbinden in $2^0/_{00}$ Jodinlösung gebadet. Schmerzstillung wird zuerst mit Pentazocin, später aber mit Ketoprofen durchgeführt. Regelmäßig geben wir Alpha-Blocker, wasserlösliche Vitamine wie auch Vitamin A, K und E. Synthetisches Penicillin, Imidazol, Aminoglykosid geben wir einige Tage nach der Verbrennung und bei der Hautverpflanzung. Rehydration erfolgt mit HBS (Bikarbonatzugabe statt Laktat) 4 ml/kg × % verbrannter Körperoberfläche täglich; der tägliche Flüssigkeitsbedarf wird aber mit 10% Dextrose ersetzt. Wir geben den täglichen Elektrolytbedarf und gleichen Defizite aus (Na, K, Mg, P, Zn). So behandelt zeigt sich eine seltenere Notwendigkeit zur Hautverpflanzung.

Eine gewisse Zahl der Kranken verwendet auch eigenhändig zur Wundbehandlung Jomelop Fett und Emulsionen pflanzlicher Herkunft. Zum größten Erstaunen ist die Wirkung außerordentlich gut.

Anschrift der Verfasser:
Dr. med. P. Pusin
Dr. med. A. Sanka
Dr. med. L. Kocik
Dr. med. B. Suhajda
Kinderchirurgie des medizinischen Zentrums in Subotica
ul. Laza Basica br. 8
YU-24000 Subotica

Vorteile der Lokalbehandlung von Verbrennungswunden mit Oxoferin

R. Ribbe, F. Schier, J. Waldschmidt, Berlin

Einleitung

Eine Vielzahl von Neuentwicklungen zur Lokalbehandlung von Wunden hat in den letzten Jahren bei Ärzten und Pflegekräften eine rege und fruchtbare Diskussion ausgelöst. Neben den Vorteilen finden insbesondere auch die Nachteile der verschiedenen Methoden Beachtung, so die unbemerkte Wundinfektion bei Verschorfungsbehandlung mit der bakteriellen Zerstörung der tieferen Hautschichten, die Keimselektion und Pilzbesiedlung der Wunden bei lokaler Antibiotikaanwendung, die schmerzhafte Applikation der PVP-Jod-Präparate, hyperosmolarer Lösungen oder H_2O_2 und die schwierigen Verbandswechsel der haftenden Verbände wie Epigard u. a. sogenannter Kunsthäute.

Schließlich sei auch in diesem Zusammenhang auf die mögliche Krebsgefährdung beim Silasticschaum hingewiesen.

Jede alternative Behandlungsmöglichkeit, die die Grundvoraussetzungen für die Anwendung eines Lokaltherapeutikums bei Verbrennungswunden – Keimfreiheit, schnelle Granulation des Wundgrundes, Beschleunigung der Epithelisierung, Verhinderung von Keloiden – erfüllt und dabei schmerzfrei appliziert werden kann, ist daher mit besonderer Aufmerksamkeit zu prüfen.

Klinische Anwendung

Wir haben unter diesen Aspekten die Lokalbehandlung von Verbrennungswunden mit Oxoferin begonnen, nachdem wir die großen Vorzüge des Oxoferins bei der Behandlung von Wunden anderer Genese – wie infizierte Wunden nach Verletzung oder Operation, Hautnekrosen, Hautulcera bei Durchblutungsstörung – kennengelernt hatten.

Oxoferin ist eine farblose wäßrige Lösung, die stabilisierten Sauerstoff freisetzt, da der Chlor-Sauerstoffkomplex – bestehend aus 4 Chlor- und 10 Sauerstoffatomen (daher der Name Tetrachlordekaoxid) – bei Anwesenheit von Biokatalysatoren aufgespalten wird.

Die Lösung wird auf den mit Nekrosen und Schorf bedeckten Wundgrund aufgetragen bzw. in die Wundhöhle instilliert. Die biologischen Abläufe bei der Wundreinigung und Wundreparation werden dadurch günstig beeinflußt, eine mikrobielle Besiedlung verhindert und die Epithelisierung wesentlich beschleunigt.

Wir haben uns dabei auf die Lokalbehandlung von regional begrenzten Verbrennungswunden II. und III. Grades beschränkt und ausschließlich stationär betreute Kinder so behandelt. Ziel war, bei zweitgradigen Läsionen die primäre Epithelisierung ohne Wundinfektion zu erreichen und bei den dritt- bzw. viertgradigen Verbrennungswunden eine saubere Granulation zur Vorbereitung der Transplantation zu erhalten.

Die lokale Applikation erfolgte bei tiefen Wunden durch intermittierende Spülung, bei flächenhaften Wunden durch eine intermittierende Benetzung. Stets wurde das Oxoferin auf den Grund der Wunde gebracht. Dafür wurde bei tieferen Wunden ein dünner Plastikschlauch mit einer oder mehreren Öffnungen eingelegt und die Wunde locker mit Mullkompressen aufgefüllt bzw. locker tamponiert (Abb. 1).

Der Applikationsschlauch wurde weit entfernt von der Wunde dem Kind zugängig gemacht, so daß es das Oxoferin durchaus eigenhändig instillieren konnte (Abb. 2). Die Menge des Oxoferins richtete sich nach der Größe der Wunde. Im allgemeinen reichen 5–10 ml alle 2–4 Stunden aus. Selbst ängstliche Kinder beteiligten sich bei der Behandlung und verloren ihre Scheu und Angst.

Zweitgradige Schädigungen waren im allgemeinen in 12–14 Tagen epithelisiert. Die Wunden reinigten sich schnell, bereits eingetretene Infektionen klangen ab und es bildeten sich frische Granulationen.

Schon nach 8–10 Tagen war zumeist das Wundgebiet so vorbereitet, daß die plastische Deckung mit einem Spalthauttransplantat vorgenommen werden konnte.

Klinisches Beispiel

Bei einem $6^1/_2$-jährigen Kind verschlossen wir die Wunde mit autologen gezüchteten Keratinozyten. Abb. 3 zeigt die Wunde am 5. Tag nach der Verbrühung. Im folgenden wurde die Wunde mit Oxoferin behandelt.

Am 16. Tag nach dem Unfall zeigt die Wunde einen sauberen Granulationsgrund, der eine gute Vorbereitung zur Transplantation darstellt (Abb. 4).

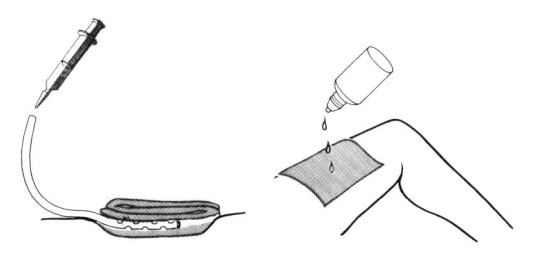

Abb. 1: Lokale Applikation von Oxoferin
a) Spülung, **b)** Benetzung

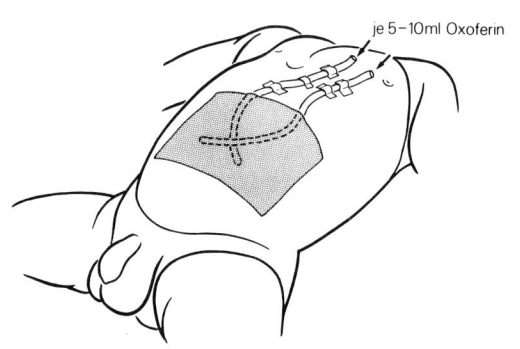

Abb. 2: Möglichkeit der eigenhändigen Applikation des Oxoferins

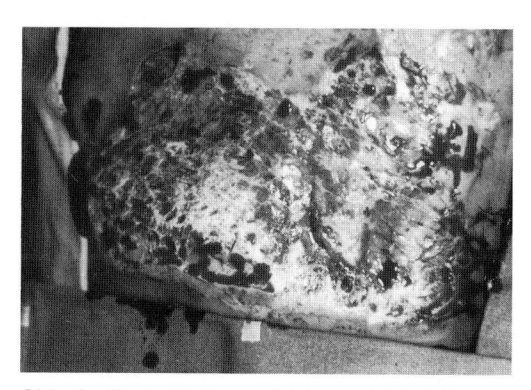

Abb. 3: $6^1/_2$-j. Mädchen, 5. Tag nach Verbrühung

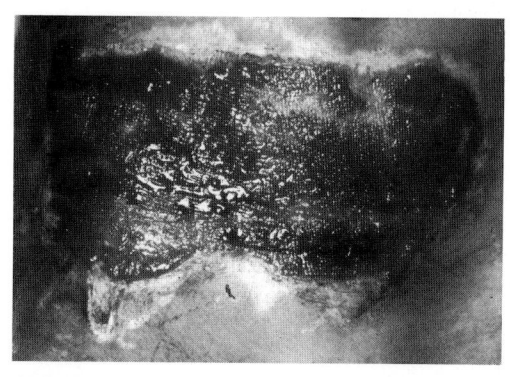

Abb. 4: $6^1/_2$-j. Mädchen (wie Abb. 3) am 16. Tag nach Verbrühung und nach 11 Tagen Oxoferin-Behandlung

Schlußfolgerung

Bei der Lokalbehandlung der Wunden mit Oxoferin steht ein weiteres Behandlungsprinzip zur Verfügung. Als besonders günstig hervorzuheben sind die schnelle Reinigung und Epithelisierung bzw. Granulation des Wundbettes und die schmerzlose Anwendung. Wir möchten es daher insbesondere zur Vorbereitung der Transplantation empfehlen.

Anschrift der Verfasser:
Dr. med. R. Ribbe
Priv. Doz. Dr. med. F. Schier
Prof. Dr. med. J. Waldschmidt
Abt. f. Kinderchirurgie
Universitätsklinikum Steglitz,
F.U. Berlin
D-1000 Berlin 45

Lokalbehandlung der Verbrennungen

K. Schaarschmidt, G. H. Willital, Münster

Sofortbehandlung

Die Lokalbehandlung der Verbrennung beginnt mit der Kühlbehandlung am Unfallort. Sie muß sofort, spätestens innerhalb der ersten 30 Minuten einsetzen und sollte ca. 15 Minuten anhalten bzw. bis die akute Schmerzhaftigkeit der erst- und zweitgradigen Verbrennungsareale nachläßt. Lemperle et al. (17) konnten zeigen, daß die Hauttemperatur 5 Minuten nach Verbrühung mit kochendem Wasser noch über 50 °C liegt. Die Letalität von drittgradig verbrühten Ratten konnte durch sofortiges Eintauchen in 20 °C kaltes Wasser von 65 % auf 2,5 % gesenkt, die Epithelialisierungsdauer von 9,3 auf 1,8 Wochen verkürzt werden. Frühes Haarwachstum war der Beweis, daß eine drittgradige Verbrennung bei allen Tieren verhindert worden war. Die Anwendung von Eiswasser wird dagegen nicht empfohlen, weil hierdurch sekundäre Gewebsschäden auftreten können (17).

Die Kühlbehandlung hat mehrere positive Wirkungen:

1. Durch Abkühlung überhitzter oberflächlicher Hautschichten und Kleidungsanteile verhindert sie eine Nachverbrennung und sekundäre Gefäßthrombosierung tieferer Haut- oder Gewebsschichten.
2. Sie wirkt antiphlogistisch, verhindert Histamin-, Bradykinin-, Prostaglandinausschüttung somit Ödem und Exsudation, beeinflußt also mittelbar die Verbrennungskrankheit.
3. Sie wirkt analgetisch und ist damit indirekt auch Schockprophylaxe (zusätzlich zu den Mechanismen unter 2.).

Diagnostik

Wie soll die Verbrennung lokal behandelt werden: Primäre oder sekundäre Nekrosenabtragung mit primärer oder sekundärer Hauttransplantation, offene oder geschlossene Behandlung, Salben oder Grob'sche Gerbung? Wesentlich für diese Entscheidung sind Lokalisation, Ausmaß und Tiefe der Verbrennung unter Berücksichtigung der Unfallanamnese, der Sensibilität und der Abheilungsdauer. Bei der ersten Untersuchung wird das Ausmaß der Verbrennung oft über- die Tiefe aber meist unterschätzt.

Anamnestisch weisen Stromverbrennungen oder Sturz in heiße Flüssigkeiten auf drittgradige, Explosionsverletzungen ohne direkten Flammenkontakt an Gesicht und Kopf häufig nur auf zweitgradige Verbrennung oder drittgradige Einsprengungen in einer flächig zweitgradigen Verbrennung.

Gleiche Temperatur und Einwirkdauer können an Stellen mit dünner Haut wie Beugeseiten von Gelenken schon drittgradige Verbrennungen hervorrufen, während an benachbarten Stellen mit dicker Haut z. B. Gesäß, Rücken, Nacken noch nicht die gesamte Hautdicke erfaßt ist. Hautblässe bei begleitender Anämie kann zur Fehldiagnose drittgradiger Verbrennungsareale führen.

Die Sensibilität ist kein untrügliches Zeichen, sie kann bei zweitgradiger Verbrennung aufgrund eines hochgradigen Ödems fehlen und nach dessen Abklingen wiederkehren.

Welche diagnostischen Hilfsmittel gibt es zur Abklärung der Verbrennungstiefe besonders zur

Unterscheidung zwischen oberflächlichen und tiefen zweitgradigen Verbrennungen (18)?
Die Scintigraphie ist bei Kindern verlassen auch Vitalfärbung z.b. mit Disulphinblau, wird selten angewandt. Einen Fortschritt hat die tangentiale Abtragung nach Janzekovic (14) gebracht, möglicherweise auch die Abschleifmethode (10, 14). Zwei erfolgversprechende Verfahren bieten neue Ansätze:

1. Die Laserdopplerflowmetrie, ein Verfahren, das die Durchblutung der tiefen Dermisschichten mißt durch Reflektion eines 2 mW-He-Ne-Lasers (632 nm Wellenlänge) durch die verbrannte Haut. Bewegte Strukturen wie Erythrocyten bewirken bei dem reflektierten Licht nach dem Doppler-Effekt eine Frequenzverschiebung (Farbänderung). Leider ist die Treffsicherheit für die wichtigen tiefen zweitgradigen Verbrennungen nur 76%, während sie für drittgradige und oberflächlich zweitgradige Verbrennungen 97–100% beträgt (19).
2. Ähnlich ist die Situation bei der Thermographie, die eine höhenlinienartige Temperaturlandkarte der verbrannten Areale darstellt. Sie wird bei uns bisher allerdings erst experimentell eingesetzt und ist im Moment für den Routineeinsatz noch zu umständlich.

Retrospektiv offenbart der Heilungsverlauf den Verbrennungsgrad: Epithelialisiert der Defekt nach ein bis zwei Wochen, so lag eine oberflächlich zweitgradige Verbrennung vor, dauert die Abheilung drei bis sechs Wochen, so war sie tief zweitgradig, eine drittgradige Verbrennung über 2 cm Durchmesser epithelialisiert überhaupt nicht spontan, während kleinere drittgradige Verbrennungen, die in zweitgradige Areale fleckförmig eingestreut sind, sich ganz zufriedenstellend überhäuten können.
Diese Erkenntnis kommt für die Lokalbehandlung zwar zu spät, ist aber bei der Entscheidung für oder gegen Keloidprophylaxe (s.u.) von ganz entscheidender Bedeutung.

Allgemeine Lokalbehandlung

Die Verbrennungswunde ist durch die Hitzeeinwirkung initial steril. Priorität aller Lokalbehandlung ist deshalb die Infektionsprophylaxe. Am Unfallort werden alle verbrannten Areale steril abgedeckt. Im OP werden alle Kleidungsreste entfernt, die Wunde wird in Betaisodonalösung mechanisch gereinigt, Brandblasen abpunktiert oder eröffnet ohne sie abzutragen, ausgiebige Wundabstriche werden aus den verschiedenen Verbrennungsarealen entnommen.
Die antiseptische Behandlung muß sofort einsetzen und ermöglicht durch hohe lokale Konzentrationen eine wirksame Keimreduktion. Wird 24 Stunden mit der lokalen Antisepsis gewartet, so gibt es bereits einen nennenswerten Prozentsatz an hartnäckigen Staphylokokkenbesiedlungen (13).
Parenterale Antibiotika sind ohne Keimnachweis nicht indiziert, da die zweit- und drittgradigen Verbrennungsareale von der Zirkulation weitgehend abgeschnitten sind. Sie führen zur Selektion resistenter Stämme und erschweren die Therapie, wenn ein Keimnachweis vorliegt. Es werden alle zwei Tage Wundabstriche entnommen, um gegebenenfalls gezielt nach Austestung behandeln zu können.
Wir geben wenn möglich der offenen Behandlung den Vorzug, bei ambulanter Behandlung sind geschlossene Verbände meist unumgänglich. Extensionen an den Extremitäten können bei der offenen Behandlung helfen, sollten bei Kindern aber allenfalls über Radiusspickdraht oder Adhäsionsverbände laufen. Eine Hochlagerung muß als Ödemprophylaxe für alle verbrannten Extremitäten, vor allem die Hände, gefordert werden. Bei zirkulären tiefen Verbrennungen von Rumpf und Extremitäten sind oft Entlastungsschnitte und ausgedehnte Fascienspaltungen zur Behandlung von Kompartmentsyndromen erforderlich. Wichtig ist Kontrakturprophylaxe so früh wie möglich durch Schienen (8, 15) besonders für die Hände und zur Spitzfußprophylaxe und frühstmögliche aktive Mobilisation aller erreichbaren Gelenke.
Eine gute Alternative in der Lokalbehandlung von schweren Verbrennungen und zur Dekubi-

tusprophylaxe sind Clinitronbetten, in denen die Patienten auf warmluftdurchfluteten Keramikperlen (700 kg/Bett) förmlich schwimmen. Berücksichtigen muß man den erheblichen Flüssigkeitsverlust durch den ständigen Warmluftstrom, bei älteren Kindern bis drei Liter. Störend empfinden manche kleinere Kinder das Gefühl der Schwerelosigkeit und die Tatsache, daß sie völlig flach liegen müssen, ohne daß Kopf- oder Fußende zum Essen oder bei Besuch hochgestellt werden können (20).

Antiseptika zur Lokaltherapie (Tab. 1)

Für oberflächlich zweitgradige Verbrennungen sind antiseptische und adstringierende Lösungen besonders geeignet. Polyvidon-Iod (PVP, Betaisodona-Lsg.®), Merbromin (Mercurochrom®) und Phenyl-Hg(II)acetat (Merfen®) werden verwendet. Bei großen zweitgradigen Verbrennungsarealen kann es zu massiver systemischer Resorption von Iod bzw. Quecksilber kommen. Diese Lösungen werden alle 2 Stunden aufgetragen. Grob hat eine Dreistufenbehandlung: mechanische Reinigung mit PVP-Lsg., 5%iger Tanninlsg. und 10%iger Silbernitratlsg., die eine Infektion des Schorfes für mehrere Wochen verhindern soll, als Gerbung bezeichnet.

Bei oberflächlich zweitgradigen Verbrennungen wächst unter dem Gerbschorf nach ca. 10 Tagen das neue Epithel; bei tief zweitgradigen lassen sich Nekrose und Gerbschorf gut als gemeinsame Schicht abheben, was sofort in die richtige Abtragungsebene führt (11).

Silber hat eine gute antiseptische Wirkung, die auf einer Bindung an OH-Gruppen mit irreversibler Verkettung der bakteriellen DNA-Stränge beruht, und durch «unzipping» die Replikation bzw. Proliferation der Bakterien verhindert. Silberionen reagieren aber auch mit Halogenen, SH-Gruppen und Proteinen des Verbrennungsexudates, so daß sie ständig verbraucht werden. Deshalb müssen bei der reinen Silbernitratbehandlung die Verbände ständig feucht gehalten werden, was die an sich wirkungsvolle Behandlung sehr aufwendig macht, abgesehen von lästiger Schwarzfärbung der Wäsche.

Sulfamylonsalbe, von Lindberg eingeführt, enthält ein schwach bakteriostatisches Sulfonamid in sehr hoher Konzentration (11,4%). Die Salbe brennt deshalb und begünstigt massive Resorption der gut wasserlöslichen Substanz, die als Carboanhydrasehemmer wirkt. Die Folge sind immer wieder Acidosen, mit Hyperventilation, die gelegentlich zum Präparatwechsel zwingen. Die Salbe ist allerdings mit gutem Erfolg tagsüber eingesetzt worden, wenn nachts auf Silbersulfadiazin gewechselt wurde.

Die Keimreduktion durch diese Kombination übertraf sogar Silversulfadiazin (Flammazine Creme®) allein, ein Präparat, das aus der Kombination von Silber und Sulfonamid entstand (keine Schwarzfärbung). Es ist fast wasserunlöslich weil es Sechserpolymere bildet, so daß nur 5–8% des Sulfadiazins und weniger als 1% des Silbers resorbiert werden. Dafür erreicht

Tab. 1: Verschiedene Antiseptika zur Lokaltherapie und ihre Nachteile

Silbernitratlsg.	ständig Verbandbefeuchtung, Schwarzfärbung
Sulfamylonsalbe	Resorption- Acidose- brennbar
Silbersulfadiazin	2-5% Allergien- selten rev. Leukopenie
Gentamycinsalbe	häufige Erregerresistenzen
Polyvidon-Jod-Lsg.	Große Flächen- Iodresorption- brennt
Merbromin- Lsg.	Große Flächen- Quecksilberresorption

Tab. 2: Ergebnisse mit verschiedenen Lokalantiseptika bei Verbrennungen im Kindesalter Erlangen/Münster (1970–1988)

	Nachunters. n (J)	%KOF	I°	II°	III°	Ergebnisse in %* 1	2	3	4
Sulfamylon	106 (9,3)	29 %	23 %	62 %	15 %	36	42	10	12
Ag-Sulfadiazid	86 (7,8)	32 %	22 %	60 %	18 %	37	43	12	8
Polyvidon-Iod	91 (4,3)	30 %	22 %	64 %	14 %	40	48	9	3

* 1 = leichte nicht erhabene Narbe
2 = deutliche nicht erhabene Narbe
3 = dicke prominente Narbe
4 = dicke Narbenplatte oder Kontraktur

die lokale Konzentration das 20–1000fache der minimalen Hemmkonzentration aller gängigen Verbrennungskeime einschließlich Candida und Herpes-simplex-Virus. Es wurde deswegen auch bei Fingerkuppenverletzungen und lokal bei Sekundärheilungen nach Bauch-, Thorax- und Gefäßeingriffen mit offensichtlich gutem Erfolg verwendet (2, 9). Nebenwirkungen sind Allergien in 2–5% und seltene reversible Leucopenien. Es ist weltweit das gebräuchlichste Lokaltherapeutikum bei Verbrennungen, so daß es neuerdings auch resistente Pseudomonasstämme gibt.

Deshalb wurde das Sulfonamid jetzt mit neuen Schwermetallen kombiniert. Die Erfahrungen mit den Präparaten Ce-sulfadiazin und Zn-sulfadiazin sind ermutigend, allerdings noch recht begrenzt (13).

Eine völlige Neuentwicklung ist die Kopplung von Silber an Nalidixinsäure. Diese neuen Silbernalidixate bilden auch Polymere und sind offenbar gegen alle silbersulfadiazinresistenten Pseudomonadenstämme wirksam.

Gentamycinsalbe wirkt eher schlechter als Silbersulfadiazin und führt in einem hohen Prozentsatz zu Resistenzentwicklungen.

Im eigenen Krankengut (Tab. 2) sahen wir für die drei Lokaltherapeutika Sulfamylonsalbe, Silbersulfadiazin (Flammazine Creme®) und Polyvidon-Iod (PVP, Betaisodona-Lsg.®) in vergleichbaren Patientengruppen von je knapp 100 Kindern in den Spätergebnissen keinen nennenswerten Unterschied. In der zweiten Spalte ist der Anteil der Körperoberfläche für alle drei Verbrennungsgrade angegeben, dahinter ihr prozentualer Anteil. Die Bewertung der Narbenverhältnisse erfolgte in vier Stufen von kaum sichtbar bis zum wulstigen Keloid. Alle drittgradigen Verbrennungen wurden primär exzidiert und spalthauttransplantiert. Postoperativ erhielten die Kinder eine Kompressionsbehandlung anfangs mit Binden später mit Kompressionsanzügen.

Lokalchirurgische Behandlung

Gerbung und Silbersulfadiazinsalbenbehandlung sind ideal für oberflächlich zweitgradige Verbrennungen. Eindeutig drittgradige und, wenn die Diagnose feststeht, auch tief zweitgradige Verbrennungen sollten früh excidiert werden. Der Brandschorf ist in der Regel für die ersten 3–5 Tage keimarm, darauf beruht das Konzept der Frühexcision in diesem Zeitraum, um einem Wundinfekt zuvorzukommen. Sie ist absolut indiziert bei allen eindeutig dritt- bis tief zweitgradigen Verbrennungen des Gesichts und der Hände, relativ indiziert bei gelenkübergreifenden tiefen Verbrennungen und im Bereich des Halses. Problem ist der erhebliche Blutverlust, der dieses Verfahren auf 10–15 (höchstens 20%) der Körperoberfläche begrenzt.

Das gleiche gilt für die Dermabrasio, mit der wir keine eigenen Erfahrungen haben (10). Einschränkend muß gesagt werden, daß die Autoren überwiegend kleinere Verbrennungen behandelt haben: bei 77% der Kinder Verbrennungen unter 10% und nur bei drei Prozent der

Kinder Verbrennungen von mehr als 20%. Ob innerhalb der ersten 6–12 Stunden wirklich kein vitales Gewebe mit abgeschliffen wird, muß bezweifelt werden. Unbefriedigend ist, daß keine Nachbehandlung durch Kompression erfolgte (10).

Randall empfahl die Primärexcision mit der Diathermie (22), wodurch aber Nekrosen gesetzt werden, die sich vor allem paravasal weit in die Tiefe fortsetzen. Besser ist die Laserexcision – ursprünglich mit dem CO_2-Laser, jetzt aber durch Saphirspitzen im Kontaktverfahren mit Ne-Yag-Lasern. Der Nekrosesaum liegt dabei nach Wallwiener zwischen 0,1 und 0,2 mm, so daß maximal 40–45% der Körperoberfläche excidiert werden können (27). Ein anderer Weg – allerdings nur an den Extremitäten – ist die Nekrosektomie in Blutsperre – Nachteil: schlechtere Beurteilbarkeit der Vitalitätsgrenzen, weil die Blutung als Kriterium fehlt (3).

Wenn die excidierten Flächen nicht zu groß sind, sollte primär Spalthaut in Streifentransplantaten verpflanzt werden. Sie gibt erheblich bessere funktionelle und kosmetische Ergebnisse als meshgraft, das so wenig wie nötig verwendet werden soll, möglichst nur an großen, meist bekleideten Flächen des Rumpfes. Die Ergebnisse nach Spalthauttransplantation sind so gut, daß sie selbst im Gesicht und an den Händen der Vollhauttransplantation gleichwertig sind (21).

Es sollte hier allerdings dicke Spalthaut verwandt werden; um Narbenhypertrophie bzw. Keloide zu vermeiden kann auf die Entnahmestellen dann sehr dünne Spalthaut der Gegenseite transplantiert werden. Außerdem sollte darauf geachtet werden, daß die Spalthauttransplantate «zu groß» gewählt werden. Dadurch überragen sie am Rand die gesunde Haut, was häßliche Randkeloide nach Transplantatschrumpfung vermeidet – überstehende Spalthautreste fallen nach Abheilung ab oder können problemlos scharf abgetragen werden. An den Händen hat sich das Ankleben der Spalthaut mit Fibrinkleber bewährt, allerdings nicht aus der Mischspritze sondern so, daß die Fibrinogenkomponente auf das Wundbett, die Thrombin/Faktor-XIII-Komponente auf die Spalthaut aufgetragen wird. Dieses Vorgehen gibt mehr Zeit für eine optimale Transplantateinpassung.

Hautersatz

Da die Spalthautentnahme nach ausgedehnter Nekrektomie einerseits zusätzliche Operationsbelastung und Blutverlust bedeutet, andererseits der Wundgrund oft noch nicht optimal gereinigt ist, ist die vorläufige Deckung mit Hautersatzmaterialien oft sinnvoll. Sie schafft Schmerzfreiheit, erlaubt frühzeitige Mobilisation und verhindert unnötigen Verlust wertvoller Spalthauttransplantate durch unzureichendes Wundbett. Wenn der Hautersatz «angeht», ist auch das Wundbett für Eigenspalthaut optimal vorbereitet. Welche Anforderungen muß man an einen optimalen Hautersatz stellen (1)? Er muß möglichst viele Funktionen der gesunden Haut erfüllen, wie Infektionsschutz, Schmerzfreiheit, Haftung bei Mobilisation, Schutz vor Protein-, Elektrolyt- und Wasserverlust.

Der beste Hautersatz ist homologe Spalthaut steril entnommen von freiwilligen Spendern (meist 6 dünne Spalthautstreifen von beiden Oberschenkeln), Operationsresektaten (Mamma- oder Bauchdeckenreduktionsplastiken) oder großflächig von Leichen. Bei Aufbewahrung in flüssigem Stickstoff ($-196\,°C$) bleibt die Vitalität der Zellen über Jahre erhalten. Normalerweise kommt es innerhalb von 14 Tagen zur vollständigen Abstoßung homologer Spalthaut so daß sie nach maximal 6 Tagen gewechsel werden muß. Bei guter HLA-Kompatibilität (z. B. Lebendspende der Eltern) kann das Homotransplantat allerdings für 2–4 Wochen (–80 Tage) angenommen werden. Durch Gefriertrocknung (Lyophilisierung) kann Spalthaut bei Raumtemperatur aufbewahrt werden, verliert aber ebenso wie bei tiefgekühler Aufbewahrung ($-35\,°C$) an Untergrundhaftung durch Verlust der Vitalität (1, 3, 25, 28).

Sie ist dann nur biologischer Wundverband ebenso wie heterologe Transplantate, von denen lyophilisierte Schweinehaut am gebräuchlichsten ist. Sie muß alle 2–3 Tage erneuert werden, was aber schmerzlos und ohne Anästhesie möglich ist. Wir haben sie bei einem

Kind mit 90% Verbrennung mit Erfolg eingesetzt, dieses Kind aber durch Sepsis verloren. Weniger gebräuchlich sind DNA-präparierte fötale Kalbshaut, die ähnliche Indikationen hat. Bovine Kollagenmembran hat gute Haftung aber mangelnden Infektionsschutz und unzureichende Elastizität, so daß Physiotherapie erschwert ist. Wenn reichlich zu gewinnen, kann man auch humane Choriontransplantate als biologischen Verband benützen, die allerdings relativ schnell austrocknen und häufig gewechselt werden müssen.

Schließlich sind künstliche Formen des Hautersatzes auf Polyurethanschaumbasis z.B. Epigard® oder Syspur-Derm® entwickelt worden. Die Wasserdampfdurchlässigkeit ist gut, die Untergrundhaftung an Unebenheiten oder bewegten Gelenken unzureichend, so daß ein zusätzlicher Verband fast immer erforderlich ist. Die Kunsthaut wird nach 3–4 Tagen gewechselt, was aber schmerzhaft und bei großen Flächen nur in Narkose möglich ist. Der Wundgrund wird durch Kunsthaut in der Regel sehr sauber und gut für Autotransplantate vorbereitet.

Die Indikation für Homo-, Heterotransplantate oder Kunsthaut sind extreme Verbrennungen, um Zeit zu gewinnen bis die wenigen Entnahmestellen für wiederholte Entnahmen geeignet sind. In diesen Situationen hat sich die in China entwickelte Mischhauttransplantation bewährt, die im Gegensatz zu Meshgraft (max. 1:6) eine Vermehrung der Eigenhautfläche bis zum Faktor 1:300 erlaubt. In präformierte Perforationen eines möglichst HLA-kompatiblen, frischen Homotransplantates werden dabei im Abstand von 15–35 mm kleine Eigenspalthautinseln von 2–4 mm Durchmesser eingelegt (entsprechend Vermehrung der Eigenhaut von 1:56 bis 1:306). Nach 14 Tagen wird die Epidermis des Homotransplantates abgestoßen und bei erhaltenem homologen Corium von den Eigenhautinseln her überhäutet (11, 23).

Keloidprophylaxe

Teil der Lokalbehandlung jeder Verbrennung ist die Prophylaxe hypertropher Narben und Keloide, die bei Kindern deutlich häufiger und in schwereren Form auftreten als bei Erwachsenen. Prädisponiert sind dunkler Hauttyp und weibliches Geschlecht. Keloide kommen nicht nur bei drittgradigen sondern genauso bei tief zweitgradigen Verbrennungen vor. Die prophylaktischen Maßnahmen bei der chirurgischen Behandlung wurden bereits erwähnt (Tab. 3).

Immer wieder werden Lokaltherapeutika empfohlen. Das Auflegen corticoidhaltiger Trägerfolien (z.B. Sermarka Folie® – Fludroxycortid 4 µg/cm^2) z.B. im Gesicht muß streng indiziert

Tab. 3: Lokale Maßnahmen zur Prophylaxe von hypertrophen Narben und Keloiden

- Excision und Transplantation tief II° Verbrennungen

- Streifentransplantate - möglichst wenig mesh graft

- Transplantate "zu groß", am Rand überstehen lassen - v. a. Gesicht

- Schienenbehandlung zur Kontrakturprophylaxe - aktive Mobilisation

- Kompressionsanzüge nach Epithelialisierung - 24h - 1 bis 2 Jahre

- Gesicht: Plastikkompressionsmasken - ausnahmsweise Kortikoidfolien

- Bei Korrektur intramarginale Excision od. Abrasio und Spalthaut

beim Kind nie Radiatio !!!

werden, führt aber mindestens genauso zur Abblassung wie Triamcinoloninjektion. Kritiker dieser Therapie führen allerdings an, daß Kortikoide das Keloid selbst nicht beeinflussen, sondern daß es nur durch die kortikoinduzierte Hautatrophie einsinkt und sich nach deren Rückbildung in ein bis zwei Jahren wieder hebt.

Die Radiatio beim Keloid ist unserer Ansicht nach beim Kind kontraindiziert! Wir haben 15–20 Jahre nach auswärtiger Keloidbestrahlung in mehreren Fällen Plattenepithelkarzinome und auch zwei Schilddrüsencarcinome beobachtet.

Einer Salbe aus Heparin und Allantoin in wasserlöslicher Grundlage (contractubex compositum®) wird eine Wirkung im Okklusivverband und bei 3 × täglichem Einmassieren zugeschrieben. Chadzynska (4) berichtet allerdings nur eine maximal 25–50%ige Abflachung und eine deutliche Verbesserung des Effektes wenn gleichzeitig Druck angewandt wurde. Unserer Ansicht nach ist hier wie bei der Narbendruckmassage Druck die entscheidende Komponente.

Er wird am zuverlässigsten kontinuierlich mit Kompressionsanzügen nach Maß ausgeübt bzw. entsprechenden Teilen davon für verschiedene Körperteile (Abb. 1). Nach Eckert ist die Wirkung der Kompressionsanzüge unter sechs Jahren am besten, an den Händen ist die frühzeitige Schienenbehandlung aber für die Funktion entscheidend (6). Kompressionsanzüge, und Schienenbehandlung müssen frühstmöglich eingesetzt werden und können nach Larson (16) mindestens 50% der späteren Sekundäreingriffe einsparen. Die Kompressionsbehandlung ist die wirksamste Einzelmaßnahme zur Keloidprophylaxe und muß sofort nach abgeschlossener Epithelialisierung begonnen werden – ggf. können granulierende Restinseln unter dem Kompressionsanzug mit Kompressen abgedeckt werden. Die Anzüge müssen 24 h

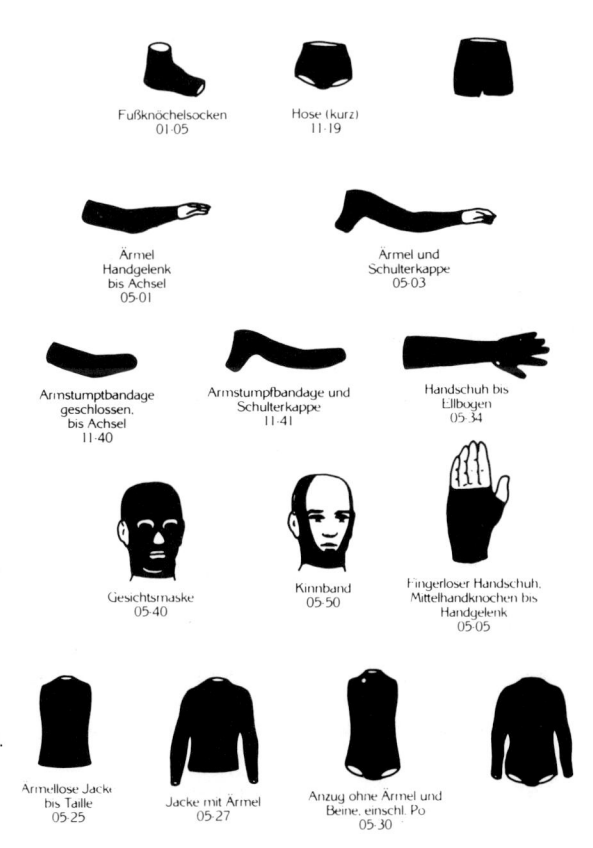

Abb. 1: Kompressionsanzüge nach Maß bzw. entsprechende Teilbandagen davon für verschiedene Körperteile (Herstellung: z. B. Firmen Jobst bzw. Zorn)

getragen werden, weshalb wir immer 2–3 Anzüge verschreiben. Der Sitz der Kompressionsanzüge muß anfangs monatlich schließlich vierteljährlich kontrolliert werden um bei Herauswachsen sofort neue Anzüge anmessen zu können. Von einer Behandlung unter 9 Monaten ist kein Effekt zu erwarten, die Regel sind 1–2 Jahre. Nach völliger Narbenabblassung soll der Kompressionsanzug noch $^1/_4$ Jahr nachts getragen werden. Die Compliance der Kinder ist erstaunlich gut, weil es schnell zur Gewöhnung kommt und die Kompression den Juckreiz der Keloide nimmt. Im Sommer ist Schwimmen mit dem Kompressionsanzug erlaubt. Schwierig ist die Kompression rumpfnaher Beugefalten und des Gesichts. Sie läßt sich aber durch eingearbeitete Pelotten auf die wirksame Höhe von 20 mm Hg steigern (6, 7, 12, 16, 20).

Le Coultre und Graber (5) beschrieben durchsichtige Plastik-Masken, die sich den Gesichtskonturen offensichtlich besser anpassen lassen und empfahlen zusätzlich Silikonhandschuhe und -stiefelchen zur Keloidprophylaxe an den Extremitäten, vor allem bei Kleinkindern. Die Gesichtsmasken sind gut wirksam, führen aber zu unangenehmem Schwitzen durch das wasserundurchlässige plexiglas-ähnliche Material. Mit den Silikonhandschuhen und -stiefeln haben wir keine eigenen Erfahrungen.

Nach Abschluß der Kompressionsbehandlung muß mit keiner erneuten Hypertrophie mehr gerechnet werden.

Das Spektrum sekundärer chirurgischer Korrekturmaßnahmen selbst bei ausgedehnten Gewebedefekten, Restkeloiden und Kontrakturen hat sich mit Gewebeexpandern, lokal gestielten und freien myocutanen bzw. neurovasculären Lappen im letzten Jahrzehnt erheblich erweitert (8, 17).

Diskussion

Die Kühlbehandlung der Verbrennung ist ebenso wirksam wie unumstritten. Sie begrenzt das Ausmaß der Verbrennung und mildert den Ablauf der Verbrennungskrankheit (17). Die Diagnose der Verbrennungstiefe vor allem die sichere Abgrenzung oberflächlich zweitgradiger von tiefen zweitgradigen Verbrennungen ist auch für den Erfahrenen gelegentlich ein unlösbares Problem. Die tangentiale Abtragung nach Janzekovic (14) möglicherweise auch die Abschleifmethode (10, 14) haben hier weitergeholfen. Es bleibt abzuwarten, ob Laserdopplerflowmetrie und Thermographie hier in Zukunft einen Durchbruch ermöglichen.

Bei der Lokalbehandlung waren in den eigenen Nachuntersuchungen keine unterschiedlichen Auswirkungen auf das Spätergebnis erkennbar.

In der chirurgischen Behandlung ist die Primärexcision tiefer Läsionen Standard, Laserchirurgie und Blutsperre helfen den Blutverlust begrenzen (3, 27). Beim Hautersatz hat vor allem die chinesische Methode der Mischhauttransplantation, die eine Vermehrung der Eigenhautfläche bis zum Faktor 1 : 300 erlaubt, die Möglichkeiten bei extrem ausgedehnten Verbrennungen erweitert (11, 23).

Immer noch nicht konsequent genug genutzt werden vielerorts die Möglichkeiten der Keloid- und Kontrakturprophylaxe vor allem Kompressionsanzüge und frühzeitige Schienenbehandlung während die intensive Krankengymnastik sich offensichtlich allgemein durchgesetzt hat (15, 16, 20, 26). Dagegen sollten topische Medikamente sehr zurückhaltend beurteilt werden – für die Radiatio des Keloids gibt es beim Kind keine Indikation (4, 24).

Zusammenfassung

Insgesamt werden die funktionellen und ästhetischen Ergebnisse nach Brandverletzungen wesentlich durch die Qualität der Lokalbehandlung bestimmt. Bei sofortiger Kaltwasserbehandlung, frühzeitiger Anwendung von Lokalantiseptika, primärer Excision sicher tiefer Verbrennungen und absolut konsequenter Kompressionsbehandlung müssen Verbrennungsfolgen bei den Kindern kein so ausgeprägtes Stigma mehr hinterlassen wie noch vor 10–20 Jahren.

Literatur

1. ALSBJÖRN, B.: In search of an ideal skin substitute. – Scand. J. Plast. Reconstr. Surg. 18: 127–133 (1984)
2. BOER, P. DE, COLLINSON, P. O.: The use of silver sulfadiazine occlusive dressings for finger-tip injuries. – J. Bone Joint Surg. 63-B: 545–547 (1981)
3. BRANDT, K. A.: Widerherstellung bei Brandverletzungen. – Langenbecks Arch. Chir. 364: 229–232 (1984)
4. CHADZYNSKA, M.: Treatment of keloids developed in burn wounds with contractubex compositum® Merz ointment. – Przeglad Derm. 74: 55–60 (1987)
5. LE COULTRE, C., GRABER, A.: The use of plastic face masks and silicone gloves and boots as alternative to compression suits for treating hypertrophic scars. – Z. Kinderchir. 40: 221–223 (1985)
6. ECKERT, P., HÖCHT, B., WOIDICH, J.: Spätergebnisse bei Kompressionsbehandlung bei tief zweit- und drittgradigen Verbrennungen. – Langenbecks Arch. Chir. 364: 241–244 (1984)
7. ENGRAV, L. H., GOTTLIEB, J. R., MILLARD, S. P., WALKINSHAW, M. D., HEIMBACH, D. M., MARVIN, R. M.: A Comparison of intramarginal and extramarginal excision of hypertrophic burn scars. – Plast. Reconstr. Surg. 81: 40–45 (1988)
8. FLEEGLER, E. J., YETMAN, R. J.: Rehabilitation after upper extremity burns. – Orth. Clin. North Am. 14: 699–718 (1983)
9. FOX, C. L.: Topical therapy and the development of silver sulfadiazine. – Surg. Gynecol. Obstet. 157: 82–88 (1983)
10. GRÜSSNER, R., HOFMANN-V. KAP-HERR, S., WINKLER, M., PIEPER, W. M., KUHNERT, A.: Spätergebnisse nach zweit- und drittgradigen Verbrennungen im Kindesalter unter besonderer Berücksichtigung der Abschleifmethode nach Lorthoir und Thielen. – Monatsschr. Kinderheilk. 134: 89–95 (1986)
11. HETTICH, R., KOSLOWSKI, L.: Frühbehandlung der Brandwunden. – Langenbecks Arch. Chir. 364: 205–211 (1984)
12. HÖCHT, B., KLAUE, P.: Nachbehandlung von Verbrennungen und Verbrühungen im Kindesalter mit Kompressionsanzügen. – Chir. Praxis 26: 477–482 (1979)
13. HOFFMANN, S.: Silver sulfadiazine: an antimicrobial agent for topical use in burns. – Scand. J. Plast. Reconstr. Surg. 18: 119–126 (1984)
14. JANZEKOVIC, Z.: The burn wound from a surgical point of view. – J. Trauma 15: 42–61 (1975)
15. LÖTI, J., SAUR, I., POCHON, J. P.: Isolierte Verbrühungen und Verbrennungen an Händen im Kleinkindesalter. – Z. Kinderchir. 39: 320–323 (1984)
16. LARSON, D. L., ABSTON, S., EVANS, E. B., DOBRKOVSKY, M., LINARES, H. A.: Techniques for decresing scar formation and contractures in the burned patient. – J. Trauma 11: 807–823 (1971)
17. LEMPERLE, G., KÖHNLEIN, H. E., KANNEN, W. V.: Die Kaltwasserbehandlung frischer Verbrennungen. – Arch. klin. Chir. 329: 898–899 (1971)
18. LYNCH, J. B.: Thermal Burns. In: GRABB, W. C., SMITH, J. W. (Eds.): Plastic Surgery. Little, Brown & Co., Boston, pp. 443–496 (1979)
19. MICHEELS, J., ALSBJÖRN, B., SOERENSEN, B.: Clinical use of Laser doppler flowmetry in a burns unit. – Scand. J. Plast Reconstr. Surg. 18: 65–73 (1984)
20. NOERMOELLE, E., STORM, H.: Five years experience with the air-fluidized bed in the care of burn patients. – Scand. J. Plast. Reconstr. Surg. 18: 149–151 (1984)
21. PENSLER, J. M., STEWARD, R., LEWIS, S. R., HERNDON, D. N.: Reconstruction of the burned palm: Full-thickness versus split-thickness skin grafts-long term follow-up. – Plast Reconstr. Sirg. 81: 46–49 (1988)
22. RANDALL, J. L., QUINBY, W. C.: Electrosurgical Excision of fullthickness burns. – Arch. Surg. 110: 191–194 (1975)
23. SCHWEIZER, P., REIFFERSCHEID, P.: Besonderheiten bei Verbrennungen im Kindesalter. – Langenbecks Arch. Chir. 364: 233–237 (1984)
24. STEIN, G.: Das Keloid – Gedankengänge zur Therapie. – Fortschr. Med. 93: 1107–1112 (1975)
25. THOMSEN, M.: Verbrennungswunden. – Zbl. Chir. 99: 1098–1100 (1974)
26. TOERRING, S.: Our Routine pressure treatment of hypertrophic scars. – Scand. J. Plast. Reconstr. Surg. 18: 135–137 (1984)
27. WILLITAL, G. H.: Verbrennungen. In: WILLITAL, G. H. (Hrsg.): Definitive chirurgische erstversorgung. Urban & Schwarzenberg, München, S. 83–97 (1989)
28. ZELLNER, P. R.: Örtliche Behandlung frischer Verbrennungen. – Arch. klin. Chir. 329: 889–898 (1971)

Anschrift der Verfasser:
Dr. med. K. Schaarschmidt
Prof. Dr. med. C. H. Willital
Kinderchirurgische Klinik
der Universität Münster
D-4400 Münster

Möglichkeiten der ambulanten Therapie

Möglichkeiten und Grenzen der ambulanten Therapie thermischer Verletzungen im Kindesalter

J. Meixner, Ch. Schmid, Lübeck

In der Literatur der Verbrennungsbehandlung im Kindesalter werden die Indikationen zur unbedingten stationären Behandlung stets exakt festgelegt; es ist aber nicht ohne weiteres erkennbar, wo in der Akutphase die Grenzen zu einer gefahrlosen ambulanten Therapie gezogen werden können (Abb. 1).
Daraus, daß fest umrissene Indikationsstellungen für die ambulante Therapie fehlen, könnte einerseits geschlossen werden, wie vielschichtig diese Problematik ist, andererseits aber auch, wie sehr sie möglicherweise bagatellisiert wird.

Angaben zum Erwachsenenalter sagen aus, daß 90 bis 95% thermischverletzter Patienten primär-ambulant behandelt werden; es sind dies Patienten mit weniger tiefen Verbrennungen und mit Ausdehnungen bis zu 15% der Körperoberfläche (2).
Die teilweise recht unterschiedliche kindliche Physiologie und Patho-Physiologie wie labiler Wasserhaushalt, Ödemneigung, Neigung zu erhöhten Temperaturen und die abweichenden Körper-Proportionen lassen derartige pauschale Festlegungen nicht zu.
Die Analyse von 468 Patienten unserer Klinik

Indikation	Begründung
Verbrennung II° > 10%	Kreislauf-Dekompensation Sepsis
Verbrennung III° > 5%	Hypertrophe Narbenbildung
Verbrennung d. Gesichtes d. Halses d. Hände/Füße d. Damms d. Genitalbereichs	Funktionelle Beeinträchtigung Kosmetische Entstellung
Starkstrom-Verletzungen	Kardiale Komplikationen Tiefe, oberflächlich nicht sichtbare Verletzungen Nierenversagen Sepsis
Inhalations-Verbrennungen	Respiratorische Insuffizienz
Verbrennungen mit zusätzlichen Verletzungen	Adäquate Therapie
v. a. Kindesmißhandlung	Schutz des Kindes Einleitung sozialtherapeutischer Maßnahmen

Abb. 1: Thermische Verletzungen im Kindesalter – Indikation zur stationären Behandlung
(mod. n. J. Ehrensberger)

aus den letzten 6 Jahren zeigte, daß immerhin 72% aller Kinder mit thermischen Verletzungen ambulant behandelt werden konnten; das entspricht einem stationär- zu ambulant-Verhältnis von 1:2,7 (Abb. 2).

Für den erstbehandelnden Arzt gilt es demnach, rasch festzustellen, wie mit dem verunfallten Kind zu verfahren ist. Grenzen der ambulanten Betreuungsmöglichkeit ergeben sich aus der Verbrennungsausdehnung, aus der Lokalisation und den kinderspezifischen Begleitumständen. Allgemein gelten heute Verbrennungsausdehnungen bis zu 5%, in Ausnahmefällen bis zu 10% der Körperoberfläche als ambulant behandelbar. Neben der

1. Verbrennungsausdehnung sollten aber stets zur Einschätzung der Hospitalisierungs-Notwendigkeit noch folgende wichtige Kriterien herangezogen werden:
2. die Verbrennungstiefe und Zusatzverletzungen,
3. die Verbrennungslokalisation (Gesicht, Gelenknähe, Füße, Hände, Genitale, Inhalation),
4. die Verbrennungsursache (u. a. Starkstromverletzungen),
5. das Alter und der Allgemeinzustand; auch ist
6. dem Verdacht auf Kindesmißhandlung nachzugehen.

Ist für den Erstuntersucher die Flächenausdehnung noch relativ einfach festzulegen (1% = Handinnenfläche des Kindes ohne Daumen), so stehen schon für die Beurteilung der Verbrennungstiefe keine sicheren objektiven Meßmethoden zur Verfügung; die zahlreichen Techniken, wie Infrarot-Fotografie, Thermographie, Histologie von Biopsiematerial, Vitalfärbung und Enzymaktivitätsprüfungen haben die in sie gesetzten Hoffnungen nicht erfüllt (1).

Das verläßlichste diagnostische Mittel bleibt deshalb auch heute noch die Schätzung der Verbrennungstiefe bei der Wundinspektion durch einen erfahrenen Untersucher (4).

Ist die definitive Entscheidung zur primären ambulanten Behandlung gefallen, gilt es, die Kriterien einer chirurgischen Wundversorgung unter entsprechender Analgesie mit

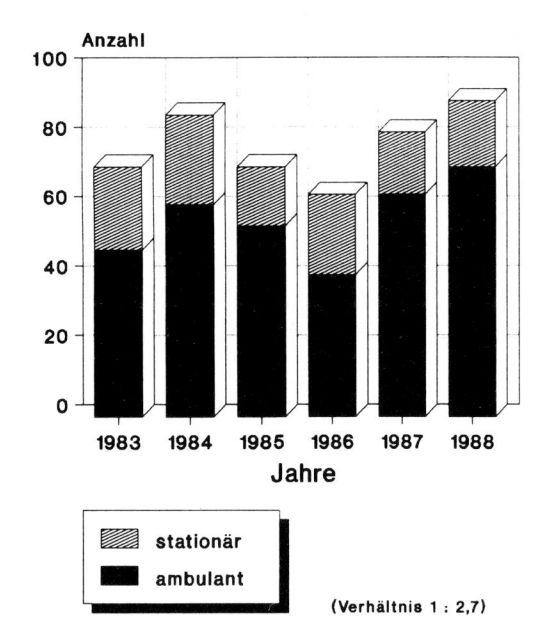

Abb. 2: Häufigkeitsverteilung von 468 thermischen Verletzungen (1983–1988)

– Wundabstrich,
– Wundsäuberung und
– Wundabdeckung

einzuhalten und ohne Zeitverzug durchzuführen.

Empfehlenswert ist die Fortführung einer begonnenen Kaltwasser-Therapie mit feuchten Tüchern, so daß eine Zeit-Dauer von 20 min erreicht wird.

In den Krankenunterlagen sind

– der genaue Unfallzeitpunkt,
– die Unfallursache (z.B. kochendes Wasser, heiße Getränke, Feuer, Öl u. a.)
– und die Notfalltherapie durch den erstbehandelnden Arzt

zu dokumentieren.

Folgendes ambulantes Wundbehandlungsschema hat sich in den vergangenen Jahren bewährt:

1. Die Sofortbehandlung beinhaltet neben der Kaltwasser-Therapie die Gabe von Analgetica, wobei wir Dolantin i. m. (1 mg/kg/KG) und Dormicum rectal (0,3 mg/kg/KG) bevorzugen.

2. Erst wenn die Kinder deutlich ruhiger und nahezu schmerzfrei sind, erfolgt nach Wundabstrich die Abtragung der Blasen und Blasenreste instrumentell und teilweise durch Abwaschen mit in verdünnter Betaisodona-Lösung getränkten Kompressen.
3. Auf die gesäuberten Wundflächen werden am Körper salbengetränkte Oleo-Tüll- oder Adaptic-Streifen aufgelegt, bewährt hat sich bei uns am besten die Betaisodona-Salbe. Für den Gesichtbereich bevorzugen wir allerdings Flammazine. Die Streifen werden mit Kompressen abgedeckt und diese geschlossene Wundbehandlung durch elastische Binden oder Fixomull gesichert.
4. Im Falle stärkerer Schmerzen oder Temperaturerhöhung geben wir den Eltern entsprechende Suppositorien mit und legen die Wiederbestellung für den ersten Verbandswechsel in der Regel nach 24 Stunden fest, ferner klären wir den bestehenden Tetanus-Schutz.

Das ausführliche Gespräch mit den oft sehr besorgten Eltern sollte die Probleme, die sich bei der häuslichen Pflege ergeben können, ansprechen. Dazu gehören Hinweise zur entsprechenden Trinkmenge, zu möglichen Nebenerscheinungen wie Temperaturerhöhungen, stärkere Schmerzen oder Erbrechen, die zu einer Wiedervorstellung des Kindes und evtl. stationären Aufnahme führen können. Die Orientierung für einen komplikationslosen Wundheilungsverlauf sollte bei 14 bis maximal 21 Tagen liegen. Erweist sich die Heilungstendenz nach 14 Tagen als schlecht, ist unbedingt die Indikation zur Wundexzision und Transplantation zu prüfen.

Bei einer Analyse unseres Krankengutes der Jahre 1983 und 1988 hinsichtlich der Altersverteilung sowie des Verhältnisses ambulant zu stationär konnte kein wesentlicher Unterschied gefunden werden (Abb. 3a u. b). Der Gipfel der Verbrennungshäufigkeit lag immer in den ersten drei Lebensjahren (1983 wurden 72 Kinder behandelt, 1988 waren es 91).

Drei ambulante Behandlungswege ließen sich im Rahmen dieser Analyse herausarbeiten:

1. die primäre und durchgehende ambulante Behandlung,
2. die primäre ambulante mit späterer stationärer Betreuung,

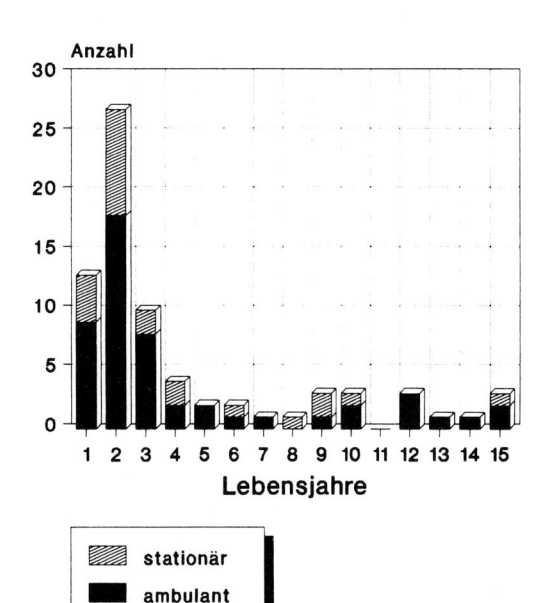

Abb. 3a: Altersverteilung von 72 thermischen Verletzungen 1983

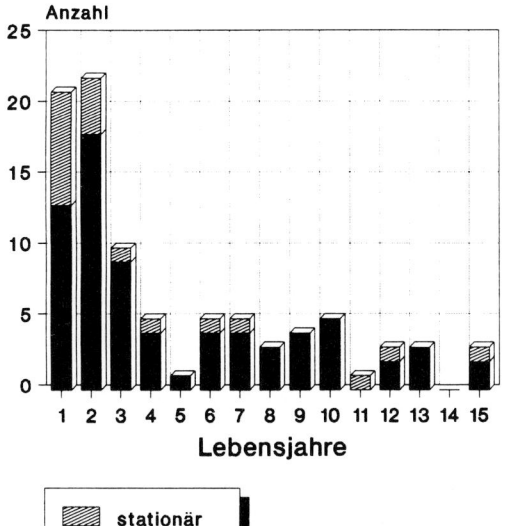

Abb. 3b: Altersverteilung von 91 thermischen Verletzungen 1988

3. die sekundäre ambulante Behandlung nach ausgedehnten und tiefen Verbrennungen.

Die erste Gruppe beinhaltete alle jene Kinder, welche Verbrennungen bis zu 10% der Körperoberfläche erlitten hatten, die nicht tiefer als II. Grades waren, deren Allgemeinzustand gut war, die keine wesentlichen Begleiterkrankungen hatten und deren Wundbehandlung keine nennenswerten Schwierigkeiten bereitete.

Die zweite Gruppe umfaßte die Kinder, welche primär als ambulant behandelbar angesehen wurden, die sich aber später aus verschiedenen Gründen einer stationären Behandlung unterziehen mußten; dazu gehörten Wundkomplikationen (beruhend auf primärer Fehleinschätzung der Verbrennungstiefe), Wundinfektionen und das Auftreten stärkerer Allgemein-Symptome. Aber auch Kinder, welche planmäßig bei kleinflächigen, tiefgradigen Verbrennungen zunächst ambulant behandelt wurden, um später nekrektomiert und transplantiert zu werden, fielen in diese Gruppe.

Die dritte Gruppe wurde von den Kindern gebildet, die teilweise langfristig primär stationär behandelt werden mußten, an denen Hauttransplantationen durchgeführt wurden und bei denen nun die Probleme der ambulanten Narbenüberwachung im Vordergrund standen.

Spontan geheilte Wunden, Transplantations- und Hautentnahmestellen sollten zunächst kurzfristig kontrolliert werden. Neben der Versorgung mit Kompressionsanzügen zur Verminderung der Keloidbildung und der physiotherapeutischen Behandlung sind Gespräche mit den Eltern über Prognose, evtl. notwendige Korrektur-Operationen, die zu erwartende kosmetische Beeinträchtigung und die psychische Führung dieser Kinder erforderlich (3).

Anschließend möchte ich einige wichtige Kriterien der ambulanten Wundtherapie zusammenfassen:

- eine systemische Antibiose haben wir ebensowenig wie häufiges Wechseln verschiedener Lokaltherapeutika durchgeführt. Eine solche Behandlung im Sinne einer Übertherapie bringt keinen Nutzen, prädisponiert eher die Wunden zu Sekundärinfektionen.

- Kleinflächige Nekrosen lassen sich konservativ durch enzymatische Behandlung oder feuchte Verbände ablösen.
- Wir empfehlen Oberflächentherapeutika, welche atoxisch, metabolisch-neutral, breit mikrobizid, wundschorfpenetrierend und ohne Antigenität sowie Resistenzbildung wirken. Beste Erfahrungen haben wir mit Polyvidon-Jod-Salben-Auflagen (Betaisodona-Salbe) am Körper und mit Sulfadiazin-Silber-Creme (Flammazine) im Gesichtsbereich gemacht.
- In seltenen Fällen verwenden wir auch prednisolonhaltige Salben (u.a. Locacorten-Schaum).

Hinsichtlich der frühen ambulanten Nachbehandlung von Verbrennungsnarben sollte noch an folgende wichtige Gesichtspunkte gedacht und diese entsprechend beherzigt werden:

- Neigung zu Wasserbläschen unter der oft sehr dünnen Epithelschicht (erreichen selten Durchmesser über 1 cm – Eröffnung, Salbenbehandlung, trockene Behandlung),
- Neigung zur Austrocknung der Haut und Keloidbildung (Fetthalten der Haut z.B. durch Lanolin, Vaseline, Nivea. Keloid-Narbenvorbeugungsversuch durch Contractubex compositum-Salbe),
- Neigung zur Hyperpigmentierung unter UV-Strahlen (daher Schutz vor direkter Sonneneinstrahlung durch entsprechende Kleidung, Sonnenschutzfaktor 15 im ersten posttraumatischen Jahr),
- Neigung zu Juckreiz (Verminderung ebenfalls durch Fetthalten der Narben, Anwendung juckreizstillender Salben).

Zur langfristigen ambulanten Nachbehandlung gehören:

1. die konservative Therapie durch Kompressions-Anzüge (Überwachung von deren Sitz und Wirkung, Veranlassung nötiger Korrekturen),
2. die Therapie durch Bandagen, Schienen und Massagen (Quengelschienen, Druckpunkt-Massagen),
3. die aktiven Übungsbehandlungen,

4. die Früherkennung evtl. notwendig werdender sekundärer chirurgisch-plastischer Korrekturen.

Literatur

1. BUGYI, S. et al.: Jodstoffwechselveränderungen bei Brandverletzten unter PVP-Jod-Oberflächentherapie. – Unfallchirurgie 11: 58–64 (1985)
2. GLENN, D., WARDEN, M.D.: Outpatient care of therminal injuries. – Surgical Clinics of North-America Vol. 67, No. 1: 147–157 (1987)
3. POCHON, J.: Verbrennungen und Verbrühungen. In: «Das verletzte Kind». G.T. Verlag Stuttgart–New York, S. 166–170, 1984
4. SCHMIDTH, K.H.: Mechanismen der thermischen Hautschädigung und ihre Wirkung auf den Flüssigkeitshaushalt. – Klinik Journal, Sonderausgabe Chirurgie 6–17 (1984)

Anschrift der Verfasser:
Dr. J. MEIXNER
Dr. CH. SCHMID
Klinik für Kinderchirurgie
der Med. Univ. zu Lübeck
Ratzeburger Alle 160
D-2400 Lübeck

Indikationen zur Hauttransplantation

W. Haße (Hrsg.), Verbrennungen im Kindesalter. Gustav Fischer Verlag · Stuttgart · New York · 1990

20 Jahre Ketamin-Diazepam-Narkosen bei Verbrennungen im Kindesalter

K. MANTEL, G. KRANDICK, München

Seit 25 Jahren gibt es Ketamin in Form von Ketalar® oder Ketanest® als neues Injektionsnarkoticum. Es ist ein dissoziiertes Anästhetikum, weil es afferente Impulse im Diencephalon und den assoziierten Bahnen der Hirnrinde blockiert, gleichzeitig aber die Funktion der Formatio reticularis im Hirnstamm erhalten bleibt. Erst die Weiterentwicklung von der Mononarkose zur Benzodiazepin-Ketamin-Kombinationsnarkose – bei uns als Ketamin-Diazepam (K-D) – hat die neue Substanz dann «salonfähig» gemacht (4).

Eigenschaften, Kontraindikationen, Indikationen

Für Verbrennungsbehandlung, als einer extrem schmerzhaften Prozedur, eignet sich Ketamin besonders, weil es nicht nur ein Hypnoticum sondern ein starkes Analgeticum ist. Außerdem stimuliert es Herz-Kreislauf und Atmung, und stabilisiert so die Vitalfunktionen, eine Eigenschaft, um es als Narkosemittel bei Unfallpatienten einzusetzen. Es kommt hierbei zu Puls- und Blutdruckanstieg (Abb. 1). Weiter erhöht dieses Narkoticum die Hirndurchblutung, den Hirndruck sowie den Augeninnendruck. Eine Studie mit endokrinen Streß-Parametern ergab vergleichbare Hormonkonzentrationen in einer Ketamin- und Halothan-Gruppe (1).

Auffällig sind weitere Hypersalivation und Alpträume sowie Halluzinationen in der Aufwachphase nach Ketamin-Mono-Narkosen. Tabellarisch können Nachteile und Kontraindikationen der Narkose den Vorteil und Indikationen wie folgt gegenübergestellt werden:

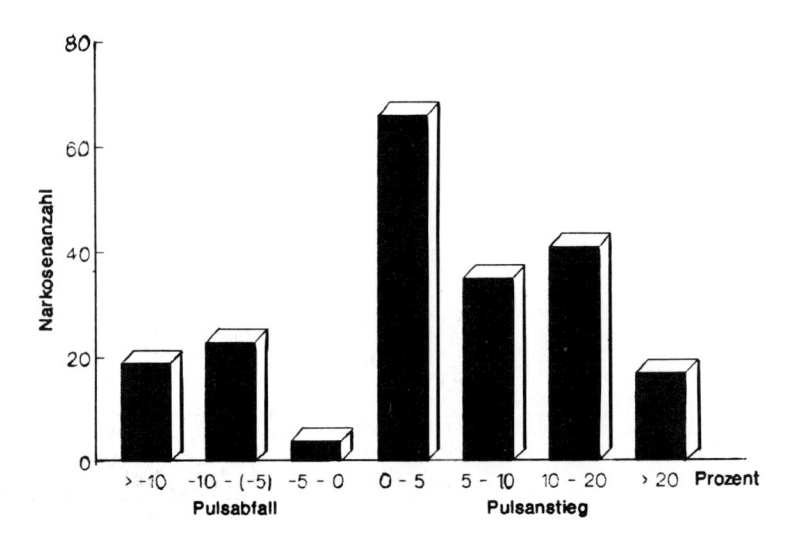

Abb. 1: Pulsabfall und Pulsanstieg bei 205 Ketamin-Diazepamnarkosen im Verlauf einer Verbrühungs- oder Verbrennungsbehandlung (modif. nach Kern 1986)

Nachteile und Kontraindikationen (K) der Ketamin-Diazepam-Narkose

1. Gesteigerte laryngeale Reflexerregbarkeit: Dadurch Risiko eines Laryngospasmus.
   K: Gesichts-Operationen ohne Intubation.
   Merke: Rachenabsaugen bei flacher Narkose kann Laryngospasmus auslösen!
2. Als Injektionsnarkose nicht, wie eine Inhalationsnarkose, ideal steuerbar.
3. Lange Aufwachphase! Somit kein Kurznarkoticum.
   K: Ambulante Eingriffe.
4. Ohne Benzodiazepine (z. B. Diazepam) unangenehmes Aufwachen: Alpträume, Halluzinationen.
5. Hypersalivation und dadurch in- und exspiratorisches Rasseln: «Unschöne» Narkose.
   K: Bronchologische Eingriffe.
6. Ketamin erhöht den intrakraniellen und intraoculären Druck:
   K: Neurochirurg. und opthalmolog. Eingriffe.
7. Atemdepression bei rascher i. v.-Bolusinjektion bei Säuglingen:
   K: Säuglings-Narkosen.

Vorteile und Indikationen (I) der Ketamin-Diazepam-Narkose

1. Einmalig intramuskulär injiziert – etwa bei «schlechten Venen» – ist in 5 Minuten das Narkose-Toleranz-Stadium erreicht und hält ca. 30 Minuten an.
   I: Verbandwechsel und gleichzeitiges Legen eines venösen Zugangs (Abb. 2).
2. Bei Nüchtern-Patienten und Eingriffen außerhalb der Gesichtsregion Narkose in Spontanatmung von Raumluft ohne Maske, ohne Intubation und ohne Beatmung.
   I: Repetitionsnarkosen: Hier muß wegen der Gewöhnung die Dosierung laufend gesteigert werden (Abb. 3 und 4).
3. Keine Nieren- oder Leberbelastung.
4. Jenseits der Säuglingsperiode große therapeutische Breite.
5. Stabilisierung von Herz-Kreislauf und Atmung.
   I: Unfallpatient.

Nach den ersten 10 Jahren mit 867 ausgewerteten Ketantest-Narkosen (2) hatten wir die nachfolgenden Dosierungen erarbeitet und konnten diese im weiteren 10-Jahresabschnitt beibehalten (Tab. 1).

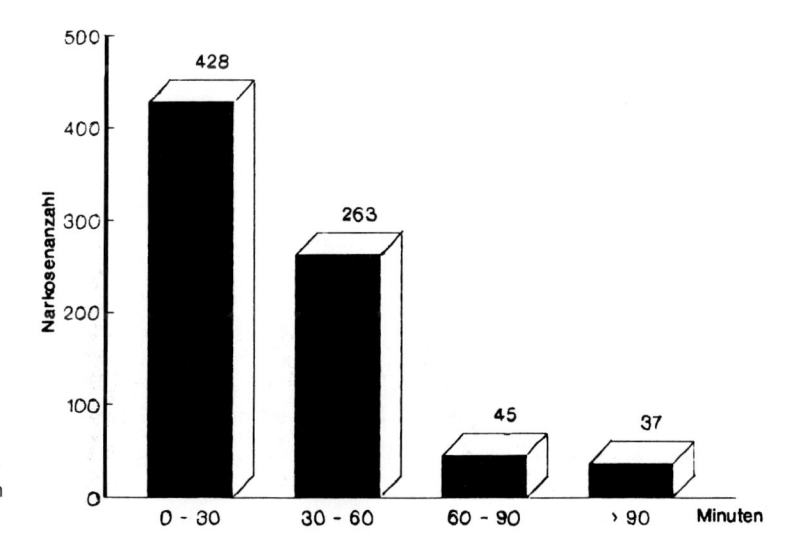

Abb. 2: Narkosedauer bei 867 Behandlungen von verbrühten oder verbrannten Kindern (modif. nach Kern 1986)

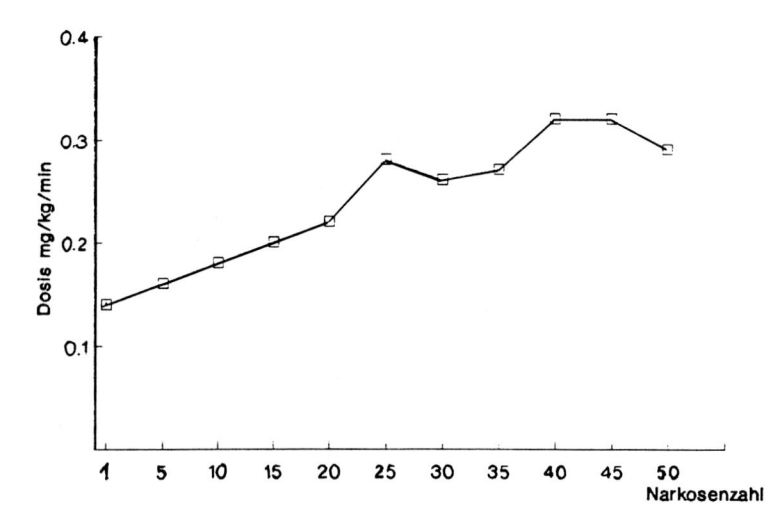

Abb. 3: Steigender Bedarf an Ketamin mit Zunahme der Wiederholungsnarkosen: 50 Narkosen bei 9 Kindern (modif. n. Kern 1986)

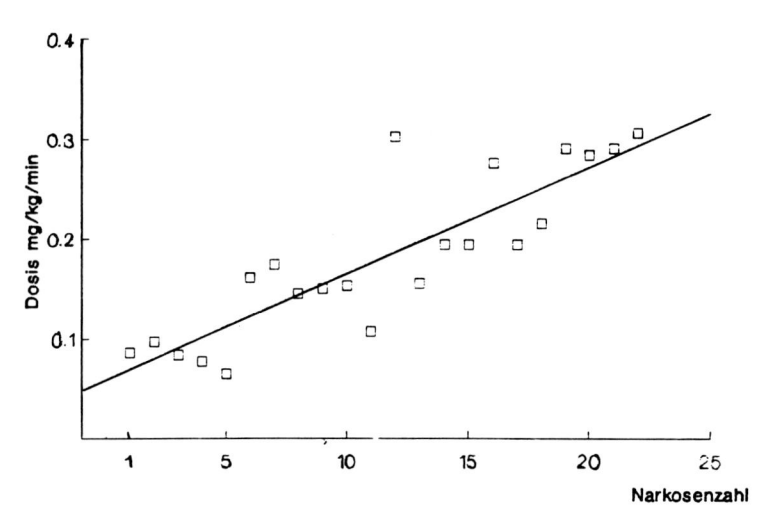

Abb. 4: Steigender Bedarf an Ketamin bei 22 Narkosen eines Kindes (2/89–5/89)

Schlußfolgerungen

1. Ketamin ist ein starkes Analgeticum und kann als Notfallmedikament am Unfallort i. m. gegeben werden sowie dann später bei Verbandwechseln und Eingriffen von Nüchtern-Patienten ebenfalls i. m. oder i. v.
2. Die Kopplung mit einem Benzodiazepin – bewährt hat sich die K-D Kombinationsnarkose – ist notwendig, um Alpträume oder Halluzinationen in der Aufwachphase zu vermeiden.
3. Beim Nüchtern-Patienten erlaubt das Verfahren dem Anästhesisten eine Narkose ohne Maske, ohne Endotrachealtubus und ohne Beatmung, aber stets in Intubationsbereitschaft.
4. Mit allen Narkosekomplikationen ist zu rechnen: Bei zu «vorsichtiger» Dosierung insbesondere mit einem Laryngospasmus.
5. Eine «unschöne» Nebenwirkung ist die Hypersalivation, eine Gefahr die erhöhte laryngeale Reflexerregbarkeit.
6. Als Wiederholungsnarkose hat sich K-D seit langem besonders bewährt. Bei einem Patienten waren es über 90 Narkosen.
7. Die Erstnarkose zur Versorgung eines Schwerverbrannten muß die Besonderheiten des

Tab. 1: Ketamin-Diazepam-Narkose (N)
Dosierungen

Merke: a) Keine Succinylcholin-Relaxierung bei Verbrennungspatienten
b) Beim Schwerkranken u. U. niedrigere Dosierungen

Ketamin
1. Intramuskulär
 a) 10 mg (bis 6 J.) – 7 mg (über 6 J.)/kg KG i.m.
 b) N.-Einleitung: «tobendes» Kind:
    5 mg/kg KG i.m.
2. Intravenös
    2–3 mg/kg KG i.v. – Repet.-Dosis:
    1–2 mg/kg KG i.v.
3. Infusion (Infus.-Pumpe)
    25 mg/kg KG/std.

Diazepam
0,5 mg/kg KG i.v.
am Anfang und Ende der Narkose

---

nicht nüchternen Schockpatienten berücksichtigen (3): Azidose, Hypovolämie, d. h. vorsichtige Dosierung, Ileuseinleitung, Volumensubstitution.
8. Später dann kein Verbandwechsel ohne großzügige Indikation zur K-D Narkose!

Literatur

1. ADAMS, H.-A., BÖRNER, U., FRÖHLICH-GILDHOFF, D., HEMPELMANN, G.: Die chirurgische Streß-Reaktion bei Ketamin-Narkosen im Vergleich mit Halothan und Spinalanästhesien. – Anäst. Intensivther. 28: 315–320 (1987)
2. KERN, C.: Ketamin-Narkosen bei der Behandlung von Verbrühungen und Verbrennungen im Kindesalter. – Med. Diss. München 1986
3. MANTEL, K.: Anästhesieprobleme bei Verbrennungen im Kindesalter. In: SCHARA, J.: Anästhesiologie und Intensivmedizin; 174. Springer Verlag, Berlin–Heidelberg 1986
4. TOLKSDORF, W.: Neue Aspekte zu Ketamin in der Anästhesie, Intensiv- und Notfallmedizin. Springer Verlag, Berlin–Heidelberg 1988

Anschrift der Verfasser:
Prof. Dr. K. MANTEL
G. KRANDICK
Abt. für Anästhesie u. Bronchologie
der Kinderchirurgischen Klinik
der Universitätkinderklinik München
Lindwurmstraße
D-8000 München

W. Haße (Hrsg.), Verbrennungen im Kindesalter. Gustav Fischer Verlag · Stuttgart · New York · 1990

Indikation zur Exzision und sofortigen Transplantation (Studie mit 49 Fällen von Verbrennungen beim Kind)

J. PREVOT, C. GAYET, N. BOUSSARD, Nancy

Die Methode

Die kombinierte Exzisionstransplantation wird im Rahmen eines operativen Eingriffs durchgeführt und besteht aus der Ablation der bis in die Tiefe verbrannten Haut mit anschließender Übertragung des meist autologen Epidermis-Corium-Transplantats.

Wir definieren als frühzeitig, wenn sie vor dem vierten Tag nach dem Unfallgeschehen erfolgt. Unsere Studie basiert auf 49 Fällen von Kindern die in der Zeit zwischen Januar 86 und Dezember 87 Hautverbrennungen erlitten und entsprechend der kombinierten EZ behandelt wurden.

1. Ablösung des zerstörten Gewebes

Bei tiefen Verbrennungen zweiten Grades wird die Exzision tangential mittels Dermatom, und zwar progressiv bis zum vascularisierten Corium durchgeführt.

Bei Verbrennungen dritten Grades gehen wir mittels Dermatom oder Skalpell bis zur Subcutis vor.

Bei Verkohlungen oder Verbrennungen dritten Grades die infiziert sind, exidieren wir nur mittels Skalpell.

Auf die nun freigelegte Unterlage wird dann das dünne, autologe Hauttransplantat aufgesetzt.

2. Die Entnahme des Transplantates

Wenn die Kopfhaut unverletzt bleibt, erfolgt die Entnahme des Transplantates vorwiegend von dort.

Nach Injektion von physiologischer Kochsalzlösung erfolgt die Entnahme mittels Dermatom.

Das Spalthauttransplantat (Vergrößerungsfaktor 1,5) findet bei Verbrühungen über 30% Körperoberfläche Anwendung; und zwar niemals auf Gesicht und Händen.

Bei ausgedehnten Verbrennungen greifen wir auf Oberschenkelhaut als Transplantat zurück.

Kasuistik

Die Kinder waren alle zwischen 5 und 19 Jahre alt, und wiesen Verbrennungen von 1–70% auf.

Es handelte sich um 25 Jungen und 20 Mädchen die alle thermische Verbrennungen, meist Verbrühungen erlitten.

Nach hämodynamischer Kreislaufstabilisation konnten die Eingriffe innerhalb von 3 bis 13 Tagen durchgeführt werden.

Im Durchschnitt wurden Hautanteile von 6,30% übertragen, die Grenzwerte liegen zwischen 1 und 15%.

Bei 4 Patienten, die ausgedehnte Verbrennungen erlitten hatten, wurden mehrere kombinierte ET notwendig.

Als intensivmedizinische Operationsvorbereitung wurden 2 venöse Zugänge gelegt um die intraoperative Versorgung mit Bluttransfusionen, Frischplasma, Humanalbumin und Elektrolytinfusionen zu gewährleisten.

Durch die Anwendung folgender Hilfsmittel wurde einer Unterkühlung vorgebeugt: auf 36 Grad erwärmte Heizdecke, erwärmter Operationssaal, über dem Kind angebrachte Heizvorrichtung, die ständig in Betrieb war. Ergänzend infundierten wir vorgewärmte Flüssigkeiten.

Blutungen bei der Wundreinigung und Spaltlappentransplantation wurden mittels elastischen Binden oder Manschette supprimiert.
Das erlaubt uns eine Transplantation auf einer weitgehend blutarmen Unterlage. Anschließend reichen meist das Transplantat selbst und der Wundverband zur Blutstillung aus.
Die Transplantate müssen sobald als möglich auf die verletzten Partien übertragen werden, worauf sie lediglich durch pulverisierten Fibrinkleber fixiert sind. Schließlich wird ein Druckverband angelegt.
Transplantate auf die Extremitäten und dem Hals werden in derjenigen Position durchgeführt, in der die Haut die maximale Oberfläche aufweist.
Die entsprechende Haltung wird durch Anlegen einer Gips – oder Kunststoffschiene gewährleistet.
Überzähliges Transplantationsgut wird bei +4 °C in physiologischer Kochsalz-Chlorhexidin-Lösung aufbewahrt, und kann im Rahmen des ersten Verbandswechsels auf noch blutende Areale oder auf Zonen auf welchen das Transplantat verrutscht ist, übertragen werden, sofern keine Superinfektion vorliegt.
Entsprechend dem klinischen Zustand des Patienten und in Abhängigkeit von infektionsgefährdeten benachbarten Verbrennungen wird der erste Verbandwechsel zwischen dem 4. und 10. Tag postoperativ durchgeführt.

Ergebnisse

1. Folgende Komplikationen traten während der Eingriffe auf:

- eine ätiologisch nicht erklärbare Bradykardie
- Tachykardie und/oder Blutdruckabfälle in 2 Fällen
- ein Bronchiospasmus
- ein septischer Schock
- eine Kreislaufinsuffizienz im Rahmen einer Lageveränderung des Patienten
- postoperativ:
  - 12 Anämien mit einem Hb unter 9,5 g/l
  - ein akutes Lungenödem nach zu hoher Belastung mit Erytrozytenkonzentrat

Beim Verlassen des Operationssaales betrug die mittlere Körpertemperatur 36,15 °C, bei einer Variationsbreite die zwischen 33,1 und 39,5 °C lag.
Wurden Exzisionen von 10 % der Körperoberfläche oder mehr durchgeführt, so lag die mittlere Temperatur bei 35,4 °C.

2. Postoperative Versorgung

Postoperativ traten folgende Infektionen auf: 4 Fälle von Sepsis, 2 systemische Candidosen, 3 Bakteriämien.
Diese Infektionen manifestierten sich lediglich in Zusammenhang mit ausgedehnten oder bereits infizierten Verbrennungen.
Bei den restlichen Patienten erfolgte eine schnelle und gute Narbenbildung, sodaß die Kinder bereits nach vierzehn Tagen übers Wochenende das Krankenhaus verlassen konnten.
Die therapeutischen Resultate wurden über längere Zeit verfolgt und lauten folgendermaßen:

sehr gut   in 11 von 49 Fällen
                das entspricht 22,45 %
gut   in 28 von 49 Fällen
                das entspricht 57,14 %
befriedigend in 8 von 49 Fällen
                das entspricht 16,32 %
schlecht   in 2 von 49 Fällen
                das entspricht 4,09 %

Bewertet haben wir als

sehr gut: Narben ohne Kontrakturen oder Keloidbildung
gut: Narben mit weicher Haut aber vereinzelter Keloidbildung
befriedigend: Kontrakturen mit mäßiger Keloidbildung
schlecht: Keloidbildung mit ausgeprägten Kontrakturen

Lediglich die tangentielle kombinierte ET auf tiefen Verbrennungen zweiten Grades bringt uns ausgezeichnete Resultate, die wir auf die Unversehrtheit einer dünnen Coriumschicht mit ihren elastischen Fasern zurückführen.
Die kombinierte ET direkt auf Fett – oder Fasziengewebe ohne subcutane/coriale Unter-

lage also, ist ständig mit Kontrakturen verbunden, die allerdings mittels Krankengymnastik in gewissen Grenzen gehalten werden können. Auf allen Arealen, auf denen unsere Transplantate nicht angenommen wurden, und die somit einen sekundären Wundheilungsprozeß durchmachten, entwickelten sich Keloidnarben.

Diskussion

1. Bei der kombinierten ET handelt es sich um einen massiven Eingriff, der während der Intervention mit dem erhöhten Risiko einer hämodynamischen Entgleisung einhergeht.
Durch Anästhesie, ganz besonders aber durch den chirurgischen Eingriff, entsteht desweiteren die Gefahr einer schweren Unterkühlung, bedingt durch die Flüssigkeitsverluste über die ausgedehnten Läsionen.
Außerdem besteht beim Abtragen von geschädigtem Gewebe die Gefahr einer Bakteriämie mit septischem Schock als Komplikation.
2. Dennoch bestehen folgende Vorteile:
   – Die schnelle Vernarbung von tiefen Verbrennungen mit einer deutlichen Reduktion der sonst notwendigen postoperativen Schmerztherapie.
   – Die Verminderung des Infektionsrisikos und der Sepsis beim schwerstverbrannten Kind, das mittels mehrerer Eingriffe per kombinierter ET behandelt wurde. Dank der raschen Abdeckung der Wunden verringern wir den verbrennungsbedingten hohen Energieverlust, sowie sekundär auftretende thermische Komplikationen.
   – Die Qualität der Narbenbildung und das funktionelle Ergebnis.
3. Trotz des komplexen chirurgischen Eingriffs, der einer umfassenden präoperativen Vorbereitung und eines eingespielten Operationsteams bedarf, scheint uns die Indikation zur kombinierten ET bei Kindern mit Verbrennungen höheren Grades die Therapie der Wahl zu sein. Im Vordergrund steht für uns die Verbesserung der postoperativen Lebensqualität, weniger die ästhetischen und funktionellen Ergebnisse.

Unser Behandlungsschema sieht folgendermaßen aus:

– höhergradige Verbrennungen unter 15% mittels eines chirurgischen Eingriffes,
– höhergradige Verbrennungen unter 30% mittels zweier operativer Eingriffe im Abstand von etwa 4 Tagen,
– ausgedehnte Verbrennungen höheren Grades mittels wiederholter kombinierter ET; Verbrennungen über 30% können vorübergehend mittels homologer Transplantate abgedeckt werden.

Anschrift der Verfasser:
Prof. Dr. med. J. PREVOT
Dr. med. G. GAYET
Dr. med. N. BOUSSARD
Service de Chirurgie Infantile Orthopédique
Hôpital d'Enfants – Allée du Morvan
F-54511 Vandoeuvre-les-Nancy Cedex

Die Bedeutung homologer Spalthauttransplantation bei II°igen Verbrennungen

F. WEYER, R. BÜTTEMEYER, J. C. BRUCK, Berlin

Die Tendenz von verbrannten Arealen hypertrophe Narben zu bilden, ist besonders bei Kindern ein weitgehend ungelöstes Problem. Hermanns berichtete anläßlich der Jahrestagung der deutschsprachigen Arbeitsgemeinschaft für Verbrennungsbehandlung 1983 in Zürich über die Anwendung von Fremdhaut bei II°igen Verbrennungen bei Kindern.
Aufgrund der speziellen AIDS-Problematik und der in der Literatur beschriebenen Möglichkeit der HIV-Übertragung durch Fremdhaut, haben wir eine Methode gefunden, die diesen Infektionsweg sicher vermeidet. In Zusammenarbeit mit dem Transplantationsteam des Klinikum Steglitz wird unsere Fremdhaut ausschließlich von Multiorganspendern entnommen. In unserer Hautbank wird sie verarbeitet und in Glycerin gelagert. Wegen der zunehmenden AIDS-Problematik überprüfen wir die Empfänger der transplantierten Nieren aus der gegenständigen Organspende 3 Monate nach der Transplantation auf AIDS und Hepatitis und geben erst dann die Haut zum Verbrauch frei.
So ermöglichte die Installation dieser Hautbank die Infektion von Bakterien und Viren sicher zu vermeiden. Die guten Erfahrungen, die auch andere Zentren mit der homologen Spalthauttransplantation bei der oberflächlich II° Verbrennung machten, veranlaßte uns dazu, auch tief II°ige Verbrennungen bei denen die Potenz zur Reepithelisation aus den tiefen Koriumschichten erhalten ist, mit Fremdhaut zu decken. Gerade Kinder mit der hohen Neigung zur hypertrophen Narbenbildung bedürfen einer subtilen chirurgischen Therapie, die grundsätzlich die Bildung von Granulationsgewebe vermeidet, was eine der Grundlagen unseres Therapiekonzeptes ist. Die sonst entstehenden Narbenzüge und juckenden Narbenflächen führen zu Funktionsstörungen und reduzieren die Lebensqualität. Es gilt daher, Verbrennungen auch im Kindesalter zeitgerecht, suffizient und den modernsten Erkenntnissen entsprechend zu behandeln. Wir haben ein Regime erstellt, das unserer Erfahrung nach gerade bei Kindern, die in der Mehrzahl II°ige Verbrennungen aufweisen, zu guten Ergebnissen und einer geringen physischen und psychischen Traumatisierung des Kindes und der schuldbewußten Eltern führt. Nach lokaler Primärtherapie mit Silbersulfodiazin-Creme streben wir am 3. Krankheitstag das tangentiale Debridement an. Mit dem Elektrodermatom wird in $1/10$ mm dicken Schichten nekrotisches Korium debridiert, bis gut durchblutetes Gewebe vorliegt, welches zur Aufnahme der Transplantate geeignet ist. An den Extremitäten wird in Blutsperre debridiert. Am Stamm wird das jeweils debridierte Areal zur Blutstillung mit Wasserstoffsuperoxyd-Kompressen abgedeckt. In physiologischer Kochsalzlösung wird die Fremdhaut rehydriert, zur Transplantation im Verhältnis 1:1,5 gemesht und möglichst nur mit Fibrinkleber fixiert. Die Transplantate sind die nächsten 5 Tage durch eine spezielle Verbandanordnung geschützt. Diese ermöglicht eine Kontrakturprophylaxe, eine Hochlagerung der Extremität im Bett, eine weitgehende Ruhigstellung des Operationsgebietes und bietet Schutz vor den tangentialen Scherkräften, die auf die Trans-

plantate einwirken können. Nur selten müssen zusätzlich Schienen eingesetzt werden. Eine Sedierung der Kinder mit großflächigen Verbrennungen besonders am Rücken ist zum Schutz der anheilenden Transplantate erforderlich. Nach 5 Tagen sind auch Fremdhauttransplantate so stabil mit der Unterlage verbunden, daß spätestens zu diesem Zeitpunkt die Sedierung abgebrochen werden kann. Es wird der Verband unter sterilen Bedingungen entfernt und mit der Krankengymnastik begonnen. Die weitere Behandlung erfolgt verbandlos.

Nach unserer Erfahrung mit 267 Verbrannten aus den letzten 2 Jahren seit dem Aufbau unserer Hautbank wird homologe Spalthaut, ebenso wie autologe Spalthaut in der 1. Woche vaskularisiert. In dieser Zeit erfolgt die Identifikation als solche und leitet die Abstoßungsreaktion ein. Aus dem Überblick über beide Methoden entstand der Eindruck, daß glycerinkonservierte Fremdhaut weniger antigen ist und verzögerte Abstoßungsreaktionen auftreten, als bei tiefgefrorener oder frischer Fremdhaut. Nach unserem Schema wird die Epidermis der Fremdhaut am Ende der 1. Woche und Teile des Koriums nach Reepithelisation aus den Hautanhangsgebilden nach ca. 3 Wochen abgestoßen. Danach kommt ein zartes epithelialisiertes Korium zum Vorschein. Nach Abstoßung der Fremdhaut ist eine wesentlich geringere Rötung der verbrannten Areale als Ausdruck der Entzündungsreaktion zu erkennen, als sie bekannterweise bei der konservativen Therapie der II°igen Verbrennung beobachtet wird.

Nachteile der Fremdhauttransplantation sind die Granulationsgewebsbildung bei falscher Einschätzung der Verbrennungstiefe bzw. schlechtem Debridement. Die Infektanfälligkeit bei nicht steriler Handhabung ist erhöht. Die fehlende Abstoßungsreaktion, wie sie bei Erwachsenen in bis zu 10% der Fälle auftritt, konnten wir bei Kindern nicht beobachten.

Als wichtigstes Argument für die vorgestellte Methode der homologen Spalthauttransplantation sehen wir eine absolute Schmerzfreiheit bei der Therapie verbrühter Kinder. Ab dem 5. postoperativen Tag ist eine weitgehend stabile Abdeckung durch die Transplantate gewährleistet und die weitere Mobilisierung kann ohne Verbandwechsel erfolgen. Es gibt keine kosmetisch störenden und schmerzenden Entnahmestellen.

Die Bildung von Granulationsgewebe als Voraussetzung für die Entstehung von funktionell behinderten Narbensträngen und juckenden Verbrennungsarealen kann verhindert werden. Wir haben in den letzten 2 Jahren 77 Kinder zwischen 1–14 Jahren operiert, davon wurden 37 ausschließlich mit Fremdhaut behandelt.

Anschrift der Verfasser:
Dr. med. Friedrich WEYER
Krankenhaus Am Urban
Zentrum für Brandverletzte
Plastische Chirurgie
Dieffenbachstr. 1
D-1000 Berlin 61

W. Haße (Hrsg.), Verbrennungen im Kindesalter. Gustav Fischer Verlag · Stuttgart · New York · 1990

Erfahrungen bei Verbrühungen und Verbrennungen im Kindesalter

A. Würfel, D. Haase, B. Ochmann, M. Scholz, W. Hasse, Berlin

Von 1972 bis 1988 wurden 688 Kinder nach thermischen Verletzungen stationär behandelt. 611 Krankengeschichten konnten ausgewertet werden. 481 Kinder hatten Verbrühungen erlitten, das entspricht 79%, 130 Kinder hatten Verbrennungen erlitten, entsprechend 21%. Die Aufschlüsselung der Unfallursachen ergab die bekannten alterstypischen Mechanismen.
Die Altersverteilung mit der besonderen Gefährdung von Kleinkindern ist Tab. 1 zu entnehmen, 61% unserer Patienten gehörten der Altersgruppe bis zum 3. Lebensjahr an.

Bei 153 Kindern, entsprechend 25% von 611 Patienten, ist eine operative Versorgung durchgeführt worden. Bei 70 Kindern waren 2 oder mehr Sitzungen erforderlich, die Gesamtzahl betrug 302 Operationen (Tab. 2).
Die Indikation zum operativen Vorgehen wurde innerhalb der ersten Tage gestellt, sofern nicht bei der Erstversorgung tiefergradige Verletzungen erkennbar waren, die zur sofortigen Operation Veranlassung gaben.
Die epidermalen Verbrennungen vom Grad 2a heilen folgenlos aus, wenn es gelingt, eine Wundinfektion zu verhindern.

Tab. 1:

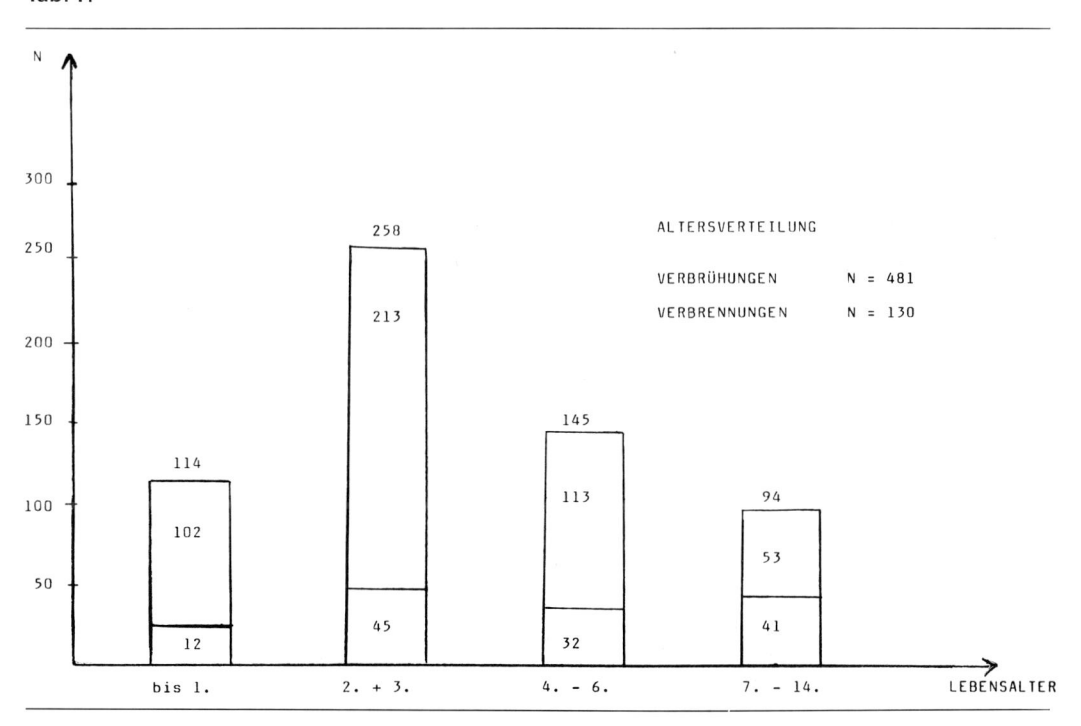

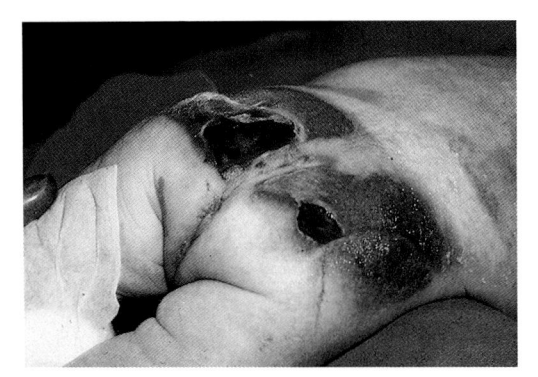

Abb. 1

Tab. 2

611 Kinder
153 ≙ 25%
302

Die Verbrennungen vom Grad 3 und 4 (Abb. 1) bereiten bei der Indikation zur Operation keine Schwierigkeiten. In vielen Fällen kann nach der Excision der Nekrosen die Wunde durch direkte Naht oder lokale Verschiebeplastik verschlossen werden. Gelingt dies nicht, kommen die verschiedenen Transplantationsverfahren zur Anwendung, wenn möglich in gleicher Sitzung im Anschluß an die Nekrosenabtragung (Abb. 2 und Abb. 3).
Bei 3.gradigen Verbrennungen an den Fingern (Abb. 4) ist die Indikation zur Transplantation sofort gegeben. In dem angegebenen Zeitraum wurden in unserer Klinik 117 Verbrühungen und Verbrennungen an Händen bei 78 Kindern behandelt. 36 mal waren operative Eingriffe erforderlich, zur Defektdeckung wurden ausschließlich freie Vollhauttransplantate verwendet.
Neben diesen klar definierten Indikationen gibt es Grenzbereiche, für welche sich keine allgemeingültigen Regeln aufstellen lassen. Häufig ist am Unfalltag das Ausmaß der Verletzung, das heißt die Tiefe der Nekrosenbildung nicht zweifelsfrei zu bestimmen.

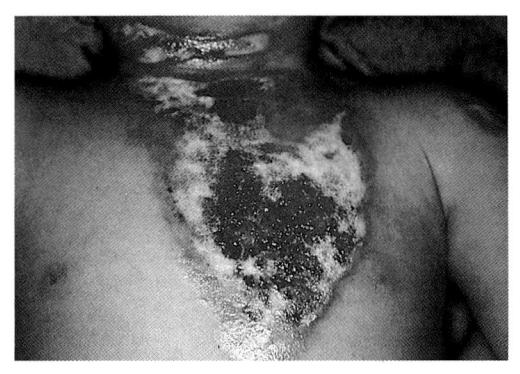

Abb. 2: $1^{5}/_{12}$ jähriger Knabe mit Verbrühungen 1.–3. Grades im Gesicht, am Hals, an der Schulter, an der Brust

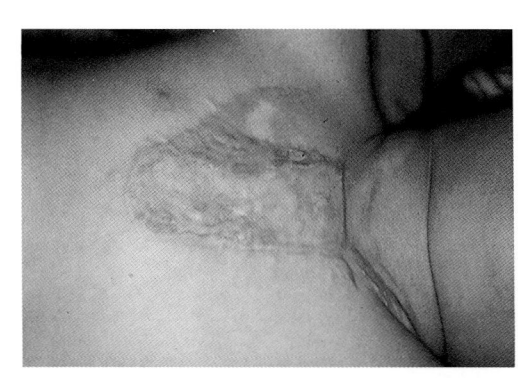

Abb. 3: 7 Monate nach Spalthauttransplantation, Excision mit direkter Naht, lokale Verschiebeplastik, hypertrophe Narben an den Transplantaträndern

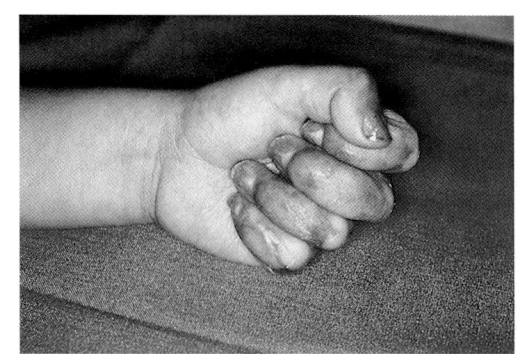

Abb. 4: Ausheilungsergebnis $2^{1}/_{2}$ Monate nach Vollhauttransplantation an den Fingern 2–5 bei einem $2^{10}/_{12}$ jährigen Mädchen. Verletzungen durch einen in Brand geratenen Kleiderärmel

Dies trifft in erster Linie für Verbrühungen zu. Bei der Versorgung der frischen Brandwunde wird daher die devitalisierte Epidermis abgetragen und ein Verband angelegt. Der Verband wird am 3. Tag in Narkose und in OP-Bereitschaft entfernt. Es kann nun über die weitere konservative oder operative Behandlung entschieden werden.

Bei dieser Entscheidung sollte auch bedacht werden, daß die Transplantatentnahmestellen nicht immer mit kosmetisch befriedigenden Narben abheilen.

Nekrosen werden mit dem Dermatom in 0,2-mm-Schichten abgetragen, bis vitales Gewebe am Auftreten von kapillären Blutungen zu erkennen ist. Die Transplantation von Spalthaut schließt sich an, wenn Verbrennungen vom Grad 2b zu tiefen dermalen Nekrosen geführt haben.

Die Erfahrungen haben aber auch gezeigt, daß in ausgewählten Fällen die alleinige Nekrosenabtragung zu einem guten Ergebnis führen kann. Nach frühzeitiger und ausreichender Entfernung der Nekrosen bis in das vitale Gewebe kann gerade beim Kleinkind eine spontane Epithelisierung eintreten und eine Hauttransplantation vermieden werden.

Die Entscheidung zur Hauttransplantation im Kindesalter ist daher mit viel Behutsamkeit zu treffen, neben den eindeutigen Indikationen gibt es Grenzfälle, die eine abwartende Haltung rechtfertigen.

Anschrift der Verfasser:
Frau Dr. med. A. Würfel
D. Haase
Frau B. Ochmann
M. Scholz
Prof. Dr. med. W. Hasse
Kinderchirurgische Abteilung
des Universitätsklinikums Rudolf Virchow
D-1000 Berlin 65

Operatives oder konservatives Vorgehen bei tiefen zweitgradigen Verbrennungen im Kindesalter

G. Benz, W. Schult, R. Daum, H. Roth, Heidelberg

Einleitung

Die primäre Excision und Deckung tiefer zweitgradiger Verbrennungen wird nicht von allen Kollegen uneingeschränkt bejaht. Als wesentliche Gegenargumente werden aufgeführt:

1. Mitnahme eines mehr oder weniger großen Teils an gesundem Gewebe bei der Nekrektomie.
2. Keine primäre Deckung mit Eigenhaut, der durch die Nekrektomie verursachten Defekte im Falle großflächiger Verbrennungen.
3. Zusätzlicher Blutverlust bei der Nekrektomie, damit eine weitere Verschlechterung schockgefährdeter Patienten.
4. Abstoßung von Transplantaten durch Nachblutung, Ödem oder Infekt.

Stellt damit eine konservative Therapie mit späterer Salbenbehandlung die einfachste Lösung dar? Welchen Stellenwert besitzt das enzymatische Débridement bis zur vollständigen Epithelisierung und die Verbesserung entstandener Narbenkeloide durch spezifische Narbencremes? Im Rahmen einer Nachuntersuchung von insgesamt 24 Kindern mit tiefen zweitgradigen Verbrühungen sind wir diesen Fragen nachgegangen. Ziel der Untersuchung war es, 2 Gruppen von Patienten zu vergleichen, wobei die eine operativ, die andere konservativ behandelt wurde.

Konservative Untersuchungsgruppe – Behandlung

Im Zeitraum 1985–1988 wurden von 44 konsiliarisch betreuten Kindern der Kinderklinik in 12 Fällen die Indikation zur operativen Versorgung gestellt. Diese chirurgische Forderung konnte durch Uneinsichtigkeit der Eltern oder bei vorliegendem generellem Infekt, etwa Windpocken, nicht erfüllt werden. Es blieb bei einer konservativen Behandlung, im wesentlichen mit Varidase. Diese enthält die Wirkstoffe Streptokinase und Streptodornase, welche das Plasminogen zum proteolytischen Enzym Plasmin aktiviert. Bei oberflächlichen zweitgradigen Verbrühungen kommt es zweifelsfrei mit oder ohne Salbenbehandlung innerhalb von 2 Wochen zur Spontanheilung ohne Ausbildung kosmetisch störender Narben. Eine Aussage über die Tiefe einer Verbrühung ist nicht immer in den ersten Tagen möglich. Dies rechtfertigt jedoch keineswegs ein rigides Festhalten am konservativen Vorgehen. Ein enzymatisches Débridement über die 3. Woche hinaus, führt bei tiefen zweitgradigen Verbrühungen über einen Wundinfekt fast ausnahmslos zur Ausbildung kosmetisch störender Keloidnarben. Wir konnten uns in unserem Nachuntersuchungskollektiv konservativ behandelter Verbrühungen davon eingehend überzeugen. Insbesondere läßt sich das Ausmaß störender Keloidnarben im Bereich der Brust auf die psychische Entwicklung heranwachsender Mädchen nur erahnen.

Operative Gruppe – Therapie

Im selben Zeitraum wurden 12 Kinder, welche der konservativen Gruppe in Bezug auf Ausdehnung und Tiefe der Verbrühung vergleichbar waren, unter den operativ versorgten Kindern ausgewählt. Die Spalthautentnahme erfolgte ausnahmslos von der behaarten Kopfhaut, dabei haben wir regelmäßig Stirn- oder Nackenhaargrenze mit einem Farbstift markiert. Bei geringem Spalthautbedarf war auch lediglich die Teilrasur der Kopfhaut erlaubt. Wir verwandten bislang ein Erwachsenendermatom mit speziell geschliffenen Klingen. Die Fixierung der Transplantate in der Nähe von Gelenken erfolgte in den frühen Jahren durch Einzelknopfnähte, in den letzten Jahren wandten wir uns vermehrt der Fibrinklebung zu. Im Einzelfall konnte – als weitere Sicherheit – eine zusätzliche Fixierung mit Steristrips erfolgen. Aufgrund unserer Nachuntersuchungen konnten wir in Anlehnung an die Literatur belegen, daß die Hautentnahme vom behaarten Kopf keine Spätkomplikationen zeigte. Diese Ergebnisse wurden durch die Haarsprechstunde in der Hautklinik belegt. Das Tragen von Kompressionsverbänden war Teil der Therapie. In vereinzelten Fällen kam es zu einem hypertrophen Randsaum, insbesondere dann, wenn zu spät oder inkomplett nekrektomiert wurde.

Ergebnisse

Tabelle 1 und 2 zeigen die Spätergebnisse $1^1/_2$ bis $3^1/_2$ Jahre nach der Verbrühung, getrennt nach operativem oder konservativem Vorgehen. Die Bewertungsskala läßt aufgrund der geringen Fallzahlen allenfalls einen gewissen Trend erkennen. Die operative Behandlungsgruppe dominiert eindeutig mit 50% an reizlosen Narben gegenüber 17% in der konservativen Gruppe. Korrekturbedürftige Keloidnarben hingegen zeigten sich mit 17% gleichermaßen in beiden Gruppen.

Unter den konservativ behandelten Kindern mit tiefen zweitgradigen Verbrühungen zeigten 75% Verbrühungen von Thorax, Schulter und Oberarm bei einem Durchschnittsalter von 22 Monaten. Bei einem Viertel der Kinder dieser Gruppe war die Verletzung im Bereich der unteren Extremität lokalisiert, der Altersdurchschnitt war $7^1/_2$ Jahre. Die Hälfte der Kinder der konservativen Gruppe griff zu Narbencremes, nur ein Viertel trug regelmäßig einen Kompressionsverband. Bei der operativen Behandlungsgruppe erfolgte eine Frühnekrektomie bei der Hälfte aller Kinder, bei der anderen Hälfte erst verspätet nach 4 Wochen. Bei der operativen Gruppe waren 92% mit tief zweitgradigen Verbrühungen im Bereich der Schulter, des Thorax und des Armes versehen bei einem

Tab. 1: Nachuntersuchungsergebnisse – operativ. Frühnekrektomie 50% (n = 12). (Modifiziert nach Dietrich, Herfarth, Michaelis)

- reizlose Narben (gutes kosmetisches Ergebnis)	50% (6)*
- Narben mit leichten Kontrakturen	17% (2)*
- korrekturbedürftige Kelloidnarben	17% (2)
- nicht nachuntersucht	17% (2)

* 75% Kompressionsverband (n=10)

Tab. 2: Nachuntersuchungsergebnisse – konservativ. Z. B. Varidase, J-PVP (n = 12). (Modifiziert nach Dietrich, Herfarth, Michaelis)

– reizlose Narben (gutes kosmetisches Ergebnis)	17% (2)*
– Narben mit leichten Kontrakturen	33% (4)*
– korrekturbedürftige Kelloidnarben	17% (2)
– nicht nachuntersucht	33% (4)

* 50% Narbencremes
25% Kompressionsverband
(n=8)

Durchschnittsalter von 2 Jahren. Dreiviertel der nachuntersuchten operativen Kinder trug mindestens 1 Jahr einen Kompressionsverband, kein einziger Patient dieser Gruppe griff zu speziellen Narbencremes.

Ausblick

Die operative Behandlung tiefer zweitgradiger dermaler Verbrennungen wird von uns uneingeschränkt bejaht, doch bestimmen bekanntlich Kompromisse unser tägliches Handeln. Kann eine primäre Deckung nicht durchgeführt werden, muß die Verhinderung des Infektes – etwa durch lokale Behandlung mit speziellen Antiseptica (J-PVP) – oberstes Ziel sein. Das Tragen eines Kompressionsverbandes ist der einzige Garant, auch in diesen Fällen ein optimales Ergebnis zu erhalten. Eine darüber hinausgehende Spätbehandlung, etwa mit Narbencremes, entspricht mehr den Bedürfnissen der Eltern und sollte den persönlichen Erfahrungen des Hausarztes überlassen bleiben.

Anschrift des Verfassers:
OA Dr. G. BENZ
Kinderchirurgische Abteilung
Chirurgisches Zentrum
der Universität Heidelberg
D-6900 Heidelberg

Literatur beim Verfasser

W. Haße (Hrsg.), Verbrennungen im Kindesalter. Gustav Fischer Verlag · Stuttgart · New York · 1990

Vor- und Nachteile verschiedener Gewebekleber bei der Applikation von Vollhautpräparaten nach tiefen Verbrennungen

P. Weber, F. Bäumer, W. Romen, H. A. Henrich, Würzburg und Bad Mergentheim

Die Anwendung von Gewebeklebern zur Fixierung von Vollhauttransplantaten findet heute klinisch vielfache Akzeptanz. Dabei wird der seit den sechziger Jahren eingesetzte Gewebekleber auf der Basis des Cyanoacrylates von den Fibrinklebern abgelöst, deren Applikationsprinzip bereits 1944 von Cronkite beschrieben worden ist. Mit der Herstellung von homologen, später autologen Gerinnungsfaktoren in ausreichender Menge, Konzentration und Reinheit beschäftigen sich Publikationen über klinische Anwendung der Fibrinklebung (Matras et al., 1972; Spängler et al., 1975). Die vergleichende tierexperimentelle Untersuchung verschiedener Gewebekleber wird notwendig seit es unterschiedliche Systeme, verschiedene Gewebeverträglichkeit, mechanische Festigkeit und unterschiedliche Beeinflussung von Reepithelialisierung und Revaskularisierung gibt.

Methodik

An Wistar-Ratten beiderlei Geschlechts (320–400 g KG) wurde in einer 1. Serie die Klebung von homologer Vollhaut auf eine definierte Verbrennungswunde vorgenommen. In einer 2. Serie wurde die Transplantation von autologer Vollhaut auf eine Verbrennungswunde III. Grades geprüft. Die mit Ketanest® (0,3 ml) und Rompun® (0,03 ml/100 g KG) anästhesierten Tiere erhielten 3 Verbrennungswunden (2,5 × 3,0 cm) auf der Rückenhaut. Vier Tage nach dem Verbrennungstrauma wurde das nekrotische Gewebe einschließlich der Nachbrennzone bis zur Panniculusfaszie reseziert und mit homologen Hauttransplantaten abgedeckt. Die Transplantate wurden jeweils mit einer Knopfnaht an den vier Enden fixiert nach vorheriger Applikation des jeweiligen Gewebeklebers. Autologe Haut wurde der Bauchregion desselben Tieres entnommen.

Verwendete Gewebekleber:
Der Zweikomponenten-Fibrinkleber A (Tissucol®) enthielt in der 1. Komponente die Humanplasmaproteinfraktion Fibrinogen (70–110 mg), Plasmafibronektin (2–9 mg), Blutgerinnungsfaktor XIII (10–50 E), Plasminogen (0,02–0,08 mg), Aprotininlösung 3000 KIE/ml.
Von der 2. Komponente wurden 500 IE angewendet mit Thrombinkonzentrationen 500 IE für schnelle, bzw. 4 IE für langsame Klebung. Hierbei wurde die Klebeproteinlösung auf das Transplantat, die Thrombinlösung auf die Wundfläche aufgetragen. Der Fibrinkleber B (Beriplast®) enthielt in der 1. Komponente Fibrinogen (65–115 mg), Faktor XIII (40–80 E), Aprotinin 1000 KIE/ml, in der 2. Komponente Thrombin (400–600 IE). Der 3. Gewebekleber Butylcyanoacrylat sorgt für eine feste, die Wundflächen vereinigende Fixierung. Seine Alkylgruppe ist für die Klebkraft verantwortlich, die Cyanogruppe für die Bindung an Körperprotein, die Acrylatgruppe für die Polymerisation (Wiss. Inform., Braun-Melsungen AG, 1986).
Als makroskopische Vergleichskriterien dienten Randadaptation, Rötung, Ausmaß der Nekrose am Rand des Transplantats sowie die Gesamtnekrosefläche.

Die histologische Beurteilung der Transplantate bzw. der umgebenden Haut erfolgten nach folgenden Kriterien: Ausmaß der Granulation, Kapillarisierungsgrad, Epitheldicke, Hautanhangsgebilde, Grad der leukozytären Infiltration, Ausmaß der Nekrose. Die Exzisate wurden nach histologischen Standardmethoden aufbereitet. Die angegebenen Werte sind in der Regel Mittelwerte ($\bar{x} \pm s_{\bar{x}}$). Signifikanztestung nach Wilcoxon.

Ergebnisse

Die 3 Gewebekleber wurden miteinander nach ihrer Applikation nach III.-gradigen Verbrennungen verglichen bei homologen Vollhauttransplantaten, bei autologen, bzw. homolog/autologen Vollhaut-Mischtransplantaten.
Gewebekleber bei autologen Vollhauttransplantaten nach III.-gradigen Verbrennungen:

Bei Fixierung der Vollhauttransplantate mit Kleber A heilten 50% der Transplantate in das Wundbett ein, bei Verwendung von Kleber B 33% und bei Cyanoacrylat-Kleber nur 20%. Bis zum 10. Tag nach Transplantation wurden noch Kleberreste festgestellt, die von einem Granulocytenwall markiert waren, von welchem lakunenartig Granulationsgewebe, bestehend aus neutrophilen Granulocyten, Fibroblasten, Angioblasten, Plasmazellen und auch Lymphozyten in die Kleberreste vordrangen, diese abbauten und phagozytierten.

Die stärkste desmoplastische Aktivität, die anfänglich mit dem Kapillarisierungsgrad korrelierte, ging vom gesunden Empfängergewebe aus, nur geringgradig vom Transplantat. Das juvenile, fibroblastenreiche Granulationsgewebe wurde bei der Einheilphase durch Kollagenfasern ersetzt, wobei entsprechend die Kapillarisierung abnahm.

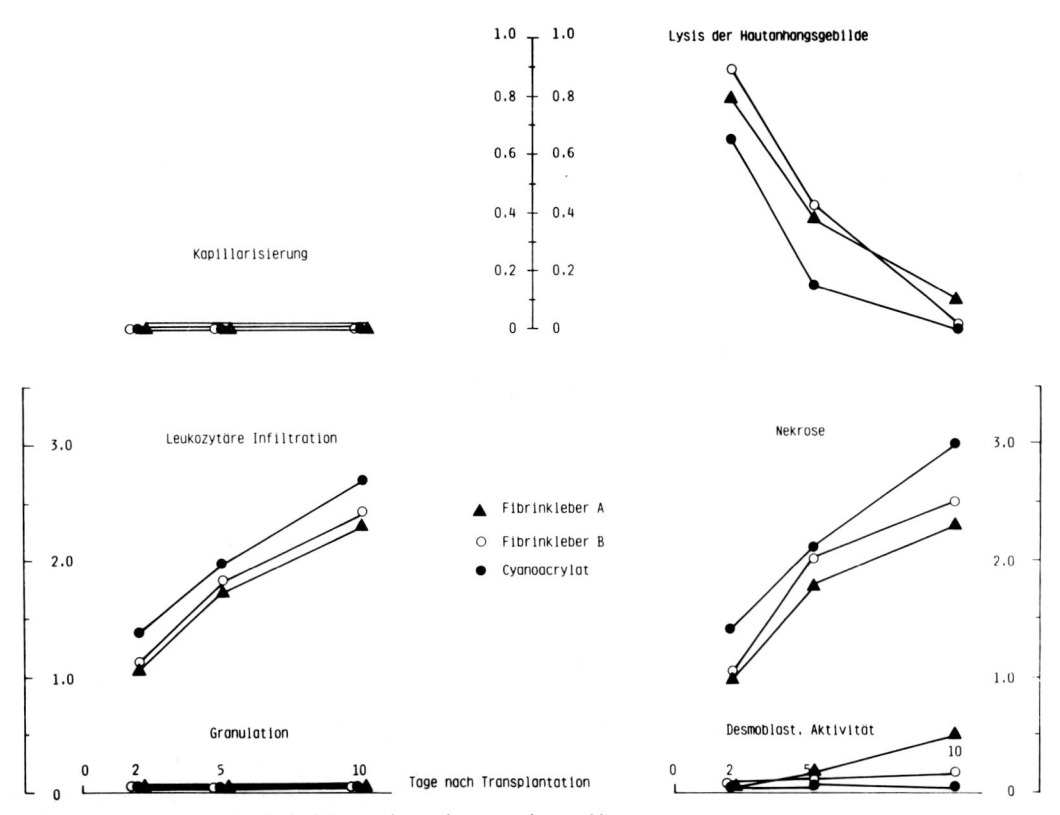

Abb. 1: Histomorphologie bei Transplantation autologer Haut

Abb. 1 zeigt die Histomorphologie dieser Vorgänge bei der Transplantation autologer Haut quantitativ und zeitabhängig. Ersichtlich ist die anfängliche Kapillarisierungstendenz und die desmoplastische Aktivität bei Verwendung des Fibrinklebers A sowie die signifikant gesteigerte Granulation gegenüber den beiden anderen Klebern, während die leukozytären Infiltrationen wie das Nekroseausmaß deutlich unter den Vergleichsklebern lag.

Gewebeklebern bei homologen Vollhauttransplantaten nach III.-gradigen Verbrennungen: Wie aus Abb. 2 hervorgeht fehlt jede Kapillarisierung oder Granulation vom homologen Transplantatgewebe ausgehend völlig. Die Unterschiede von Fibrinkleber A zu dem zweiten Fibrinkleber B bzw. zum Cyanoacrylat sind wesentlich weniger ausgeprägt, von der Tendenz jedoch günstiger bei Fibrinkleber A.

Bei der kombinierten Verwendung homologer und autologer Vollhauttransplantate, wie etwa bei der sog. «Intermingled Transplantation» ergaben sich histologisch ähnliche Zustandsbilder wie beschrieben; makroskopisch stellte sich das Ergebnis wie in Abb. 3 und Abb. 4 dar. In diesen Fällen wurde das homologe Transplantat wie geschildert abgestoßen, während das autologe Transplantat im Zentrum des homologen plaziert, eine starke Epithelialisierungstendenz aufwies. Wie Abb. 4 zeigt, wurde der Defekt makro- und mikroskopisch vollwertig gedeckt, wobei die Reepithelialisierung vom autologen Bezirk und dem randständig gesunden Gewebe ausging.

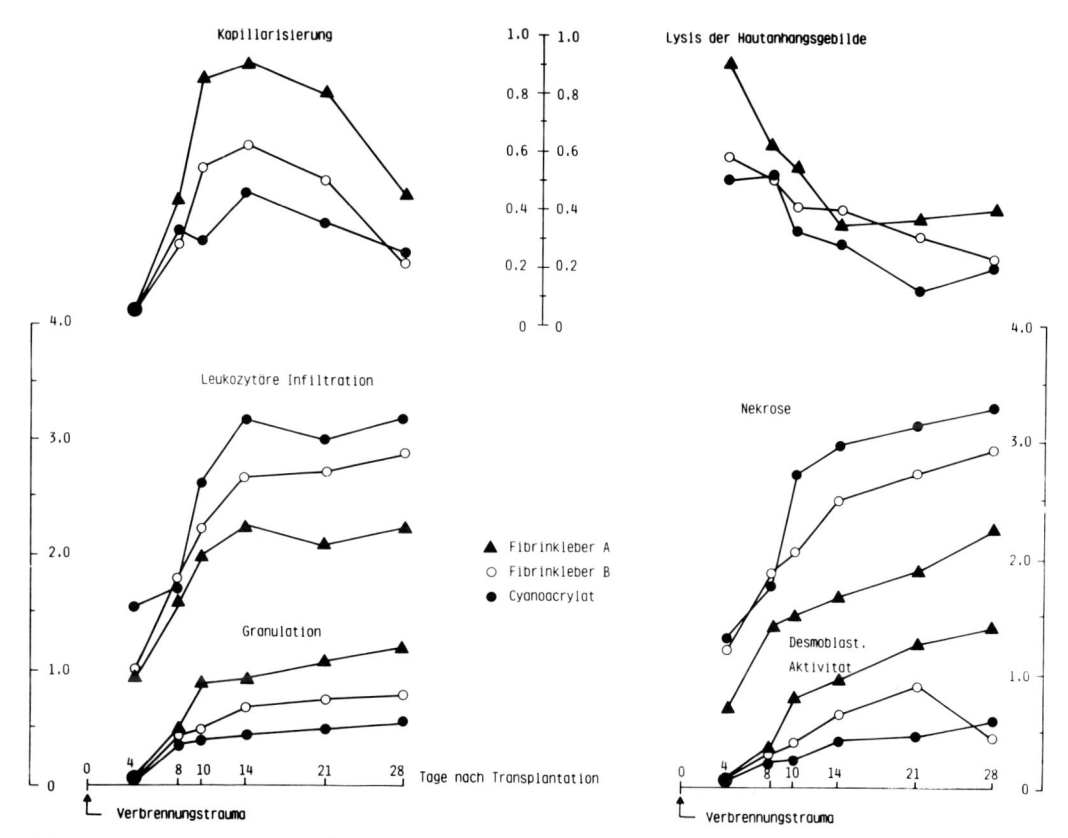

Abb. 2: Histomorphologie bei Übertragung homologer Vollhaut; wegen der stärkeren Abstoßungsreaktion waren gesicherte Ergebnisse nur bis zum 10. Tag nach dem Verbrennungstrauma zu erzielen

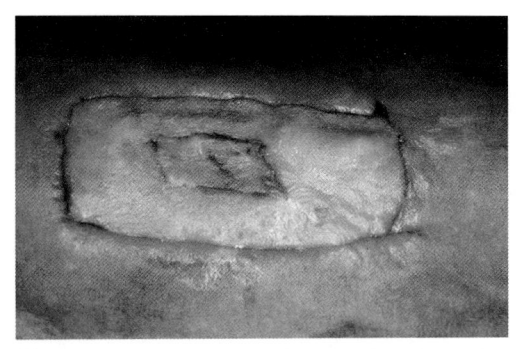

Abb. 3: Makroskopischer Aspekt einer homolog gedeckten Wundfläche mit zentral gelegener autologer Insel

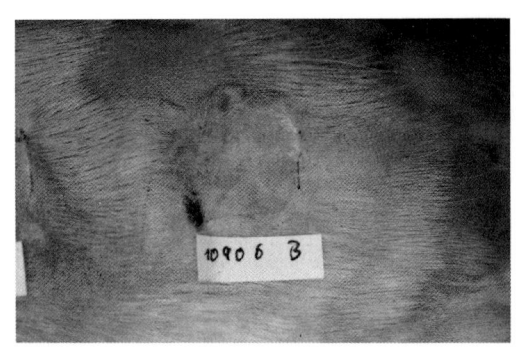

Abb. 4: Ergebnis 28 Tage nach Transplantation. Am linken unteren Transplantatrand kleine Wunde nach Probeexcision

Diskussion

Grundsätzlich hat sich die Verwendung verschiedener Gewebekleber bei der plastischen Deckung verbrannter Hautareale bewährt. Der Cyanoacrylat-Kleber gewährleistet lediglich eine gute Fixierung der Haut, wie Eǵker et al. (1981) beschrieben haben. Der stark negative Einfluß auf die Wundheilung würde diesen Kleber jedoch höchstens für eine punktförmige Fixation geeignet erscheinen lassen.

Dagegen bringt die Applikation von Fibrinklebern folgende Vorteile: Förderung der Granulation, rasche Rekapillarisierung, relative Erhöhung der Epitheldicke, eine Neubildung von Hautanhangsgebilden, Minderung der leukozytären Infiltration und damit eine Verkleinerung der Nekrosefläche. Die wesentlichen Vorteile bei der Fixierung von Transplantaten wurden von unserer Arbeitsgruppe experimentell aufgezeigt. So wird einerseits die Flüssigkeitsansammlung unter dem Transplantat (Hämatome, Serome) (Bäumer et al., 1987) erheblich vermindert, andererseits eine Reduzierung von Flüssigkeits- und Feststoffverlusten aus der Verbrennungswunde erreicht.

Literatur

BÄUMER, F., BADER, A., HENRICH, H.A., BUCHMANN, F.: Zum Stellenwert der Applikation von Fibrinkleber bei der chirurgischen Behandlung ausgedehnter Wundflächen. – Med. Welt 38: 1258–1261 (1987)

BÄUMER, F., BADER, A., KELLER, F., HENRICH, H.A.: Flüssigkeits- und Eiweisbildung bei III.-gradiger Verbrennung. In: ZELLNER, B.R. (Hrsg.): Fibrinklebung in der Verbrennungs- und plastischen Chirurgie. Springer, Berlin–Heidelberg–New York 1988

CRONKITE, E., LONZER, E.L., DEAVER, J.M.: Use of thrombin and fibrinogen in skin. – JAMA 124: 976–982 (1944)

EǴKER, E., PASSL, R., SPÄNGLER, H., BÖSCH, P.: Zur Anwendung des Fibrinklebers in der Traumatologie. – Symp. Graz 1981

Anschrift der Verfasser:
Dr. med. P. WEBER
PD Dr. med. F. BÄUMER
Prof. Dr. med. H.A. HENRICH
Chirurg. Univ. Klinik
Experimentelle Chirurgie
D-8700 Würzburg

Prof. Dr. W. ROMEN
Pathol. Institut Caritas-Krankenhaus
D-6990 Bad Mergentheim

Möglichkeiten des Hautersatzes

Erfahrungen mit der Anwendung von silberimprägnierter Schweinespalthaut und Polyurethan-Folie als temporärer Hautersatz bei kindlichen thermischen Schädigungen

M. ALBRECHT, H. BENDFELDT, Dortmund

Schmerzahfte und häufige, blutige Verbandswechsel und die damit erforderlichen Narkosen machen die Behandlung kindlicher Verbrühungen und Verbrennungen mit den bisher gängigen geschlossenen und offenen Behandlungsmethoden auch heute immer noch zu einem Problem. Wir gingen deshalb im Jahre 1986 von unserem bis dahin gültigen Behandlungskonzept der Behandlung mit Sulbersulfadiazin bei den rein II.-gradigen Verbrühungen und Polyvidon-Jod-Fettgaze-Verbänden bei den tief II.-gradigen und III.-gradigen Verbrennungen mit zahlreichen Nekrosenabtragungen ab und begannen die Behandlung mit silberimprägnierter Schweinespalthaut (EZ-Derm®) bzw. Polyurethan-Folie (Omidern®) als temporäre Hautersatzmethoden. Beim EZ-Derm® handelt es sich um gemeshte und silberimprägnierende Schweinespalthaut, die mit Aldehyd behandelt wurde, um ihre antigenen Eigenschaften zu beseitigen. EZ-Derm® wird in Glutaraldehyd konserviert und ist bei Zimmertemperatur lagerbar. Bei der Omiderm-Folie handelt es sich um einen synthetisch temporären Hautersatz, der aus einer flexiblen und durchscheinenden Membran, bestehend aus Polyurethanfilm und hydrophilen Kunststoffmonomeren besteht. Die Durchlässigkeit für Wasser sowie für antibiotisch wirksame Substanzen ist nachgewiesen worden. Lagerungsprobleme stellen sich bei diesem Material nicht. Beide Materialien erfüllen annähernd die Kriterien, die heute an einen temporären Hautersatz angelegt werden müssen:

1. Wärme- und Flüssigkeitsverlust reduzieren
2. Vermeidung von Eiweißverlusten
3. Antibakterielle Wirksamkeit
4. Bewegungen ermöglichen, Schmerzen verringern
5. Ausreichend lange Adhäsionszeit bis zur vollständigen Abheilung von Läsionen Grad II
6. Gute Handhabbarkeit und Lagerung

Die Notfallversorgung erfolgt in der Kinderchirurgischen Ambulanz mit sterilem Abdecken der Wunde, Blasenabtragung und Auftragen von Flammazine. Anschließend stationäre Aufnahme bei entsprechender Ausdehnung bzw. Lokalisation der Verbrennung. Meist am Aufnahmetag, sonst am folgenden Tag, erfolgt die endgültige Blasen- bzw. Nekrosenabtragung in *Allgemeinnarkose* sowie das Auftragen von Schweinespalthaut bzw. Polyurethan-Folie. Die Anwendung von silberimprägnierter Schweinespalthaut (EZ-Derm®) wird überwiegend bei thermischen Läsionen II.–III. Grades vorgenommen. Das Ziel der Behandlung besteht darin, möglichst mit *einem* Verband bis zur vollständigen Epithelisierung auszukommen. Der Ausdehnung der Wunde entsprechend wird EZ-Derm® nach Wundreinigung aufgetragen. Die Fixation, vor allem bei unruhigen Kleinkindern, mit Fettgaze und Kompressen ist für 24 Stunden bis zur Verklebung der Ersatzhaut mit der Wunde erforderlich. Danach erfolgt die offene Wundbehandlung und tägliche Wundkontrolle. Der Wechsel von EZ-Derm® bei Nichthaftung bzw. bei Infektion ist obligato-

risch. Es wird die Selbstablösung des biologischen Hautersatzes abgewartet, lediglich überstehende und störende, hart gewordene Ränder werden abgetragen.
Die Anwendung von Polyurethan-Folie (Omiderm®) findet überwiegend bei thermischen Läsionen II. Grades statt. Auch hier wird nach der Blasenabtragung und Wundreinigung die Omidermfolie faltenfrei aufgetragen. Bei stärkerer Exsudation schneiden wir kleinere Löcher in die Folie. Nach Möglichkeit wird die Folie offen liegengelassen oder mit einer Kompresse und Mullbinde fixiert. Auch Fixationen mit Pflaster in den Randgebieten sind üblich. Die Folie und die darunterliegende Wunde muß täglich inspiziert werden. Bei Ablösung muß sie erneuert oder die Behandlungsstrategie muß geändert werden. Weitere Verbandswechsel werden bei beiden Hautersatzpräparaten dann durchgeführt, wenn sich der temporäre Hautersatz abgelöst hat bzw. eine Wundinfektion vorliegt. Bei älteren Kindern kann dieser Verbandswechsel in der Regel ohne Narkose durchgeführt werden.

Ergebnisse

In den Jahren 1986 bis 1988 wurden in der Kinderchirurgischen Klinik Dortmund 86 Kinder mit thermischen Schädigungen II.–III. Grades unter stationären Bedingungen mit silberimprägnierter Schweinespalthaut (EZ-Derm®) und/oder Polyurethan-Folie (Omidern®) behandelt. Es handelte sich um 34 Mädchen (39,5%) und 52 Jungen (60,5%) mit einem Durchschnittsalter von 3,1 Jahren (Tab. 1). 51 Kinder (59,3%) stammten aus Familien ausländischer Arbeiter. Bei den 72 Verbrühungs- und 14 Verbrennungswunden wurde in 58 Fällen mit Schweinespalthaut und in 39 Fällen mit Polyurethan-Folie behandelt; z. T. erfolgte die Behandlung parallel. Ausgewertet werden konnten die Unterlagen von 73 Kindern. Dabei handelte es sich um 45 Kinder (61,6%) mit thermischen Läsionen II. Grades, 23 Kinder (31,5%) mit Schädigungen II.–III. Grades und 5 Kinder (6,8%) mit Schädigungen III. Grades. Der Anteil der verbrannten Körperoberfläche betrug zwischen 1 und 45%, im Durchschnitt 5,6% der KOF. Die Lokalisation der Verbrennungswunden verteilt sich wie folgt (Abb. 1)

Kopf und Gesicht:	21,6%
Rumpf:	26,4%
Arme:	25,4%
Beine:	20,7%
Hände:	5,6%

Die Anwendung von EZ-Derm® war in 33 Fällen nur 1× notwendig und weitere Verbandswechsel entfielen. In 15 Fällen war die 2-fache Abdeckung mit EZ-Derm® erforderlich und in 7 Fällen wurde die EZ-Derm®-Abdeckung 3 und mehrfach notwendig. 28× genügte die 1-malige Anwendung von Omiderm® und 7× die 2-fache Anwendung von Polyurethan-Folie. Eine noch häufigere Anwendung der Folie

Tab. 1: Auswertung Behandlungsergebnisse Verbrennungen 1986–1988 Kinderchirurgie Dortmund. Anwendung silberimprägnierter Schweinespalthaut und Polyurethan-Folie als temporärer Hautersatz

1986–1988   n = 86 stationäre Behandlung

Mädchen: 34 (39,5%)
Jungen: 52 (60,5%)

Alter: 8 Monate bis 12,4 Jahre (⌀ = 3,1 Jahre)
Kinder aus ausländischen Familien: 51 (59,3%)

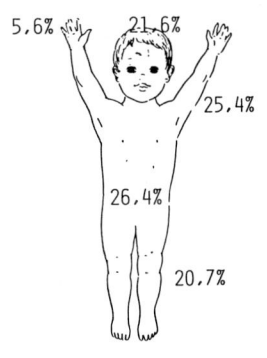

Abb. 1: Lokalisation der thermischen Läsionen bei 73 Kindern (KCH Dortmund 1986–1988)

Tab. 2: Auswertung Behandlungsergebnisse Verbrennungen 1986–1988 Kinderchirurgie Dortmund. Auswertung, n = 73 Kinder

	Schweinespalthaut (EZ-Derm)	Polyurethan-Folie (Omiderm)
Häufigkeit der Verbandswechsel:		
1 ×	33	28
2 ×	15	8
3 × und mehr	7	—
Kosmetische Ergebnisse:		
sehr gut	45,6 %	62,9 %
gut	47,8 %	37,0 %
mäßig	6,5 %	—

kam nicht in Frage, da in diesen Situationen ein Wechsel der Behandlung erforderlich wurde. bei 6 Kindern wurden im Laufe der weiteren Behandlung Hauttransplantationen erforderlich, 10 Kinder mußten nachfolgend mit Kompressionsbandagen versorgt werden (Tab. 2).

Die kosmetischen Ergebnisse waren mit EZ-Derm® (Schweinespalthaut) in 45,6% sehr gut, 47,8% gut und 6,5% mäßig; mit Omiderm® (Polyurethanfolie) in 62,9% sehr gut und 37% gut. Im Laufe der Zeit gab es mit zunehmender Erfahrung mit beiden Materialien eine etwas differenziertere Anwendung; bei den sicher rein II.gradigen Läsionen wurde überwiegend Omiderm® verwandt. bei den tief II.gradigen bzw. II.–III.gradigen thermischen Läsionen wurde Schweinespalthaut angewandt. Kam es bei der Anwendung von Omiderm® zur Ablösung der Folie durch reilich Wundsekret, so erfolgte der Übergang auf eine Behandlung mit EZ-Derm®. Bei den III.gradigen thermischen Läsionen wurde EZ-Derm® auch als Vorbereitung zur Transplantation verwendet bzw. wurde die Abheilung der II. und tief II.gradigen Läsionen in der Nachbarschaft abgewartet, bis die III.-gradig verbrannte Fläche transplantiert werden konnte.

Zusammenfassung

Wir berichteten über die Erfahrungen bei der Behandlung von 86 Kindern aus den Jahren 1986 bis 1988 mit thermischen Schädigungen II.–III. Grades, die unter stationären Bedingungen mit silberimprägnierter Schweinespalthaut (EZ-Derm®) und Polyurethan-Folie (Omiderm®) behandelt wurden. Die Behandlungsergebnisse waren überwiegend gut bis sehr gut. Unverträglichkeiten bzw. unerwünschte Nebenwirkungen durch beide Materialien wurden nicht beobachtet. Probleme traten eher in der richtigen Indikation zu ihrer Anwendung sowie in der richtigen Einschätzung der Tiefe der thermischen Läsionen sowie der rein technischen Betreuung der Kinder mit den genannten Materialien auf. Das Ziel unserer Behandlung mit diesen beiden Materialien als temporärer Hautersatzlösungen liegt darin, möglichst mit einem Verband die Wundbehandlung bis zur Re-Epithelisierung durchzuführen. Damit ersparen wir den Kindern die aus früherem Behandlungsabschnitt bekannten, häufigen, schmerzhaften und blutigen Verbandswechsel sowie die zusätzliche Infektion der Verbrennungswunde, die den ursprünglichen thermischen Schaden noch vertieft. Wir sehen das Einsatzgebiet von EZ-Derm® eher bei den tief II.grad. bzw. II.–III.gradigen Läsionen sowie bei den III.gradigen als Vorbereitung auf die spätere Hauttransplantation und den Einsatz von Omiderm® eher bei den rein II.gradigen thermischen Läsionen.

Literatur

1. May, R.S., De Clement, F.A.: Clinical Evaluation of Silver-impregnated Porcine Xenograft. – The Bulletin and Clinical Review of Burn Injuries 1 (1984)
2. Modak, S., Fox, P., Standford, J., Sampath, L., Fox, L.: Silver Sulfadiazine-impregnated Biologic Membranes as Burn Wound Covers. – The Journal of Burn Care & Rehabilitation 7: 422–425 (1986)
3. Golan, J., Eldad, B., Rudensky, B., Tuchman, Y., Sterenberg, N., Ben-Hur, N.: A new

temporary synthetic skin substitute. – Burns 11: 274–280 (1985)
4. BEHAR, D., JSUZYNSKI, M., BEN-HUR, N., GOLAN, J., ELDAD, A., TUCHMAN, Y., STERENBERG, N., RUDENSKY, B.: Omiderm, a new synthetic wound covering: Physical properties and drug permeability studiens. – Journal of Biomedical Materials Research 20: 731–738 (1986)

Anschrift der Verfasser:
Dr. med. M. ALBRECHT
Dr. med. H. BENDFELT
Kinderchirurg. Klinik
der Städt. Kinderkliniken Dortmund
D-4600 Dortmund

Augenverletzungen

Verbrennungen im Augenbereich – Sofortmaßnahmen/Spätrekonstruktion

H. Busse, K.-H. Emmerich, Münster

Verbrennungen im Augenbereich bedeuten sowohl im Erwachsenen- wie im Kindesalter immer eine Gefährdung der Funktion des Sehorgans. Sie ist unmittelbar bedroht, wenn die Verbrennung den vorderen Augenabschnitt betrifft, da in diesem Falle eine sofortige Trübung der Hornhaut eintritt. Aufklarungsmaßnahmen nach erfolgter Reepithelisierung bleiben meistens ohne besonderen Erfolg, so daß früher oder später eine Hornhautübertragung mit unsicherer Prognose folgen muß. Eine Gefährdung des Augenlichtes entsteht mittelbar durch Auftreten von Spätkomplikationen, unter denen zu nennen sind:

1. das Sekundärglaukom durch Verlust des Schlemmschen Kanals, der episkleralen Venen und durch Vernarbung der Bindehaut,
2. Vernarbungszustände der Bindehaut mit Verlust der Becherzellen, die den Muzinanteil der Tränenflüssigkeit stellen; hieraus resultieren schwerste Benetzungsstörungen mit eingeschränkter Sauerstoffaufnahme der Tränenflüssigkeit aus der Luft zur Ernährung der Hornhaut,
3. Lidfehlstellungen mit klaffender Lidspalte (Lagophthalmus) und Benetzungsstörungen, evtl. zusätzlich Fehlstellung der Lidkante mit Trichiasis und Sekundärkomplikationen der Hornhaut wie Keratitis bzw. Ulcus e lagophthalmo.

Weniger gravierend für die Funktion des Auges, dafür aber um so unangenehmer für den Patienten sind Verbrennungen im medialen Lidwinkel mit Verschluß der Tränenröhrchen, worauf hartnäckiges Tränenträufeln mit Ekzematisierung der Lider sowie Sehstörungen durch die prismatische Wirkung des hohen Tränenspiegels entstehen.

Ätiologisch handelt es sich im Kindesalter um ein nicht einheitliches Krankheitsbild. Mit Ausnahme von 3 Ursachen, die in unserem Krankengut immer wieder vorkommen, handelt es sich um zufällige Ereignisse, z.B. Verbrennen der Lidränder an der Zigarette der Eltern, Streichholzverletzungen, Verbrennung mit einer Kerze. Verbrühungen im Augenbereich durch Herunterziehen von Töpfen mit kochendem Wasser sehen wir ausgesprochen selten, weil vermutlich reflektorisch als erstes der Kopf weggezogen wird. Dagegen haben sich 3 Verletzungsursachen als besonders häufig im Kindesalter herausgestellt:

1. die Kalkverätzung mit ungelöschtem Kalk, die ja nicht nur eine Verätzung, sondern auch eine ausgeprägte Verbrennung darstellt, da bei dem Löschvorgang ca. 100 °C auftreten. Typische «Spielplätze» sind in solchen Fällen Baustellen sowie ländliche Betriebe, in denen z.B. Viehställe gekalkt werden. In Einzelfällen entstehen jedoch auch völlig unbegreifliche Unfälle. So beobachteten wir einen 10jährigen Knaben, der sich eine Kalkverätzung deswegen zuzog, weil in seinem Sportverein die Begrenzungslinien des Fußballplatzes mit ungelöschtem Kalk abgesteckt waren.
2. Explosionsverletzungen durch «Hobby-Chemiker»
Baukästen dieser Art sind relativ leicht zu

erwerben oder werden sogar den Kindern zum Geschenk gemacht. Immer wieder kommt es im Umgang z. B. mit Kaliumpermanganat zu schwersten Explosionsverletzungen mit Gefährdung des Augenlichtes.
3. Schließlich sind die Feuerwerkskörper zu erwähnen, die eigentlich in keine Kinderhand gehören. Hier finden wir in jedem Jahr um Silvester herum eine nicht unerhebliche Anzahl von Patienten, die mit schwersten Pulverschmauchverbrennungen eingeliefert werden.

Sofortmaßnahmen

Die *Sofortmaßnahmen im Falle der Verbrennung* im Augenbereich richten sich natürlich nach der Ursache und dem Ausmaß des Traumas. Bei Kalkverätzungen steht zunächst die mechanische Reinigung des Bindehautsackes von sämtlichen Kalkpartikeln im Vordergrund. Die Nachbehandlung ist komplex: minütlich, halbstündliche, stündliche Applikation von Titriplex®, evtl. Anlegen einer Infusions-Kontaktlinse, lokale Gabe von Mydriatika, Kortikosteroiden, Ascorbinsäure, allgemeine Gabe von Vitamin C und Kortikosteroiden, Abtragen von nekrotischen Geweben und Einlegen von Illig-Kunststoffschalen, um nur einige zu nennen. Trotzdem ist die Prognose primär ungünstig. Bei Verbrennungen der Hornhaut anderer Genese stehen zunächst pflegerische Maßnahmen z. B. Bepanthen®-Augensalbe, Actihaemyl®-Augengel unter zusätzlicher Gabe einer antibiotischen Salbe und Einlegen einer Illig-Schale im Vordergrund, um die Reepithelisierung der Hornhaut zu erzielen. Erst danach können Maßnahmen zur Entquellung und Aufklarung z. B. durch lokale Gabe von Kortikosteroiden unternommen werden. Bei Verbrennungen der Lider stehen zunächst pflegende Maßnahmen im Vordergrund, ebenfalls unter Einlegen von Illig-Schalen und Gabe von pflegenden Augensalben. Bei Verschluß der Tränenpünktchen sollten diese zunächst in Ruhe gelassen werden, da der Versuch der Intubation in dem aufgequollenen Gewebe nur zur Zerstörung des Kanälchensystems führt. Hier vermögen sekundäre rekonstruktive Maßnahmen nach einigen Wochen sinnvollere Ergebnisse zu erzielen.

Bei Explosionsverletzungen steht auch die Reinigung der Hornhaut, Bindehaut und Lider im Mittelpunkt des Interesses, um sekundären schweren Vernarbungszuständen der Hautmuskeln sowie der Tätowierung entgegenzuwirken. Dazu genügt es, mit harten Drahtbürsten die Haut zu reinigen. Die eingesprengten Hornhautpartikel werden unter dem Operationsmikroskop in Vollnarkose beseitigt. Nicht selten sind später aber rekonstruktive Maßnahmen wie eine Keratoplastik erforderlich.

Wichtigste sekundäre rekonstruktive Maßnahme am Auge nach Verbrennungen stellt die Hornhautübertragung dar. Jedoch ist die Prognose primär nicht günstig, wenn schwere Vernarbungszustände des Bindehautapparates mit Verlust der Becherzellen und nachfolgender Benetzungsstörung vorliegen. Dagegen bieten kleine umschriebene Hornhautnarben beste Aussichten auf Erfolg. Sie dürfen jedoch im Kindesalter bis zum 8. Lebensjahr nicht zu spät erfolgen, weil sonst eine sog. Amblyopie – also Sehschwäche durch Verkümmerung der Sehbahn – eintreten wird, was in manchen Fällen trotz Sehschultraining irreversibel bleibt. An der Bindehaut können Symblepharonlösungen zur Verbesserung der Benetzung der Gesamtoberfläche beitragen. Die Korrektur von Lidfehlstellungen nach Verbrennungen sollte frühestens nach $1/2$ bis 1 Jahr vorgenommen werden. Bis dahin kann man bei klaffender Lidspalte durch Uhrglasverbände und pflegerische Augensalben und -tropfen den Befund stabil halten. Die jeweilige richtige Maßnahme richtet sich nach dem Ausmaß und der Lokalisation der Veränderungen z. B. Stiellappenplastiken, freie Transplantate, Ohrknorpelplastiken etc. Die Rekonstruktion bei Verschlüssen der ableitenden Tränenwege gelingt entweder von der Tränenpunktpapille mit anschließender Ringintubation oder aber vom Canaliculus communis mit Retrograd-Sondierung und U-Intubation. Bei vollständiger Zerstörung sind Bypass-Maßnahmen, z. B. mit einer hydrophilen Tränenwegsprothese, angezeigt.

Anschrift der Verfasser:
Univ.-Prof. Dr. med. H. Busse
PD Dr. med. K.-H. Emmerich
Univ.-Augenklinik
Domagkstraße 15
D-440 Münster

Angemeldete Diskussion

K. Wojciechowski, S. Sobczyński, K. Olejniczak, P. K. Wojciechowski, Poznań

In der Kinderchirurgischen Abteilung und der ophthalmologischen Kinderabteilung unseres regionalen Kinderkrankenhauses in Poznan hat man zwischen 1971 und 1988 4203 Kinder mit Verbrühungen und Verbrennungen behandelt.
Darunter waren 758 Kinder mit Gesichtsverbrennungen, 137 erlitten Augenverbrennungen. Das Alter der Kinder schwankte zwischen 5 Monaten und 14 Jahren.
Die Verbrennungsursache der Augen waren bei 46 Kindern chemische Substanzen (Säuren, Basen u.a.), bei 91 Kindern thermische Faktoren.
Bei 91 Kindern hat man Verbrennungen des I. Grades festgestellt, bei 41 Kindern II. Grades und bei 5 Kindern Verbrennungen III. Grades (Zündplättchen-Pistolenschüsse, Säure, Gasexplosion, Zigarette). In der chemischen Verbrennungsgruppe haben Säuren nur 9 Fälle verursacht (Schwefelsäure, Salzsäure u. Essigsäure), dagegen Basen (Kalk, Waschmittel, Karbid) 31 Fälle.
Die Behandlung wurde gemeinsam durch Kinderchirurgen, Augenärzte, Anästhesisten und Pädiater durchgeführt.
Die erste Behandlung besteht in früher, sorgfältiger Säuberung des Bindehautsackes von Fremdkörpern. Diese Behandlung wurde mit feuchter Watte ausgeführt. Danach hat man für den Bindehautsack reichlich Zeit, z.T. bis zu 15 Minuten, um mit Wasser, physiologischer Kochsalzlösung oder Neutralisationsflüssigkeiten zu spülen. Bei Verbrennungsfällen mit Essigsäure wurde der Bindehautsack mit physiologischer Kochsalzlösung und danach mit 1% Natriumbicarbonat gespült.
Dann hat man zur Nacht 3% Ung. Natribicarbonici eingegeben.
Verbrühungen mit Laugen wurden aus dem Bindehautsack mit Hilfe von Wasser oder Milch weggewaschen und danach mit 1% Essigsäurelösung behandelt. Die weitere Behandlung der Kinder wurde mit Borsalbe und Antibiotika-Salbe durchgeführt.
Diese Behandlungsweise hat das Auge gegen die Folgen der Verbrennung des I. Grades geschützt.
Die Verbrennungen des II. Grades sind immer gemeinsam in der ophthalmologischen und chirurgischen Abteilung therapiert worden. Die Behandlung besteht aus:

– Entfernung der Verbrennungsmittel aus dem Auge,
– Bekämpfung der Gefäßbeschädigung,
– Verbesserung der Gewebedurchblutung,
– Minderung der Abwehrreaktion,
– Vorbeugung oder Behandlung der sekundären Infektion.

Als Blutgefäßerweiterungsmittel wurde Pridozol u. Priscol zugeführt.
Früher wurde öfter Penicillin mit einer Beimischung von eigenem Blut in die Subbindehaut injiziert, heute dagegen werden häufiger Pridazol mit Blut, Antibiotika-Salben und Mydriatika angewendet.
Kinder mit Verbrennungen III. Grades werden operativ behandelt, indem die Verluste mit dem Bindehautblättchen des zweiten Auges und der Lippenschleimhaut, bedeckt werden.
Außerdem werden auch temporäre Verschlüsse der Augenlider ausgeführt und nachher, zur

Verbesserung der Augenphysiologie, ästhetische Operationen vorgenommen.

Nachuntersuchungsergebnisse haben bei 132 Kindern gute Resultate ergeben, sowohl im Hinblick auf die Ästhetik wie auch die Augenliderfunktion, insbesondere aber auf die Sehschärfe. Bei 5 Kranken mit dem III. Verbrennungsgrad hat man den Verlust des Augenlichtes eines Auges und eine leidliche Erhaltung des Sehvermögens des zweiten festgestellt.

Diese Ergebnisse waren wahrscheinlich nur möglich, weil die Behandlung sehr sorgfältig durchgeführt worden war, gemeinsam von Kinderchirurgen und Augenärzten.

Ihre Abteilungen liegen in einem Krankenhaus in nachbarlicher Nähe.

Zum Schluß unserer Diskussion möchten wir Ihre Aufmerksamkeit auf folgendes lenken:

1. Bei einem Teil der Kinder, die Gesichtsverbrennungen erlitten haben, stellt man auch Augenverbrennungen fest.
2. Jedes Kind mit Gesichtsverbrennungen sollte wenigstens zweimal durch einen Augenarzt untersucht werden.
3. Übersehen der Augenverbrennung und das Ausbleiben einer schnellen adäquaten Therapie kann zum teilweisen oder völligen Augenlichtverlust führen.
4. Frühdiagnose und Behandlung der Augenverbrennung sichert vielen Kindern eine volle Genesung.

Anschrift der Verfasser:
Dr. dr. hab. med. KAZIMIERZ WOJCIECHOWSKI
Ordynator Oddz. Chirurgii Spec. ZOZ
nad. Matką. i Dzieckiem Poznań
60-286 Poznán, Słoneczna 5/B, Polen

Behandlung bei Schwerstverbrennungen

Strategie der Behandlung bei Schwerstverbrannten

H. LOCHBÜHLER, I. JOPPICH, Mannheim

Brandverletzte Kinder, bei denen mehr als 40% der Körperoberfläche 3-gradig verbrannt sind, zeigen alle pathophysiologischen Veränderungen des schweren thermischen Traumas und bereiten aufgrund der Ausdehnung der Brandwunden besondere Probleme bei der Deckung der Defekte, da 3-gradige Defekte dieses Ausmaßes nicht in einer Sitzung mit autologen Transplantaten zu versorgen sind.

Es ist erstaunlich, wie viele unterschiedliche Behandlungskonzepte bei schwerbrandverletzten Kindern offensichtlich mit Erfolg angewandt werden. Aber kaum eines dieser Behandlungsregime ist durch prospektive und kontrollierte Studien abgesichert. In der Literatur finden sich Erfahrungsberichte und retrospektive Betrachtungen bei denen die Verbrühung von 5% und die Verbrennung von 80% der Körperoberfläche in einem Schema zusammengefaßt und beurteilt werden, und dies häufig über einen Beobachtungszeitraum, in dem Änderungen des Therapiekonzeptes mehrfach stattgefunden haben.

Eine der wesentlichen Fragen der Therapie schwerstbrandverletzter Kinder und Erwachsener ist nach wie vor die Frage Frühexzision der Nekrosen oder konservative Therapie. Auch heute bedarf der Begriff der Frühexzision der exakten Definition, da von einigen Autoren die Exzision wenige Stunden nach dem Unfallereignis als Frühexzision bezeichnet wird, andere auch nach 14 Tagen unter Umständen noch von einer Frühexzusion sprechen. Wir meinen, daß der Begriff der Frühexzision auf operative Maßnahmen innerhalb der ersten Woche beschränkt bleiben sollte.

Das therapeutische Konzept hinter den verschiedenen Methoden der Frühexzision wird durch eine Aussage von Burke deutlich. Er schreibt: «Die frühe Exzision der Nekrose verwandelt die Brandwunde in eine normale chirurgische Wunde, verkürzt die Heildauer und gibt die besten funktionellen Ergebnisse.» Dies ist in dieser überspitzten Form, was die schwerstbrandverletzten Kinder angeht, nicht richtig. Man muß sich vergegenwärtigen, daß die erste Phase pathophysiologischer Veränderungen, d.h. die histamin- und prostaglandinvermittelte Änderung der Gefäßwandpermeabilität durch eine noch so frühe und aggressive chirurgische Therapie nicht beeinflußt wird. Nach den Untersuchungen von Arthurson über den zeitlichen Ablauf dieser Veränderungen muß man annehmen, daß die Exzision dazu immer zu spät kommt. Zudem konnte Arthurson nachweisen, daß diese Veränderungen auch Teile des Organismus betreffen, die der thermischen Schädigung nicht unmittelbar ausgesetzt sind. Auch die toxische Wirkung von freien Sauerstoffradikalen wird durch die frühe Exzision wahrscheinlich nicht mehr beeinflußt. Es bleibt jedoch als wesentliches Kriterium die Frage, ob die Letalität durch eine frühe Exzision der Nekrosen und Defektdeckung gesenkt wird, und ob die funktionellen Ergebnisse verbessert werden.

Wir haben in einem Zeitraum von 5 Jahren insgesamt 278 Kinder mit thermischen Verletzungen behandelt. Darunter 12 Kinder mit 3-gradigen Verbrennungen von mehr als 40% der Körperoberfläche, die wir zu den tatsächlich Schwerstbrandverletzten rechnen. Bei diesen

Kindern waren durchschnittlich 54% der Körperoberfläche 3-gradig verbrannt. Wir haben bei diesen Kindern eine geschlossene Therapie mit Sulfadiazin-Silber durchgeführt. Während wir früher die Nekrosen nach ca. 2 Wochen abgetragen haben, haben wir den Zeitpunkt der ersten chirurgischen Maßnahmen bei dieser Patientengruppe in die erste Woche verlegt. Gesicht und Extremitäten wurden primär gedeckt, entweder mit autologer Spalthaut oder Mesh-graft. Nekrosen, die aus taktischen Gründen erst später angegangen werden konnten, wurden lokal enzymatisch vorbehandelt, wie wir dies auch bei den oberflächlichen Verbrühungen und Verbrennungen tun. Notwendige Zwischendeckungen wurden mit denaturierter Schweinehaut durchgeführt.

Von den 12 Kindern sind 2 innerhalb der ersten 72 Stunden verstorben, darunter ein Kind mit einer Verbrennung von ca. 95% der Körperoberfläche und ein Kind an den Folgen einer Inhalationsverletzung nach einem Zimmerbrand. Dies entspricht einer Letalität von 16,7%. Die durchschnittliche Dauer der Hospitalisierung betrug 58 Tage. 4 der Kinder erlitten während der Therapie eine Sepsis, darunter eine Sepsis verursacht durch einen zentralen Venenkatheter. Bei 6 Kindern waren Sekundärkorrekturen im Gesicht oder an den oberen Extremitäten erforderlich.

Wir selbst können anhand unserer Zahlen den Stellenwert einer frühen aggressiven chirurgischen Therapie nicht beantworten. Es gibt 3 prospektive Studien, in denen ein konservatives Vorgehen mit einem aggressiv-chirurgischen Konzept bei Patienten mit 3-gradigen Verbrennungen von mehr als 40% der Körperoberfläche verglichen wurde. Es sind dies die Studien von Burke, Herndon und Sörensen. Die Studien von Burke und Herndon betreffen nur Kinder, die Untersuchung von Sörensen befaßt sich mit einem gemischten Kollektiv von Erwachsenen und Kindern.

Die schon 1976 publizierte Studie von Burke verglich eine konservative Therapie, bei der eine Nekrosenabtragung und autologe Transplantation in mehreren Sitzungen erst nach dem 14. Tag durchgeführt wurde, mit einer frühen Exzision der Nekrosen durchschnittlich am 5. Tag. Es wurde eine partielle Exzision vorgenommen, entweder eine tangentiale Exzision oder eine Exzision bis zur Fascie bis maximal 30% der Körperoberfläche. In die Studie wurden nur Kinder mit einer Verbrennung bis zu 65% der Körperoberfläche aufgenommen. Betrachtet man isoliert die Gruppe mit einer verbrannten Körperoberfläche von 45–65%, so ergibt sich folgendes Bild:

13 Kinder wurden konservativ behandelt, 24 durch Frühexzision. In der Gruppe konservativ behandelter Kinder verstarben 7, das entspricht 53%, in der operativen Gruppe 4, was 16% entspricht. Die Kinder verstarben entweder an einer bakteriellen Sepsis oder an pulmonalen Komplikationen. Eine genaue, auf die Untergruppen bezogene, Analyse der Todesursachen ist der Arbeit nicht zu entnehmen. Der Wundverschluß wurde in der konservativen Gruppe nach 101 Tagen, in der operativen Gruppe nach 62 Tagen erreicht. Diese Ergebnisse sprechen eindeutig für die Frühexzision.

Bei der Untersuchung, die von Herndon 1986 vorgelegt wurde handelt es sich um eine Studie, die zwar prospektiv aber nicht randomisiert durchgeführt wurde. In einer ersten Serie wurden 32 Kinder konservativ mit Silbersulfadiazin behandelt, daran anschließend wurden drei Jahre später 32 Kinder einer aggressiven operativen Therapie unterzogen. In dieser Gruppe wurden innerhalb von 72 Stunden alle drittgradig verbrannten Areale bis auf die Fascie exzidiert, in derselben Sitzung autolog transplantiert und die verbliebenen Defekte mit homologer Haut zwischengedeckt. In beiden Gruppen befanden sich nur Kinder mit einer verbrannten Körperoberfläche von mehr als 45%, ohne Beschränkung nach oben, dies ist ein bedeutender Unterschied zur Untersuchung von Burke, der ein Limit von 65% gesetzt hat. Die Ergebnisse dieser Untersuchung unterscheiden sich total von den Ergebnissen Burkes. Die Letalität ist in beiden Gruppen mit 22% gleich, die Zeit bis zum Wundverschluß ist in der operativen Gruppe nur geringfügig kürzer. Die wahrscheinlich wesentlichen Unterschiede in diesen beiden Studien liegen im Zeitpunkt der Nekrosenabtragung und im Ausmaß der Nekrosenabtragung. Vermutlich profitieren die Patienten von einer frühen operativen Entfernung der Nekrosen nur, wenn sie in einer stabilen Phase sind, d.h. stabile Kreislaufverhältnisse und adäquate Nierenfunktion gesichert sind. Gleichzeitig ist es wohl von Vorteil, wenn das Ausmaß der Exzision begrenzt wird, wenngleich es derzeit kein objektives Maß für eine optimale Begrenzung gibt. Die beiden Studien geben in dem Ergebnis ihrer konservativen Behandlung einen Hinweis auf die Bedeutung intensiv-medizinischer Maßnahmen bei den Verbrennungspatienten. Spiegeln doch die Unterschiede in den Ergebnissen der konservativen Behandlung, bei den etwa 10 Jahre auseinander liegenden Studien, eindeutig den Fortschritt auf dem Gebiet der Intensivmedizin bei Verbrennungspatienten wider. Die funktionellen Spätergebnisse sollten bei einer frühen operativen Versorgung von Gesicht und Extremitäten besser sein, als bei einem konservativen Vorgehen, zumindest weisen die Ergebnisse einer frühen operativen Versorgung isolierter Handverbrennungen darauf hin.

Wir sind der Meinung, daß eine frühe operative Therapie der Verbrennungswunden anzustreben ist. Dabei muß jedoch der jeweilige Allgemeinzustand des Patienten berücksichtigt werden und es sollte keine frühe Exzision um jeden Preis durchgeführt werden. Der klinische Alltag in der Therapie dieser Patienten ist der Kompromiß bei der Therapie.

Literatur

ARTHURSON, G.: Auswirkungen des thermischen Traumas auf die Gefäßpermeabilität. In: AHNEFELD, F. W. et al. (Hrsg.): Die Verbrennungskrankheit. Springer, Berlin 1982

BURKE, J. F.: Primary Excision and Prompt Grafting as Routine Therapy for the Treatment of Thermal Burns in Children. – Surg. Clin. North Amer. 56: 477–496 (1976)

HERNDON, D. H.: Comparison of Serial Debridement an Autografting and Early massive Excision with Cadaver Skin Overlay in the Treatment of large Burns in Children. – J. Trauma 26: 149–152 (1986)

SOERENSEN, B.: Acute Excision or exposure treatment. – Scand. J. Plast. Reconstr. Surg. 18: 87–93 (1984)

Anschrift der Verfasser:
Priv. Doz. Dr. med. H. LOCHBÜHLER
Prof. Dr. med. I. JOPPICH
Kinderchirurgische Klinik
Fakultät für klinische Medizin Mannheim
der Universität Heidelberg
D-6800 Mannheim

Zur Strategie der Behandlung schwerer thermischer Schädigungen im Kindesalter

W. WAGEMANN, G. POHL, Magdeburg

Bei der Behandlung schwerer thermischer Verletzungen stehen nach wie vor zwei Problemkreise im Vordergrund therapeutischen Vorgehens:

1. Die Verhütung bzw. die Behandlung des Verbrennungsschocks und
2. die Behandlung der nach Überwindung der Schockphase sich entwickelnden «Verbrennungskrankheit».

Während es nach Einführung der bilanzierten, individuell angepaßten Infusionstherapie in fast allen Fällen gelingt, die Schockphase zu beherrschen und damit Frühtodesfälle selten geworden sind, zeigen Sammelstatistiken, daß die «Verbrennungskrankheit» trotz aller intensiven personellen und materiellen therapeutischen Anstrengungen noch in einem zu hohen Prozentsatz der Kranken zum letalen Ausgang führt.

So sprechen insbesondere anglo-amerikanische Autoren heute von der «septischen Periode» in der Behandlung thermischer Verletzungen. Die Schwerverbrannten sterben nach Überwinden der Schockphase an einer therapeutisch nicht beherrschbaren Spätsepsis, bei der pathologisch-anatomisch eine lokalisierte Infektion oder häufiger noch eine generalisierte Sepsis nachgewiesen werden kann (2).

Auffällig dabei ist, daß in der Mehrzahl der Fälle Bakterien für das Krankheitsbild verantwortlich sind, die normalerweise dem menschlichen Organismus kaum gefährlich werden können.

Während in der Anfangszeit der antibiotischen Ära Infektionen mit gram-positiven Erregern die Hauptrolle spielten, trat seit deren antibiotischer Beherrschung der Befall mit Pseudomonas und Pilzen in den Vordergrund des klinischen Geschehens. Ihre Therapie erfordert unabdingbar eine interdisziplinäre Zusammenarbeit zwischen Mikrobiologen und Chirurgen. Die immer zu beobachtende Verminderung der körpereigenen Abwehr der verbrannten Patienten steht hierbei gegenüber der Virulenz der eindringenden Keime im Vordergrund. Ursache ist nach derzeitiger Erkenntnis die generalisierte zellschädigende Wirkung einer oder mehrerer bei der Verbrennung in der Haut sich bildender und als «Verbrennungstoxin» bezeichneter Substanzen (4).

Im Ergebnis von Untersuchungen zur Pathophysiologie wird in diesem Zusammenhang dem verbrennungsbedingten Hautverlust die zentrale Bedeutung zugemessen. Er ist sowohl für die Verschiebungen im Wasser- und Elektrolythaushalt als auch für die durch örtliche und systemische bakterielle Infektionen letal endende Intoxikation entscheidend verantwortlich.

Die Wiederherstellung, insbesondere der drittgradigen verbrannten Körperoberfläche, ist so neben Schocktherapie und Infektionsbekämpfung zum wesentlichsten Schwerpunkt therapeutischer Bemühungen geworden (5).

Über das Prozedere aktiv-chirurgischer Behandlung ausgedehnter drittgradiger thermischer Läsionen ist die Diskussion noch nicht abgeschlossen. Während wie für das Erwachsenenalter derzeit die frühe tangentiale Exzision der Nekrosebezirke in ganzer Ausdehnung nach Janžekovič favorisiert wird, wird beim Kind die Nekrektomie mittels vertikaler Schnittführung und Präparation entlang der Faszie (konventionelle Methode) nach wie vor durchgeführt. Sie hat, im Vergleich zum tangentialen Vorgehen, weniger Blutverlust zur Folge. Einer multizentrischen Studie der Arbeitsgemeinschaft Traumatologie des Kindesalters der Gesellschaft für Kinderchirurgie der DDR und der Sektion Traumatologie der Gesellschaft für Chirurgie der DDR zum aktuellen Stand der Lokaltherapie bei thermisch verletzten Kindern zufolge, bevorzugen von insgesamt 25 befragten Kliniken (16 kinderchirurgischen und 9 traumatologischen) nur 7 Einrichtungen das tangentiale Vorgehen. Unabhängig von der Art der chirurgischen Nekroseabtragung wird dabei beim Kind wegen des beträchtlichen intraoperativen Blutverlustes empfohlen, nicht mehr als 10–15% verbrannter Körperoberfläche in einer Sitzung zu nekrektomieren (3).

Die sofortige Deckung der nekrektomierten Wundflächen mit autogener Spalthaut sollte immer primär versucht werden. Ist die Autotransplantation aufgrund der Ausdehnung der Verletzung oder des Allgemeinzustandes des Patienten limitiert, wird die Verwendung eines möglichst langfristigen Hautersatzes bis zur Defektdeckung mit autogener Spalthaut gefordert. Erwartungsgemäß erweist sich die allogene Spenderhaut dabei xenogenen und synthetischen Präparaten gegenüber überlegen. Ein idealer, unbegrenzt verfügbarer industriell gefertigter Hautersatz ist bisher nicht im Angebot (1, 7).

Eigenes Krankengut und Therapiekonzept

In der Abteilung für Kinderchirurgie der Klinik für Chirurgie der Medizinischen Akademie Magdeburg wurden vom 1. 1. 1979 bis 31. 12. 1988 insgesamt 243 Kinder mit thermischen Schädigungen 1. bis 3. Grades stationär behandelt (Abb. 1).

Sechs Kinder, davon zwei Mädchen und vier Jungen zogen sich schwere thermische Verletzungen 3. Grades in einer Ausdehnung von 25 bis 40% der Körperoberfläche zu.

Fünf dieser Patienten konnten wir nach einer durchschnittlichen stationären Behandlungsdauer von 121 Tagen nach Hause entlassen. Ein Junge von 9,5 Jahren verstarb nach Verbrennungen 3. Grades von 40% der Körperoberfläche, verursacht durch brennende Feuerwerkskörper, am 40. Tag nach dem Unfall infolge Sepsis (Abb. 2).

Unser therapeutisches Konzept bei der Behandlung schwerer drittgradiger thermischer Verletzungen besteht in folgendem Vorgehen.:

1. Schockbehandlung und primär offene Wundbehandlung. Antiseptische Lokalbehandlung durch Abtupfen der verbrannten Hautbezirke mit PVP-Jod-Lösung (Polyvinylpyrrolidon-Jod) in Anlehnung an das Vorgehen des Ludwigshafener Arbeitskreises um Zellner (6). In der Schockphase ist nur die Ausführung einer Nekroektomie zur Prophylaxe eines Logen-Syndroms im Bereich verbrannter Extremitäten erlaubt.

2. Ausführung der Frühnekrektomie von maximal 15% verbrannter Körperoberfläche in einer Sitzung bis ins Gesunde nach Schockbehandlung und Beherrschung der Schockphase zwischen dem 5. und 9. Tag. Die Wahl der Methode der Nekroseabtragung erfolgt nach Befund und Lokalisation des Verbrennungsbezirkes. Eine adäquate Narkoseführung durch einen erfahrenen Anästhesisten, Sub-

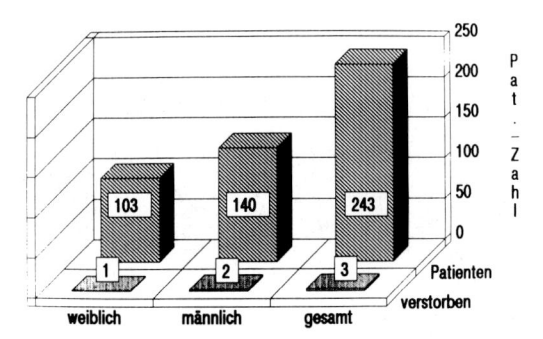

Abb. 1: Stationär behandelte thermisch verletzte Kinder (1.–3. Grades KOF) – Gesamtkrankengut 1979–1988

Abb. 2: Schwere thermische Verletzungen (3. Grades > 20%KOF) Krankengut 1979–1988

Nr.	Geschl.	Alter Jahre	Schweregrad 1°	2°	3°	%KOF gesamt	Nekrektomie Tag n. Trauma	Stat. Aufenthalt Tage
1	weibl.	1,2	–	5	25	30	6., 8.	76
2	männl.	9,5	5	10	40	55	5., 8., 10., 14.	40 #
3	männl.	10,2	–	5	30	35	5., 7., 9.	108
4	weibl.	4,11	5	5	25	35	5., 9.	105
5	männl.	3,7	–	10	30	40	6., 9., 12.	153
6	männl.	9,4	5	10	35	50	5., 7., 9., 14.	162

stitution des Blutverlustes auf dem Operationstisch sowie subtile Blutstillung sind absolute Vorbedingungen.

3. Nach Abtupfen des nekrektomierten Wundgrundes mit PVP-Jod-Lösung sofortige Deckung, wenn vorhanden, mit frischer Spalthaut von der Leiche. Steht Leichenhaut nicht zur Verfügung, decken wir die Wundfläche mit dem mit PVP-Jod-Lösung getränkten alloplastischen Hautersatzpräparat Syspurderm®.
4. Konsequente lokale Wundbehandlung, Verbandswechsel in 2–3tägigem Rhythmus je nach Lokalbefund. Dabei werden die Wundflächen mit PVP-Jod-Lösung abgetupft. Stößt sich die allogene Spalthaut ab, wird sie, wenn verfügbar, durch ein neues Allograft ersetzt. Ansonsten erfolgt die Abdeckung mit Syspurderm®, welches zuvor mit PVP-Jod-Lösung getränkt wird.
5. Bei sauberem, nekrosefreiem Transplantatgrund – Deckung mit autogener Mesh-graft-Spalthaut. Einzelfälle zwangen uns, die Wundfläche mit Reverdin-Transplantaten zu versorgen.
6. Die allgemeine antibiotische Abschirmung erfolgt je nach Befund des Antibiogramms. Sie wird ständig optimiert.

Kasuistik

Die folgende kurze kasuistische Darstellung soll unser therapeutisches Vorgehen verdeutlichen:

Der 9,4 Jahre alte Junge zog sich, nachdem er Benzin in ein Gartenfeuer gegossen hatte, im Mai 1987 ein schweres Verbrennungstrauma zu. 15% der Körperoberfläche wiesen Verbrennungen 1. und 2. Grades auf, 35% waren drittgradig verbrannt. Während der Schockphase behandelten wir die Wunden nach Abtupfen mit PVP-Jod-Lösung offen. Wegen eines drohenden Logen-Syndroms erfolgte lediglich die Nekrotomie im Bereich des rechten Oberarmes.

Nach Frühnekrektomie in insgesamt vier Sitzungen zwischen dem 5. und 14. Tag nach dem Unfall wurden die Wunden primär mit Spalthaut von der Leiche und später mit dem mit PVP-Jod-Lösung getränkten alloplastischen Hautersatzpräparat Syspurderm® abgedeckt.

Die Abbildung 3 zeigt den intraoperativen Befund zum Zeitpunkt der hautplastischen Versorgung der Wundflächen am 124. Tag nach dem Unfall. Wegen der nur beschränkten Verfügbarkeit autogener Spalthaut konnte nur der Bereich der Axilla, der Ellenbeuge sowie der

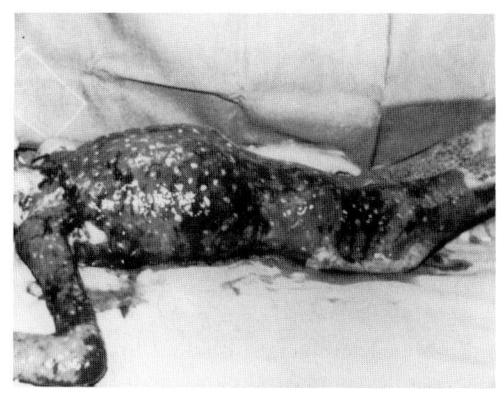

Abb. 3: Zustand nach Hauttransplantation am 124. Tag nach Verbrennungstrauma

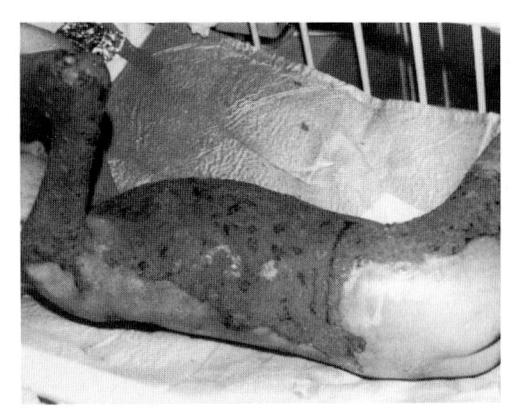

Abb. 4: Zustand nach Einheilung der Transplantate am 162. Tag nach Verbrennungstrauma

Halsregion mit dieser gedeckt werden. Die großen Wundflächen am Körperstamm versorgten wir mit Reverdintransplantaten.

Nach guter Einheilung aller Transplantate (Abb. 4) befindet sich der Junge jetzt in unserer physiotherapeutischen Nachbehandlung. Spätere Korrekturen der entstandenen Narbenkontrakturen im Hals- und Ellenbogengebiet sind noch erforderlich.

Schlußfolgerungen

Aus unserer Erfahrung ergeben sich zusammenfassend für die chirurgische Behandlung der schweren thermischen Verletzungen im Kindesalter die nachstehenden Schlußfolgerungen:

1. Die Nekrektomie bei tiefen Verbrennungen ist eine perspektivvolle Behandlungsmethode, die der Verringerung der Häufigkeit von Komplikationen der Intoxikationsphase entgegenkommt und die Behandlungsdauer der Verbrennungsgeschädigten verkürzt. Sie sollte als Frühnekrektomie am 5. bis 9. Tag vom Moment des Traumas an durchgeführt werden.
2. Absolute Bedingungen bei der Durchführung eines solchen chirurgischen Eingriffes sind:
   a) Anwendung einer modernen, adäquaten Narkose,
   b) Substitution des Blutverlustes auf dem Operationstisch,
   c) vollständige Deckung der Wunde nach der radikalen Entfernung der Verbrennungsnekrosen
3. Kinder mit schweren thermischen Verletzungen, d.h. Verbrennungen 2. Grades von mehr als 30% bzw. 3. Grades von mehr als 10% der Körperoberfläche mit Beteiligung von Gesicht, Extremitäten und des Dammes, sollten in Zentren, welche alle apparativen und personellen Voraussetzungen zur intensivmedizinischen sowie plastisch-chirurgischen Versorgung der Akut- und Spätzustände des Verbrennungstraumas haben, behandelt werden.

Literatur

1. BRANDT, K.-A.: Wiederherstellung bei Brandverletzungen. – Langenbecks Arch. Chir. 364: 229–232 (1984)
2. KRIZEK, TH. J., COSSMAN, D. V.: Experimental burn wound sepsis, variations to response to topical agents. – J. Trauma 12: 553–558 (1972)
3. REUTER, G., LASKUS, S.: Zur Lokalbehandlung thermischer Verletzungen bei Kindern. Ergebnisse einer multizentrischen Studie. – Zent.bl. Chir. 111: 825–838 (1986)
4. SCHOENENBERGER, G. A., ALLGÖWER, M., BURKHART, F., MÜLLER, W., STÄDTLER, K., ZELLNER, P.: Pathogenetische Bedeutung eines spezifischen kutanen Verbrennungstoxins für Infektion und Spätmortalität nach schweren Verbrennungen. – Zent.bl. Chir. 99: 1089–1097 (1974)
5. SCHWEIZER, P., REIFFERSCHEID, P.: Besonderheiten bei Verbrennungen im Kindesalter. – Langenbecks Arch. Chir. 364: 233–237 (1984)
6. STEEN, M.: Die Lokalbehandlung der Brandwunde mit PVP-Jod. – Unfallheilkunde 86: 28–33 (1983)
7. WALTER, M., SAGI, A., FEUCHTWANGER, M. M., HOLZMÜLLER, W., BRENNER, U., MÜLLER, J. M.: Erste klinische Erfahrungen bei der Verwendung von Dermodress®, einem neuen temporären biologischen Hautersatz. – Langenbecks. Arch. Chir. 370: 155–161 (1987)

Anschrift der Verfasser:
Prof. Dr. sc. med. W. WAGEMANN
Abt. für Kinderchirurgie
an der Klinik für Chirurgie
der Medizinischen Akademie Magdeburg
Leipzigerstraße 44
DDR-3090 Magdeburg

Frau MR Doz. Dr. sc. med. G. POHL
Abt. für plastische und
wiederherstellende Chirurgie
der Medizinischen Akademie Magdeburg
Leipzigerstraße 44
DDR-3090 Magdeburg

Therapeutische Bemühungen bei ausgedehnten thermischen Verletzungen im Kindesalter

E. GOTTSCHALK, A. HAUCH, Erfurt

Ausgedehnte thermische Verletzungen im Kindesalter stellen von vornherein einen besonderen Anspruch an eine modernen Gesichtspunkten genügende Intensivtherapie dar. Zu diesem Zweck steht uns in Erfurt eine in den Verband der kinderchirurgischen Intensivtherapie integrierte Verbrennungseinheit zur Verfügung, die eine Raumtemperatur von 28 °C und eine Luftfeuchtigkeit von 55% garantiert und im Vorraum eine Badewanne für tägliche Bäder im Rahmen des jeweils anstehenden Verbandswechsels aufweist.

Bekanntermaßen wachsen die Gefahren mit der Ausdehnung der Verbrennung in der Fläche und Tiefe und dies umso mehr, je jünger das Kind ist. So sind allgemeine auf die verbrannte Fläche nach Prozenten bezogene Angaben nicht immer besonders wertvoll, wenn sie den Anteil drittgradiger Verbrennungen verschweigen und das Alter des Kindes nicht ausreichend berücksichtigen. Grenzen der leicht-, mittelschwer-, schwer- und schwerstgeschädigten Kinder variieren je nach Altersklasse und sind bisweilen schwer zu ziehen. So ergab sich bei der Bearbeitung unseres eigenen Materials zwangsläufig die Frage, wo die ausgedehnte thermische Verletzung beginnt. Die Abb. 1 verdeutlicht, daß wir diese Grenze in Zuordnung zu der Gruppe der Schwer- und Schwerstgeschädigten und in Abhängigkeit vom Alter zwischen 15 und 30% festgelegt haben.

In den letzten 10 Jahren wurden an der Erfurter Kinderchirurgie insgesamt 339 Kinder mit Verbrennungen behandelt. Zum überwiegenden Teil handelte es sich um Verbrühungen, die einer allgemeinen Erfahrung entsprechend, bevorzugt das Kleinkindesalter betrafen und in 11,8% lagen, meist auf das Schulalter bezogen, Verbrennungen im Sinne direkter Feuereinwirkung vor.

Unverzüglich einzuleitende therapeutische Maßnahmen orientieren sich am Schock und der Beeinträchtigung wichtiger Funktionssysteme und Organe. Es ist zu betonen, daß bei

	leicht	mittel-schwer	schwer	schwerst
Säuglinge (0–1 J.)	< 8 %	8–15 %	> 15 %	> 30 %
Kleinkinder (1–4 J.)	< 12 %	12–20 %	20–30 %	> 40 %
Vorschulkinder (4–6 J.)	< 15 %	15–25 %	25–35 %	> 40 %
Schulkinder (6–14 J.)	< 20 %	20–30 %	30–40 %	> 40 %

Abb. 1: Schweregrade – %verbrannte Körperoberfläche

ausgedehnten thermischen Verletzungen stets ein sicherer zentral-venöser Zugang gelegt werden muß. In der Regel ist dies in unserer Einrichtung ein Subclaviakatheter, bei Säuglingen bzw. Kleinkindern ein Jugulariskatheter. Über ihn muß in den nächsten Stunden und Tagen der zentrale Venendruck als wichtiges Indiz für die endovasale Flüssigkeitsauffüllung gemessen werden.

Von nicht zu unterschätzender Bedeutung ist die Bestimmung des Körpergewichtes mit Hilfe einer Bettwaage, um einen Ausgangswert zu haben und den Grad der eventuellen Gewichtszunahme durch Ödembildung exakt beurteilen zu können. Ein den üblichen Regeln angepaßter Flüssigkeitsersatz, Herz-Kreislaufüberwachung und Beurteilung der Urinausscheidung gehören heute u. a. zur allgemeinen selbstverständlichen Norm. Nicht unerwähnt sei eine ausreichend weite Magensonde, da sich im Falle ausgedehnter thermischer Verletzungen immer eine erhebliche Darmparalyse einstellt. Sie führt die häufig propagierte frühzeitige perorale Gabe von Flüssigkeit ad absurdum.

Der Besserung der Mikrozirkulation und Urinausscheidung dient die wiederholte Applikation von Infukoll (Dextran) – Mannit. Im Falle einer bei Gewähr ausreichender Flüssigkeitszufuhr und einem nicht erniedrigtem ZVD unter die Norm gehenden Urinausscheidung wird unverzüglich Furesis gegeben. Einen festen Platz nimmt Heparin «low dose» ein, um Thrombosen in den angrenzenden Hautarealen mit der Konsequenz des sogenannten Nachbrennens zu vermeiden. Zur Prophylaxe der curling ulcera erhalten die Kinder Megalac bzw. Altramed.

Eine besondere Aufmerksamkeit widmen wir der respiratorischen Situation, wobei wir die Indikation zur Intubation und Beatmung breit stellen. Darunter fällt jede Verbrennung, die der Gruppe der Schwer- und Schwerstgeschädigten zuzuordnen ist, aber zum Teil in Abhängigkeit von der klinischen Situation und den Blutgasparametern auch die mittelschwere Läsion. Gegebenenfalls kann man sich bei der letzteren zur intermittent mandatory ventilation (IMV) entschließen. Intubation und Beatmung sind umso dringlicher, wenn der Verdacht auf eine Hitzeschädigung der Lunge und ein drohendes Larynxödem gegeben ist.

Was die Lokalbehandlung angeht, so ist diese mit der hiermit verbundenen Einschätzung von Ausdehnung und vermeintlicher Tiefe der Verbrennungsläsion nicht in der poliklinischen Abteilung, sondern in der Verbrennungsbox unter Federführung eines im Behandlungsteam verantwortlichen Kollegen vorzunehmen, da sonst auf Grund fehlerhafter Angaben sehr leicht Über- bzw. Unterbehandlungen resultieren können. Wir decken seit 7 Jahren die betroffenen Flächen mit dem synthetischen Hautersatz SYSpur-derm, einem Polyurethanschaumstoff ab, der einen nach unseren Erfahrungen guten temporären Abschluß garantiert und den Eiweißverlust vermindert. Außerdem ist SYSpur-derm gut geeignet, das Wundsekret aufzunehmen. Im Gesicht und an Körperstellen, die ein faltenloses Aufliegen von SYSpur-derm nicht garantieren können, bringen wir sofort Braunovidon auf und lassen die Läsionsflächen offen. Am 3. postcombustionellen Tag wird generell Braunovidon-Salbe aufgetragen, indem nun die mit einer elastischen Binde fixierten SYSpur-derm-Platten mit Braunovidon bestrichen werden. Nach unserer Erfahrung hat Braunovidon einen ausgezeichneten bakteriostatischen Effekt. Seit seiner Verwendung sind schwere Infektionen, wie wir sie bisweilen in der über 4 Jahre gehenden Zeit der Verwendung einer 0,5%igen Silbernitratlösung noch erlebten, nahezu kaum noch aufgetreten. Der Verbandswechsel wird einmal täglich unter Applikation von Ketamin in Kombination mit Diazepam vorgenommen.

Besonders im Falle ausgedehnter thermischer Verletzungen ist die möglichst schnelle Entfernung der drittgradig verbrannten Haut im Hinblick auf Infektions- und Intoxikationsgefahr anzustreben. Wir bemühen uns zunehmend um die erste Nekrektomie am 3. bzw. 4. Tag. Dennoch widerspricht dem nicht selten die klinische Praxis, indem eine unzureichende Differenzierbarkeit und ein noch nicht genügend stabilisierter Allgemeinzustand ein Verzögern der Nekrektomie bis zum 7. Tag im Sinne der frühen Spätnekrektomie immer wieder zulassen. Nach der Nekrektomie bringen wir auch

Verbrennungen n = 4 (1,17 %)

5 Jahre	60 % KÖF	III.°	Sepsis, akutes Nierenversagen
9 Jahre	60 % KÖF	II.–III.°	tox. Multiorganversagen
4 Jahre	65 % KÖF	I.–III.°	tox. Multiorganversagen
14	70 % KÖF	II.–III.°	Sepsis, Crush-Syndrom

Verbrühungen n = 8 (2,35 %)

2 Jahre	8 % KÖF	I.–II.°	Pneumonie, Otitis, Nierenversagen
$^{6}/_{12}$ Jahre	15 % KÖF	II.–III.°	tox. Multiorganversagen
1 Jahr	40 % KÖF	III.°	Sepsis
1 Jahr	40	II.–III.°	Sepsis
3 Jahre	40 % KÖF	I.–III.°	Pneumonie
2 Jahre	45 % KÖF	I.–III.°	Sepsis, akute Magenblutung
4 Jahre	50 % KÖF	II.–III.°	Sepsis
2 Jahre	65 % KÖF	I.–III.°	Pneumonie, tox. Multiorganversagen

Abb. 2: 339 thermische Verletzungen – Todesfälle – Todesursachen n = 12 (3,5 %)

hier SYSpur-derm mit Braunovidon bestrichen auf, das die Konditionierung des Wundgrundes durch die Wegnahme von restlichen Detritusanteilen im Zuge des Verbandswechsels fördert. Sobald gute Granulationen dies zulassen, decken wir mit Spalthaut, in der Regel als Meshgraft. Soforttransplantationen nach Nekrektomie haben wir nicht durchgeführt.

Ausgedehnten thermischen Verletzungen droht die Gefahr der Sepsis, Intoxikation und des toxischen Multiorganversagens. Während wir in den letzten 10 Jahren kein Kind mehr an einer toxischen Myokarditis verloren haben, rückten das Nierenversagen und die schwere unbeherrschbare Sepsis am 8. bis 12. Tag als Todesursache zunehmend in den Vordergrund (Abb. 2). Die in 3 Fällen durchgeführte Peritonealdialyse vermochte nicht, den letalen Verlauf aufzuhalten. Dabei ist auch hier festzuhalten, daß mit Ausnahme von einem Kind, welches durch eine schwere Pneumonie und Otitis vorgeschädigt war, unter Einbeziehung drittgradiger Verbrennung Läsionsflächen nahezu immer von 40% und mehr vorlagen und mehrheitlich die Gruppe der Schwerstgeschädigten betroffen war. 40% verbrannter Körperoberfläche stel-

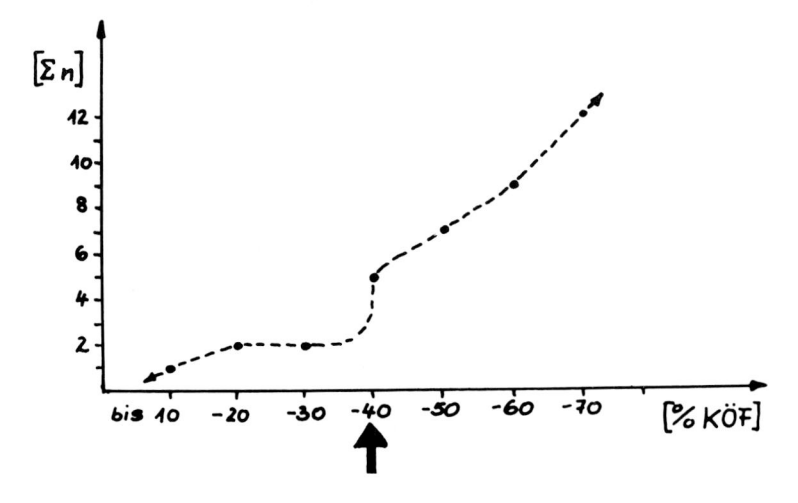

Abb. 3: Letalität 339 thermische Verletzungen

< 40 % KÖF = 320		> 40 % KÖF = 19	
Verstorben	Überlebt	Verstorben	Überlebt
2	318	10	9

Abb. 4: 339 thermische Verletzungen

len, gemessen an der Letalitätskurve, den entscheidenden Markierungspunkt dar (Abb. 3). Von unseren 339 thermisch verletzten Kindern sind 12 (3,5%) verstorben, dabei 10 von 19 Kindern (52,6%) mit über 40% und 2 von 320 Kindern (0,6%) mit weniger als 40% Läsionsfläche (Abb. 4).

Anschrift der Verfasser:
Prof. Dr. med. E. GOTTSCHALK
Frau Dr. med. A. HAUCH
Kinderchirurg. Abt. d. Chirurgischen Klinik
d. Med. Akademie Erfurt
DDR-5000 Erfurt

Die Problematik der schweren Verbrennungen über 30% Körperoberfläche

S. Hofmann-v. Kap-herr, U. Cattarius-Kiefer, H. Zeimentz, Mainz

Unter den 278 mit Verbrennungen stationär behandelten Kindern zwischen 1980 und 1988 fanden sich nur 9 Patienten, die über 30% körperoberflächenverbrannt waren. Das sind 3% des Gesamtkrankengutes (Tabelle 1). $^2/_3$ dieser schwer verbrannten Kinder waren unter 4 Jahre alt, mehr als 7 Jahre nur eines.
3 Kinder verstarben: eines mit 80% und 2 mit 60% verbrannter Körperoberfläche im Alter von 2, 4 und 7 Jahren (Tabelle 2).
Die Ursachen waren viermal direkte Feuereinwirkung mit 1 Todesfall und fünfmal Sturz in heiße Flüssigkeit (meist Wasser) mit 2 verstorbenen Kindern.
Die Versorgung war in allen 9 Fällen intensivmedizinisch und chirurgisch optimal. Dennoch starben 3 Kinder 10 bzw. 14 Tge nach dem Unfall im septischen Zustand.
Die Analyse dieser 9 Kinder soll Anlaß für verschiedene Überlegungen sein.
Das Hauptproblem liegt in der schlechten primären Einschätzbarkeit der gesamten Situation, aus der sich in der Folge eine Fülle unübersehbarer Komplikationen ergeben kann, die uns nach der Verantwortbarkeit unserer Maßnahmen zu fragen zwingt. Ich meine damit die Frage

Tab. 1: Thermische Schäden im Kindesalter 1980–1988, n = 278 (stationär). Altersverteilung der über 30% verbrannten, n = 9

Alter	1	2	3	4	6	7	Jahre
Zahl der Kinder	2	1	2	1	1	2	

Tab. 2: Thermische Schäden im Kindesalter 1980–1988, n = 278 (stationär). Ausdehnung

Zahl der Kinder	Verbrannte Körperoberfläche in %				
	–10%	–20%	–30%	–40%	>40%
278	193 69%	65 23,5%	11 4%	4 1,5%	5 2%

nach dem späteren sich subjektiv «Wohlfühlen», die Frage nach dem psycho-sozialen Umfeld, die Frage nach den ökonomischen Verhältnissen unserer Gesellschaft überhaupt.
Diese Fragestellungen möchte ich mit folgenden Fällen beispielhaft unterstreichen:

Ein 14 Monate alter Junge wurde durch heißes Wasser auf einer Fläche von 60% der Körpers zweit- und drittgradig verbrüht. Er wurde einer primären Abschleifbehandlung nach Lorthioir zugeführt, mußte zweimal transplantiert werden, war 6 Wochen in der Klinik und zeigte am Ende nach Tragen eines Kompressionsanzuges keinerlei Probleme mehr. Die Überwachung des Kindes erfolgte 7 Jahre lang.
Als Kontrast dazu steht ein 7-jähriger Junge der, durch brennendes Benzin verletzt wurde und bei dem 80% der Körperoberfläche verbrannten mit über 50% drittgradig und 30% tief zweitgradiger Verbrennung. Er verstarb trotz intensivster Bemühungen am 14. Tag nach dem Unfall.

In beiden Fällen ist die Sachlage klar: eine schwere Verbrennung von 60% Körperober-

fläche heilt in kurzer Zeit weitgehend folgenlos aus; eine schwerste 80%-ige Verbrennung führt nach 2 Wochen in den Tod.
Die von mir angesprochene Problematik liegt aber im Bereich zwischen diesen beiden Extremen. Jeder von uns kennt solche Fälle, wie die beiden folgenden Beispiele erkennen lassen:

Ein 6-jähriger Junge erlitt eine rein drittgradige Verbrennung auf 40% der Körperoberfläche durch Flammeneinwirkung und überlebte. Er mußte zwischenzeitlich in den nächsten 6 Jahren 26 Operationen über sich ergehen lassen oder besser gesagt: erleiden und wurde ein 100%-iger Sonderschüler. Weitere operative Eingriffe sind erforderlich.
Als zweites Beispiel sei folgende Situation geschildert: Das Gartenhäuschen der Eltern eines 9 Wochen alten Mädchens brannte; das Kind lag in einer Plastiktragetasche und wurde vom Vater unter Lebensgefahr gerettet. Schwerste Rauch- und Flammenverletzungen der Atemorgane, Verkohlung des Gesichtes, drittgradige Verbrennungen der Schulter und der Brust sowie Verkohlungen und drittgradige Verbrennungen der Finger waren die Folge (Abb. 1a + b). Mit den Eltern wurde nach langen sehr vernünftigen Diskussionen nach der Akutphase der ersten Tage besprochen, therapeutische Maßnahmen einzustellen, eine sogenannte Therapia minima durchzuführen. Das Kind starb jedoch nicht. Im weiteren Verlauf folgten dann zwangsläufig Nekroseabtragungen und die Amputation sämtlicher Finger, zahlreiche Hauttransplantationen, mehrjähriges Tragen eines Tracheostomas, Phalangisieren der Mittelhandknochen, zahlreiche Operationen im Mund- und Nasenbereich sowie im Bereich der Augen-

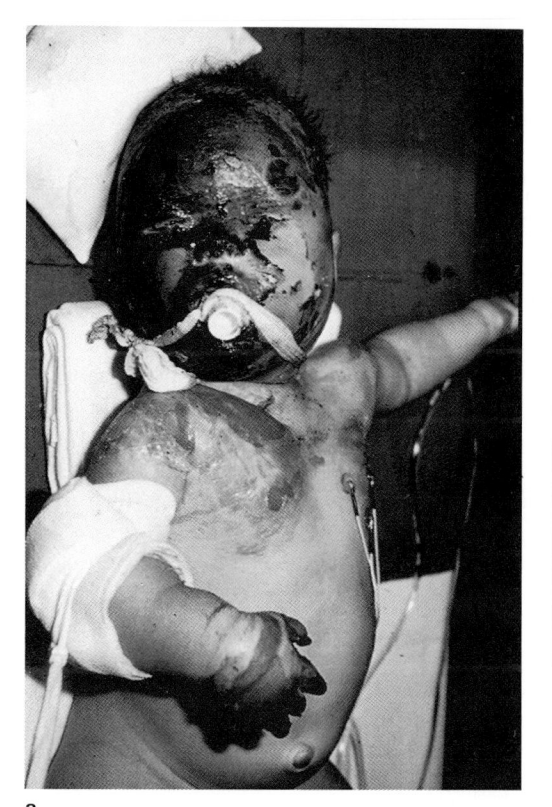

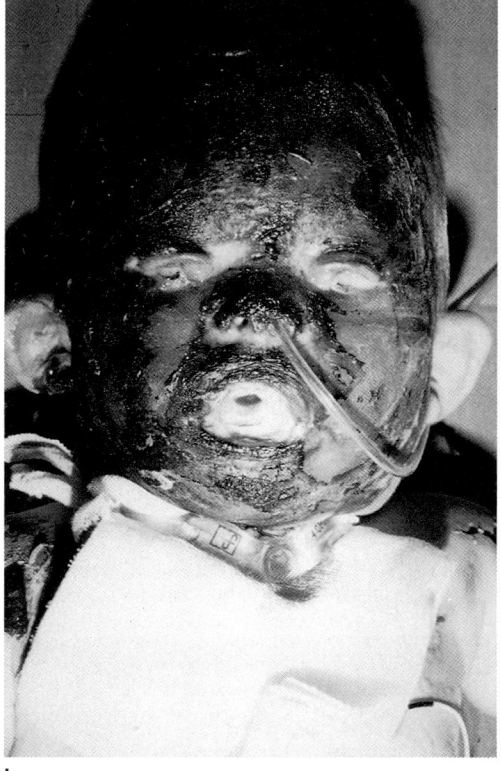

a   **b**
Abb. 1: H.F. 9 Wochen altes Mädchen, Verbrennungen III + IV° am Gesicht und beiden Händen, sowie Thorax und Schulterpartie. – **a)** Übersicht, **b)** Verkohlung im gesamten Gesicht

a　　　　　　　　　　　　　　　b

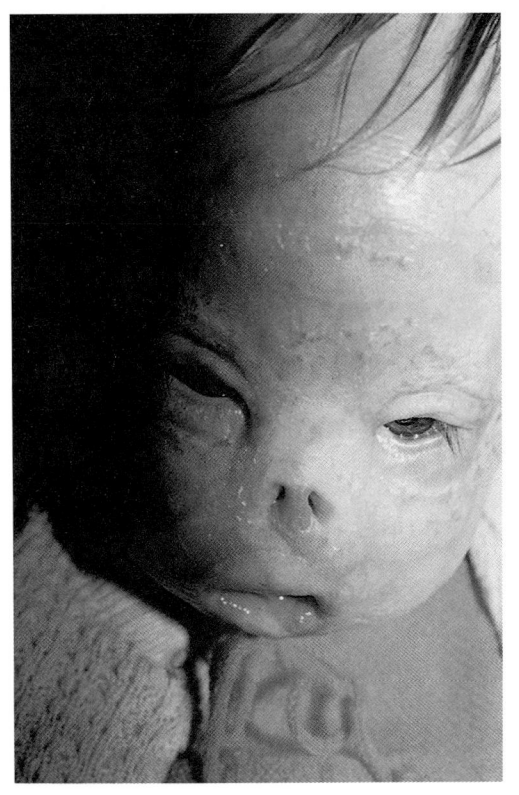

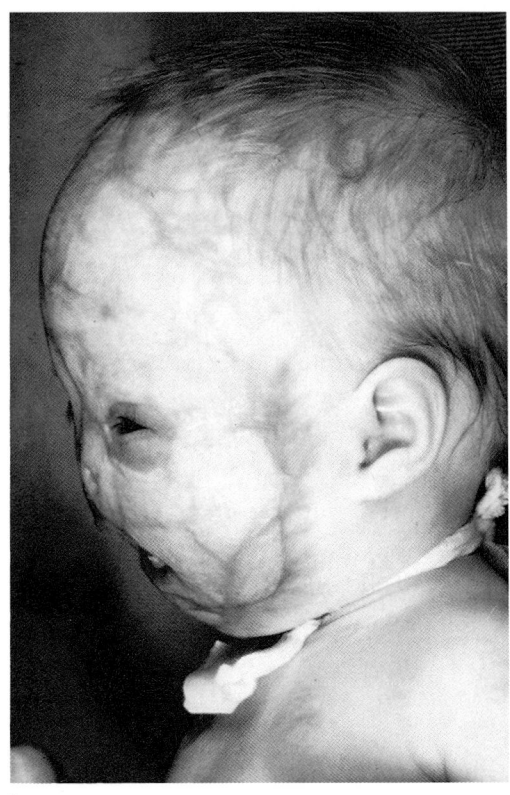

Abb. 2: H.F. Kontrolle nach 1 Jahr, nach bereits mehreren Korrekturoperationen besonders im Augenlid- und Mundbereich – **a)** a.p., **b)** seitlich

lider (Abb. 2a + b). Inzwischen hat das Mädchen innerhalb der letzten 9 Jahre 34 operative Eingriffe überstehen müssen (Abb. 3a + b); es entwickelte sich geistig und körperlich normal, aber die von uns begleitend beobachteten psychischen und familiären Belastungen aufgrund der schweren funktionellen und vor allem kosmetischen Schäden und aufgrund der Verständnislosigkeit der direkten Umwelt sind für den Außenstehenden schlechthin unvorstellbar.

Diese beiden Kinder sind die Folge der Zufälligkeit, in einer hochzivilisierten Gesellschaft zu leben, und Folge des Zufalls, rechtzeitig in ein entsprechend ausgerüstetes Krankenhaus gelangt zu sein. Sie sind aber auch Folge des Zeitgeistes, nämlich Folge der Erwartungshaltung der Bevölkerung, ja Forderung an die Medizin, alle nur möglichen Maßnahmen bis zum letzten auszuschöpfen. Vielleicht sind sie auch Folgen des Ehrgeizes von Spezialisten. Zusätzlich steht für den Arzt eine demokratieperversierte juristische Totalverunsicherung dahinter, die zu erzwingen scheint, unentwegt Höchstleistungen zu erbringen.

Dies berechtigt, nach Lebensqualität zu fragen, wie dies auf dem Chirurgenkongreß 1989 in München der Fall war. Diese beiden Kinder sind symbolische Beispiele für viele Situationen in der modernen Medizin überhaupt, die das breite Feld zwischen der völligen Wiederherstellung und dem Tod, nämlich den Bereich der Teilheilung, also eine Heilung mit bleibendem Defekt in den verschiedensten Abstufungen immer größer werden lassen. Dieser Raum zwischen den beiden Extremen, Gesundheit und Tod,

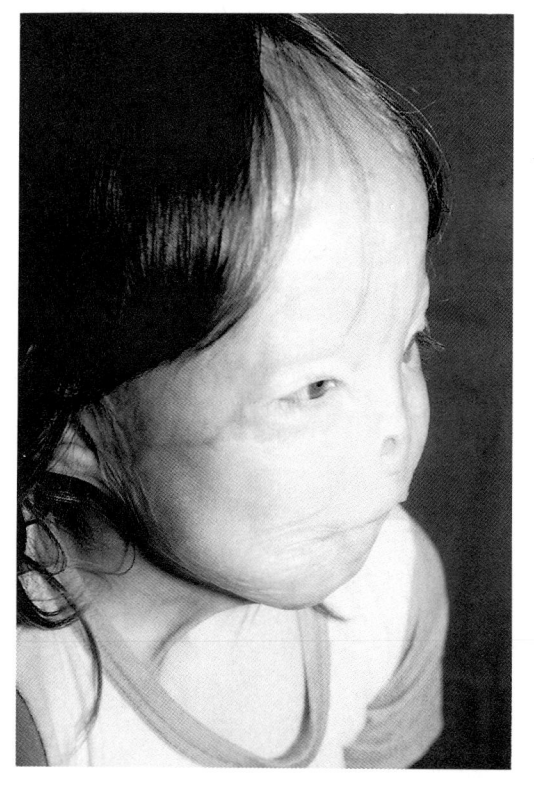

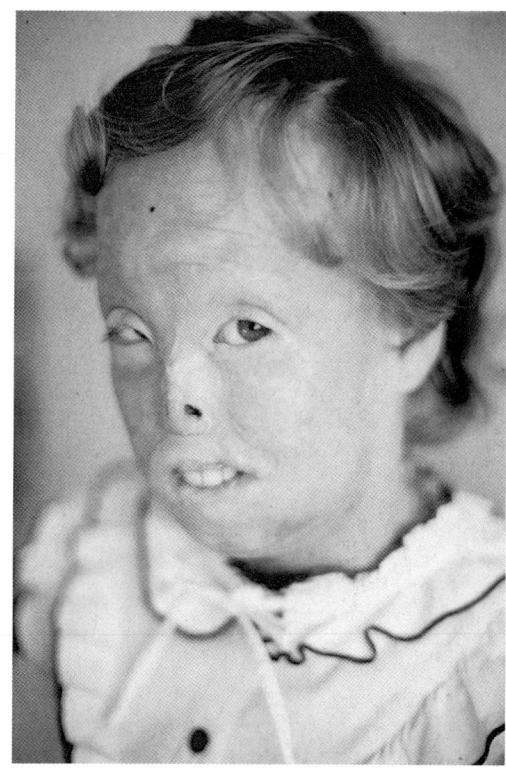

Abb. 3: H. F. – **a)** Kontrolle nach 5 Jahren, **b)** Kontrolle nach 9 Jahren, nach bisher 34 Korrekturoperationen

nimmt vor allem in den Wohlstandsgesellschaften unübersehbare Dimensionen an und führt direkt zur letztlich nicht beantwortbaren Frage nach Lebenswert und Lebensqualtität.
Dennoch muß man bei extrem Defektgeheilten, die nur aufgrund höchster Technisierung überleben konnten, fragen dürfen, ob eigentlich linearer Fortschritt noch wirklicher Fortschritt ist, oder ob vieles, was wir heute tun, im engeren Sinne zuweilen doch ein Schritt fort ist, von dem obersten Ziel des Arztes, nämlich heilen zu wollen, das ja im eigentlichen hippokratischen Sinne noch immer bedeuten sollte, jemanden gesund machen.
In den Entwicklungsländern stellt sich diese Frage ebensowenig wie bei uns vor 100 Jahren. So muß man fragen dürfen, ob eine große Reihe von fragwürdigen Endergebnissen wirklich das Positive ist, was wir unter Fortschritt verstehen, oder ob solche Ergebnisse gar Glück sind? Oder ist dies alles vielleicht doch nur einer der vielen Preise, die wir für unseren heutigen sogenannten Wohlstand zahlen müssen?
Um nicht mißverstanden zu werden, wird mit allem Nachdruck darauf hingewiesen, daß lediglich Denkanstöße gegeben werden sollen, darüber nachdenklich zu machen, daß trotz aller Perfektion sich immer wieder neue Grenzen aufbauen, die es kritisch zu verarbeiten gilt, daß hier und da uns vielleicht doch mehr Bescheidenheit und Verantwortungsbewußtsein anstünde.
Man sollte vielleicht wieder einmal über die Worte Goethes nachdenken, der zur Frage des Fortschrittes Mephisto im Prolog zu Faust I sagen läßt: «Von Sonn' und Welten weiß ich

nichts zu sagen. Ich sehe nur, wie sich die Menschen plagen. Ein wenig besser würd' der Mensch wohl leben, hätt'st Du ihm nicht den Schein des Himmelslichts gegeben; er nennt's Vernunft und braucht's allein, nur tierischer als jedes Tier zu sein.»

Literatur

1. Fritsche, P.: Grenzbereich zwischen Leben und Tod. Thieme, Stuttgart 1983
2. Hofmann-v. Kap-herr, S.: Bewältigung des Fortschritts? Sontag, Nieder-Olm 1985

Anschrift der Verfasser:
Prof. Dr. med. S. Hofmann-v. Kap-herr
Dr. med. Ute Cattarius-Kiefer
Dr. med. Heidemarie Zeimentz
Klinik u. Poliklinik f. Kinderchirurgie
Klinikum d. Johannes Gutenberg Universität
D-6500 Mainz

W. Haße (Hrsg.), Verbrennungen im Kindesalter. Gustav Fischer Verlag · Stuttgart · New York · 1990

Lungenbeteiligung bei Verbrennungen im Kindesalter

T. Nicolai, R. Roos, U. Reichelt, München

Pulmonale Komplikationen bei ausgedehnten Verbrennungen stellen einen wichtigen Risikofaktor für das Überleben der Patienten dar. Es wird geschätzt, daß ca. 75% aller tödlichen Komplikationen primär oder sekundär pulmonaler Natur sind (1). In unserem Krankengut ergaben sich bei 18% von 109 kindlichen Patienten eine Indikation zur Beatmung (Tab. 1).
Bei der Analyse der Art der pulmonalen Beteiligung müssen zunächst initial auftretende von später komplizierend hinzutretenden Problemen getrennt betrachtet werden. Innerhalb von 24 bis 48 h nach Verbrennung auftretende Komplikationen sind meist verbrennungstypisch:

1. Das Inhalationstrauma bei Verbrennungen in geschlossenen Räumen und Bewußtlosigkeit:
Hier können toxische und heiße Gase nach Erlöschen der laryngealen Schutzreflexe inhaliert werden, und es treten in der Folge bronchiale Membranbildungen, chemische Pneumonien (2) und eine Schocklunge (ARDS) auf. Typische Hinweise sind neben der Anamnese Ruß im Rachen und Sputum sowie röntgenologische Veränderungen wie beim ARDS. Eine Bronchoskopie kann indiziert sein. Ein weiterer Hinweis ist bei mehr als 20% CO-Hb gegeben. Übrigens ergibt hierbei die PO_2-Messung des Gascheckgerätes durch Messung des gelösten, nicht Hb-gebundenen O_2 falsch-hohe Werte – ebenso das Pulsoxymeter, das nur die mit O_2 gesättigten Hb-Bindungsstellen mit den für O_2 zur Verfügung stehenden, gesamten Bindungsstellen vergleicht und das mit CO abgesättigte Hb ignoriert.
Da bei Kindern Verbrühungen gegenüber Verbrennungen im Vordergrund stehen (89 gegenüber 20 im eigenen Patientengut), sind derartige Inhalationstraumen mit relativ schlechter Prognose (3, 4) zum Glück selten.

2. Bei Verbrennungen/Verbrühungen im Kopf- und Halsbereich entsteht eine außerordentlich starke Ödembildung im gesamten, auch tiefen Gewebsgebiet, einschließlich der oberen Luftwege, so daß das Bild des «Upper Airway Failure» mit Erstickungsgefahr und Lungenödemneigung entstehen kann. Eine sekundäre Intubation ist meist schwierig, so daß hier eine Indikation zur Intubation bis zum Abklingen der Ödeme (meist 72 h) gegeben ist.

3. Eine weitere typische Komplikation kann sich bei tiefen großflächigen Verbrennungen der Thoraxwand mit Restriktion der Thoraxexkursion und evtl. sogar Beatmungspflichtigkeit er-

Tab. 1: Beatmungsindikation bei 25 von 109 Kindern mit Verbrennungen von über 25 % KOF

Primär:	1. Tag	16 Fälle, Indikation:
		7 × Lokalisation (Hals, Gesicht, Thorax, zirkulär)
		8 × Ausmaß der Verbrennung
		1 × prim. ARDS
Sekundär:	2.–8. Tag	6 Fälle, Indikation:
		3 × Lokalisation
		3 × Sepsis/resp. Insuff.
Sekundär:	> 8. Tag	3 Fälle, Indikation: Sepsis/resp. Insuffizienz

geben (5). Eine chirurgische Intervention kann angezeigt sein. Eine pulmonal schlechtere Prognose für diese Patienten wurde in einer Studie (6) gefunden.

Außer den 3 genannten verbrennungstypischen Komplikationen des respiratorischen Systems tritt als weiteres, nicht seltenes und wichtiges Symptom das – evtl. sogar initale – Auftreten einer Schocklunge (ARDS) hinzu. Hierbei handelt es sich jedoch nicht um eine verbrennungstypische Komplikation im engeren Sinne (7): Nach verschiedenen, tierexperimentellen Befunden nimmt die Kapillarpermeabilität der Lungenstrombahn verbrennungsbedingt nicht klinisch relevant zu (8). Durch die transiente Zunahme des pulmonalen Gefäßwiderstandes und die Abnahme des onkotischen Druckes infolge des Eiweißverlustes tritt ein erhöhter Flüssigkeitsumsatz durch das Lungeninterstitium hindurch auf; dieser Effekt wird jedoch durch die gesteigerte Lymphdrainage (bis 8fach) aufgefangen und das extravasale Lungenwasser vermehrt sich kaum. Dieser Effekt ist deswegen klinisch kaum relevant.

Es tritt also keine klinische bedeutsame verbrennungstypische «Fernwirkung» auf die Lunge auf, es kann jedoch zu einer Gewebshypoxie oder kreislaufbedingten Schocksituation wie bei jedem anderen ausgedehnten Trauma kommen. In der Folge dieser Schocksituation, die meist durch zu späte oder unzureichende Volumentherapie ausgelöst wird, entsteht das Bild der primären Schocklunge (wie etwa auch der Schockniere).

Unsere Patienten, die später pulmonale Komplikationen bekamen, brauchten nach stationärer Aufnahme mehr Flüssigkeit als errechnet, um eine ausreichende Urinausscheidung zu sichern. Dies könnte als Folgeerscheinung einer bei der Erstversorgung zu geringen Flüssigkeitsgabe gedeutet werden.

Hier führt dann auch eine sekundär gesteigerte Flüssigkeitszufuhr über eine ZVD-Erhöhung zu einer Verminderung des Lymphabstromes über den Duct. thoracicus und evtl. zu einer Verstärkung der ARDS-Entwicklung. Die Therapie besteht in rechtzeitiger Intubation zur Vermeidung sekundär hypoxischer Schäden, PEEP-Anwendung zur Erhöhung der funktionalen Residualkapazität und Einsparung von Sauerstoff. Ferner soll der ZVD im normalen Bereich gehalten werden.

Theoretisch wäre die Gabe von künstlichem Surfactant zu erwägen, da sekundär die Produktion gestört ist. Bei einem Fall von ARDS zeigt es sich jedoch (Abb. 1 u. 2), daß eine gewisse Besserung der Compliance mit einer Resistance-Zunahme erkauft werden mußte. Dies deutet auf eine z. Zt. noch mangelhafte Konzentration des Surfactant für diese Fälle hin: Um eine ausreichende Menge zur Compliance-Besserung zu applizieren, wird das Volumen relativ zu groß und führt zur Atemwegsobstruktion, so daß ein Nettoeffekt ausbleibt.

Der Versuch, eine primäre ARDS-Entwicklung durch initiale Aufrechterhaltung des onkotischen Druckes im Serum mittels Zufuhr von kolloidosmotisch wirksamen Substanzen (innerhalb der ersten 24 h, z. B. Eiweiß) zu vermeiden, ist nach einigen Untersuchungen nicht erfolgversprechend:

Eine Studie (9) zeigte im Tierversuch, daß das extravasale Lungenwasser *nach Schock* bei Kolloidgabe ebenso anstieg wie bei reiner Kristalloidinfusion, wobei die Rückresorption dieser Flüssigkeit sich (evtl. durch die in das Lungeninterstitium ausgetretenen Kolloide) sekundär verzögerte. Andere Autoren (8) zeigten am Menschen, daß das extravasale Lungenwasser auch nach schweren Verbrennungen nicht wesentlich, sondern erst bei einer komplizierenden Sepsis, dann jedoch extrem rasch anstieg und an die Entwicklung einer Schocklunge gekoppelt war.

Die Prävention des primären ARDS besteht also in der Schockprävention durch ausreichende initiale Flüssigkeitssubstitution, unter Kontrolle der stündlichen Urinausscheidung. Eine extrem übermäßige Gabe von freier Flüssigkeit kann allerdings bei sehr kleinen Patienten durchaus zu einem akuten Lungenödem führen, obwohl andererseits bei älteren Patienten ZVD und Wedge pressure meist trotz hoher Flüssigkeitszufuhr niedrig bleiben.

Am häufigsten tritt die Schocklunge jedoch bei

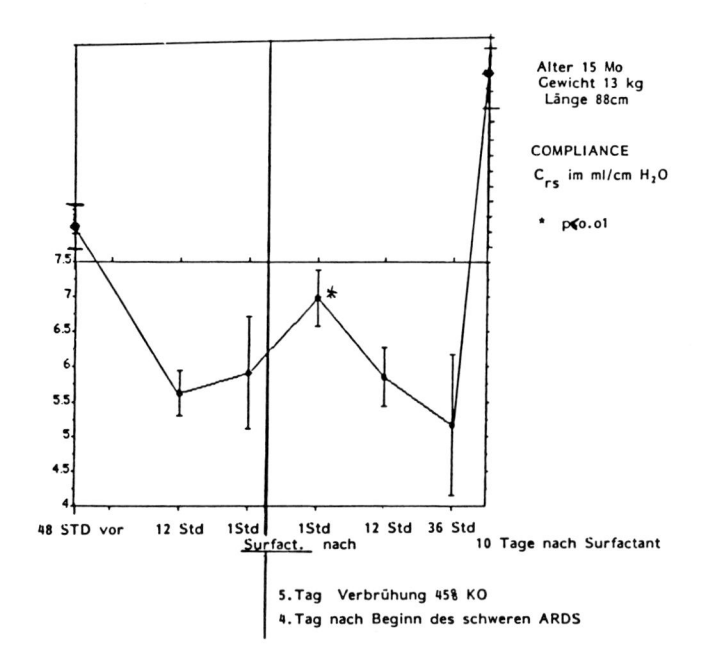

Abb. 1

kindlichen Verbrennungspatienten sekundär als Folge von Infektionen auf. In unserem Krankengut traten bei 17 Fällen mit gesicherter Sepsis (positive Blutkultur) achtmal eine Schocklunge auf. In allen acht letalen Sepsisfällen war pathologisch-anatomisch eine Schocklunge nachweisbar. Die Therapie und Prävention dieser Komplikation muß einerseits in einer rechtzeitigen Erkennung und resistenzgerechten antibiotischen Therapie der Infektion bestehen, andererseits ist die symptomatische Therapie wie beim primären ARDS durchzuführen. Insbesondere

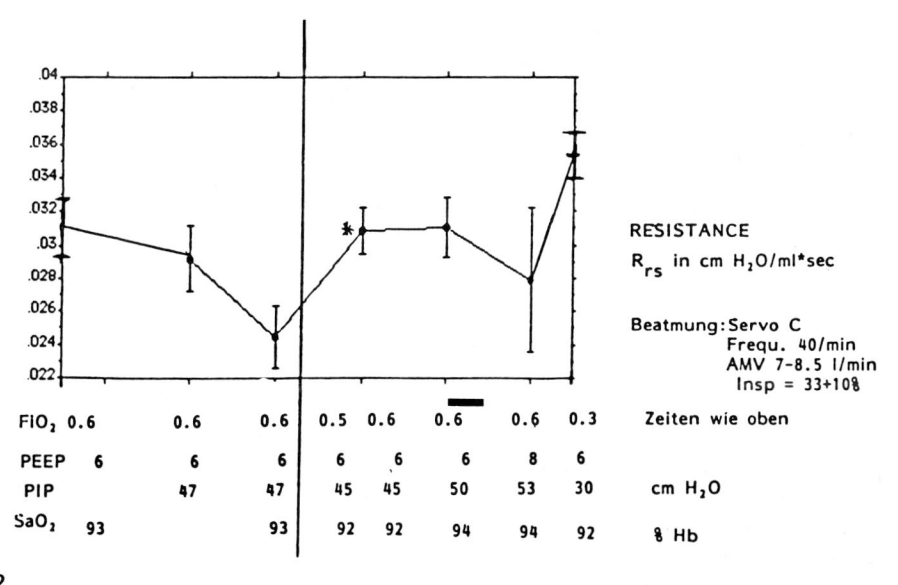

Abb. 2

eine rechtzeitige Intubation und Beatmung sind entscheidend. In unserem Krankengut sind die infektionsbedingten Todesfälle seit konsequenter Anwendung dieser Prinzipien als Problem in den Hintergrund getreten.

Zusammenfassend läßt sich folgendes sagen:

1. Außer bei den relativ seltenen Inhalationstraumen gibt es keine relevante verbrennungstypische Lungenschädigung im engeren Sinne.
2. Wie bei allen ausgedehnten Traumen kommt es zur primären Schocklunge durch Kreislaufzusammenbruch oder Hypoxie.
3. Am häufigsten tritt die prognostisch ungünstige Schocklunge sekundär nach Entwicklung einer Sepsis auf.
4. Die Therapie des sekundären ARDS soll ursächlich gegen die Sepsis gerichtet sein, symptomatisch in rechtzeitiger Intubation, PEEP-Anwendung, Sauerstoff und knapp gehaltenem ZVD bestehen. Die Surfactant-Therapie ist noch nicht ausgereift.
5. Bei Kopf-, Hals- und Thoraxverbrennungen kann eine Intubationsindikation in der Lokalisation des Verbrennungsödems bestehen.
6. Bei kleinen Kindern muß die Flüssigkeitstherapie engmaschig gesteuert werden, da durch extreme Überinfusion durchaus ein Lungenödem ausgelöst werden kann.

Literatur

1. LINARES, H. A.: A report of 115 consecutive autopsies in burned children. – Burns Incl. Therm. Inj. 8: 263–270 (1982)
2. TEIXIDOR, H. S., NOVICK, G., RUBIN, E.: Pulmonary complications in burn patients. – J. Can. Assoc. Radiol. 34: 264–270 (1983)
3. SHIRANI, K. Z., PRUITT, B. A. JR., MASON, A. D. JR.: The influence of inhalation injury and pneumonia on burn mortality. – Ann. Surg. 205: 82–87 (1987)
4. VENUS, B., MATSUDA, T., COPIOZO, J. B., MATHRU, M.: Prophylactic intubation and continuous positive airway pressure in the management of inhalation injury in burn victims. – Crit. Care Med. 9: 519–523 (1981)
5. DEMLING, R. H., ZHU, D., LALONDA, C.: Early pulmonary and hemodynamid effects of a chest wall burn. – Surgery 104: 10–17 (1988)
6. WHITENER, D. R., WHITENER, L. M., ROBERTSON, K. J., BAXTER, C. R., PIERCE, A. K.: Pulmonary function measurements in patients with thermal injury and smoke inhalation. – Am. Rev. Respir. Dis. 122: 931–739 (1980)
7. GETZEN, L. C., POLLAK, E. W.: Fatal respiratory distress in burned patients. – Surg. Gynecol. Obstet. 152: 741–744 (1981)
8. TRANBAUGH, R. F., LEWIS, F. R., CHRISTENSEN, J. M., ELINGS, V. B.: Lung water changes after thermal injury. The effects of crystalloid resuscitation and sepsis. – Ann. Surg. 192: 479–490 (1980)
9. GOODWIN, C. W., DORETHY, J., LAM, V., PRUITT, B. A. JR.: Randomized trial of efficacy of crystalloid and colliud resuscitation on hemodynamic response and lung water follwoing thermal injury. – Ann. Srug. 197: 520–531 (1983)

Anschrift der Verfasser:
Dr. med. T. H. NICOLAI
R. ROOS
U. REICHELT
Universitätskinderklinik München
Lindwurmstraße
D-8000 München

Elektroverbrennung

W. Haße (Hrsg.), Verbrennungen im Kindesalter. Gustav Fischer Verlag · Stuttgart · New York · 1990

Besonderheiten der Elektroverbrennung

R. GRANTZOW, H. G. DIETZ, München

Verbrennungen durch Feuer oder Blitzschlag und Verbrühungen durch heiße Flüssigkeiten wie Wasser, Öl oder Teer sind seit jeher bekannt und entsprechende Berichte über die Therapie sind uns schon aus der Antike überliefert. Da der elektrische Strom als Energieträger erst Ende des letzten Jahrhunderts allgemeine Verbreitung fand, sind zwangsläufig auch seine «Nebenwirkungen», das heißt Stromschlag und Verbrennung noch relativ junge Verletzungsmuster. Wohl eine der ersten Kasuistiken über ein elektrisches Trauma im Kindesalter stammt aus dem Jahr 1906 und erschien in der Münchner Medizinischen Wochenschrift. Verfasser war HOEHL (8). Ein 6jähriger Bub war Gegenstand dieser Publikation.

Die Epidemiologie der Stromverletzung des Kindes ist gekennzeichnet durch ein sehr geringes Zahlenmaterial. Ursache dafür ist das an sich seltene Auftreten von Stromunfällen im Kindesalter überhaupt. In einer Statistik des Bayerischen Staatsministeriums für Arbeit und Sozialordnung (2) für das Jahr 1987 werden nur ein Prozent häusliche Stromunfälle, hingegen 17% Verbrühungen und 3% Verbrennungen angegeben. Ferner werden in nationalen Statistiken häufig nur die Todesfälle erfaßt, Berufsgenossenschaften registrieren nur gewerbliche Stromunfälle und in Kinderunfallstatistiken fallen Stromverletzungen meistens unter den Sammelbegriff der thermischen Verletzung.

Der prozentuale Anteil von Stromverletzungen an der Gesamtheit klinisch behandelter thermischer Verletzungen im Kindesalter schwankt je nach Autor zwischen 1% und 9,3%, im Durchschnitt sind es 4% (5, 6, 10, 11, 12, 13, 19, 20).

Hier sind örtliche Gegebenheiten zu berücksichtigen.

Eine von HABERAL (7) aus Ankara 1989 veröffentlichte Statistik zeigt bei 34 Kindern unter 15 Jahren den bekannten Altersgipfel zwischen 11 und 15 Jahren. Weiterhin ist auch auffallend der hohe Anteil der Elektroverbrennungen mit 16,8% am gesamten Patientengut. Dies ist auf entsprechende lokale Gegebenheiten zurückzuführen.

Für die Pathophysiologie der Stromverbrennung sind die einzelnen Wirkungskomponenten des Stroms der entscheidende Punkt. Dabei sind die biologische Reizwirkung des Stroms und die Joulsche Wärme für die Schädigung des Organismus die wichtigsten Faktoren.

Zu Beginn steht der direkte Stromkontakt zwischen Mensch und der Stromquelle bzw. der Erde, d. h. der Mensch fungiert hier als Schaltkontakt. Diesem vergleichbar ist auch der direkte Blitzkontakt, also das Einschlagen des Blitzes in den Menschen. Der Lichtbogen hingegen, der die gut isolierende Luft an Hochspannungsleitungen überbrückt ist als indirekter Stromkontakt zu werten.

Das Wirkungsspektrum des Stroms läßt sich in drei Gruppen unterteilen (14): Zum einen die chemische Wirkung, das heißt die Elektrolyse, wie sie beim Galvanisieren benutzt wird. Diese Wirkung des Stroms ist beim Elektrotrauma unbedeutend. Die sogenannte biologische Wirkung, also Muskelkontrakturen, Nervenerregung sowie Beeinflussung der Herzaktion, sind hingegen hauptsächlich bei Niederspannungsverletzungen bis 1000 V das schädliche Agens. Die thermische Komponente tritt hier noch in den Hintergrund, bzw. betrifft nur umschrieben die Ein- und Austrittsstellen.

Die physikalische Wirkung des Stroms läßt sich in zwei Gruppen unterteilen: Die magnetische Wirkung, unbedeutend beim Elektrotrauma, und die elektrothermische Wirkung, der bei Hochspannungsunfällen von über 1000 V die entscheidende Rolle zukommt.

Die Gesetzmäßigkeit der Wärmeentwicklung zeigt uns die direkte Abhängigkeit der entstandenen Joulschen Wärme von der Spannung, der Stromstärke, der Zeit und, nach dem Ohmschen Gesetz aufgelöst, vom Widerstand. Bei der Betrachtung der einzelnen Faktoren zeigt sich, daß der Strom I, entscheidend für die Schädigung, von Spannung und Widerstand abhängig ist. Spannungen von bis zu 40 V gelten als ungefährlich, bis 1000 V werden sie als Niederspannung bezeichnet und darüber als Hochspannung. Der wohl variabelste Faktor ist der Widerstand. Der Hautwiderstand ist zum Beispiel abhängig (18) vom Grad der Verschmutzung, von der Hornhautdicke, vom Wassergehalt – hoch bei Säuglingen und Kleinkindern – und von der Schweißproduktion, die beim Elektrotrauma sofort ansteigt und zu einer Erniedrigung des Widerstands führt. Letzter Punkt ist die Stromdauer; charakteristisch ist hier die Gefahr des sogenannten «Kleben bleiben» durch Muskelkontraktionen bei der Niederspannung, hingegen das «Wegschleudern» des Opfers bei der Hochspannung.

Weitere Faktoren für das Ausmaß des Elektrotraumas sind Flußrichtung und als entscheidender Punkt die Stromdichte. Bei der Flußrichtung wird zwischen Längsdurchströmung, also von der Hand zum Fuß, und der Querdurchströmung von Hand zu Hand unterschieden. Die Gefahr der queren Durchströmung liegt darin, daß sich Halsmark und Mediastinum im Stromfluß befinden. Die Bedeutung und Wichtigkeit der Stromdichte zeigt sich im chirurgischen Alltag in der Anwendung des Diathermiemessers.

Nächster Punkt sind die thermischen Auswirkungen auf den Organismus. Ohne Stromfluß ist dies der Lichtbogen, der entweder Kleidung entflammt oder zum Funkenflug führt, bzw. auch direkt durch seine Hitze einer üblichen Verbrennung entsprechend schädigt. Die Besonderheit dieses Verletzungsmusters liegt in der sehr hohen Temperatur bis zu 20 000 °C im Kern des Lichtbogens (1). Es tritt dabei eine Carbonisierung des Gewebes auf, prinzipiell unterscheidet sich jedoch diese Verbrennung nicht von sonst üblichen Verbrennungen. Dies trifft auch für die Folgen des Funkenflugs und dem Entflammen von Kleidungsstücken zu.

Die thermische Schädigung durch Stromfluß muß auf Grund unterschiedlicher Schweregrade in Niedervolt- und Hochvoltverbrennungen unterschieden werden.

Bei der Niedervoltverbrennung steht die Strommarke im Vordergrund (21). Sie ist jedoch nicht obligat und kann bei feuchter Haut oder entsprechend großer Kontaktfläche fehlen. Therapeutisch kommt je nach Ausdehnung eine frühe Exzision in Frage und entsprechende Deckung mit Hauttransplantaten bzw. der primäre Verschluß. Sollten die Finger von Strommarken betroffen sein, so ist unter Umständen eine Amputation erforderlich. Betroffen sind hier jedoch in der Regel nur die Endglieder. Als besonderer Aspekt der Niedervoltunfälle ist die Lokalisation am Mund zu nennen.

Sie betrifft meistens Kinder im 2. Lebensjahr und ist entweder perioral, also an Lippe und Kommisur, oder seltener intraoral an Zunge, Gaumen oder Kiefer zu finden. Der Strommarke entsprechend handelt es sich hier um Verbrennungen 3. Grades. Die Lokalisation dieser an sich in der Ausdehnung kleinen Verbrennung ist das Problem, da es sich um eine funktionell sehr sensible Region handelt. Betroffen ist die mimische Muskulatur, die Schließ- und Öffnungsfunktion der Lippen, die Zahnanlagen und der auffallende optische Aspekt. Da eine Exzision hier nicht zu viel Gewebe erfassen darf, ist diese erst nach Demarkierung in der 2. bis 4. Woche (15) indiziert. Die resultierenden Narben und die Entwicklungsstörungen des Kiefers und der Zähne führen zu Spätschäden, die entweder einer weiteren plastisch-chirurgischen Therapie bedürfen oder eine kieferorthopädische Behandlung erforderlich machen (4).

Die zweite Kategorie der Elektroverbrennung

betrifft die Hochspannungsunfälle, also jenseits der 1000 V Grenze. Als Folge sind hier immer tiefe thermische Schäden zu finden mit zentraler 3.gradiger Verbrennung (16). Umgeben ist dies von grauweißen Nekrosen der Weichteile und Koagulationsnekrosen der Haut. Da die Blutgefäße gute Stromleiter sind erfolgt in ihnen ein entsprechender Stromfluß. Endothelläsionen und Thrombosierung sind die Folge; durch die konsekutive Ischämie ist die Extremität vital gefährdet.

Diese Bedrohung der Extremität stellt eine der wesentlichen Besonderheiten des elektrothermischen Traumas dar. Das Aussehen der Oberfläche täuscht über das wahre Ausmaß des Schadens hinweg, dessen Ursache in dem in der Tiefe abgelaufenden Stromfluß liegt. Ziel aller diagnostischen Maßnahmen ist daher die Beantwortung der Frage, in welchen Teilen der Extremität noch eine ausreichende Perfusion vorliegt. Als nicht invasive Methode ist hier die Doppler-Sonografie zu nennen. Beurteilbar sind hier hingegen nur größere Gefäße. Weiterhin kommen die Technetium-Szintigrafie, die Angiografie und die Kompartmentdruckmessung in Frage. Alle Maßnahmen ersetzen jedoch nicht die operative Inspektion, evtl. mit Probeentnahme zur Vitalbestimmung. Sicher ist das genaue Ausmaß des Schadens nur so festzustellen (9).

Somit ist der Übergang zu den therapeutischen Eingriffen fließend. Primärer Eingriff während der ersten Stunden sind Entlastungsinzisionen der Haut und falls erforderlich Fasziotomien, um die Gefahr des Kompartments zu vermindern. Nach 2–3 Tagen ist eine entsprechende Demarkierung eingetreten, um Nekrektomien durchführen zu können. Hierbei ist in 30% eine Amputation erforderlich. Da die Wundränder und -flächen traumabedingt schlecht durchblutet sind, müssen in der Regel noch Sekundärnähte, Hauttransplantationen, Lappenplastiken und eventuell weitere plastische Korrektureingriffe durchgeführt werden.

Beispiel für den klassischen Verlauf eines Hochspannungstraumas ist folgender Fall: Es handelt sich um einen 6jährigen Buben, der auf dem Dach eines Eisenbahnwaggons spielte und mit dem linken Arm die Oberleitung berührte. Er wurde in typischer Weise weggeschleudert und erlitt dabei eine Kopfplatzwunde. Die Erstversorgung erfolgte in einem auswärtigen Haus, der Bub wurde uns mittels Hubschrauber, intubiert und beatmet mit stabilen Kreislaufverhältnissen, zuverlegt. 16% der Körperoberfläche waren betroffen. Abb. 1 zeigt den Buben unmittelbar nach der Aufnahme bei uns. Betroffen sind der linke Oberarm und der rechte Unterschenkel. Pulse waren an beiden Extremitäten nicht zu tasten. Auffällig ist ferner die krampfartige Beugestellung der Finger. Noch am selben Tag wurden Entlastungsinzisionen durchgeführt.

Am dritten Tag nach dem Trauma wurde die Exartikulation des Oberarmes und die Amputation des rechten Unterschenkels durchgeführt. Eine entsprechende Demarkierung war bis zu diesem Zeitpunkt eingetreten. Der pathologische Befund beider Amputate beschreibt eine Thrombosierung und kompletten Verschluß der großen Gefäße sowie eine Nekrose der quergestreiften Muskulatur.

Im weiteren Verlauf waren Nekrosenabtragungen am Unterschenkelstumpf erforderlich gewesen, ferner heilte auch die Wunde an der Schulter sekundär. Letztlich mußte dann 5 Wochen nach dem Trauma eine Kniegelenksexartikulation durchgeführt werden, um einen prothesenfähigen Stumpf zu erhalten. Abb. 2 zeigt den Buben nach Abschluß der Wundheilung.

Die Anpassung einer Unterschenkel- und Arm-

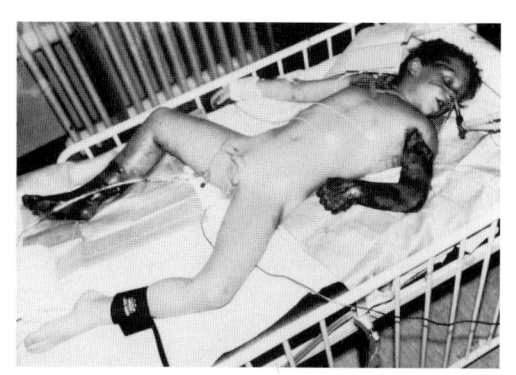

Abb. 1: Aufnahmebefund nach Stromunfall. Stromeintritt li. Arm, Stromaustritt rechter Fuß

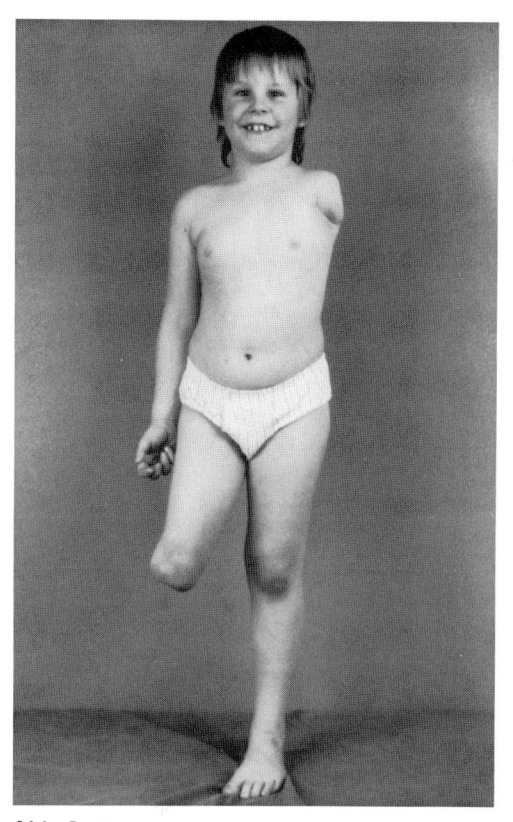

Abb. 2: Z. n. Exartikulation des linken Armes und rechten Unterschenkels nach Starkstromverbrennung

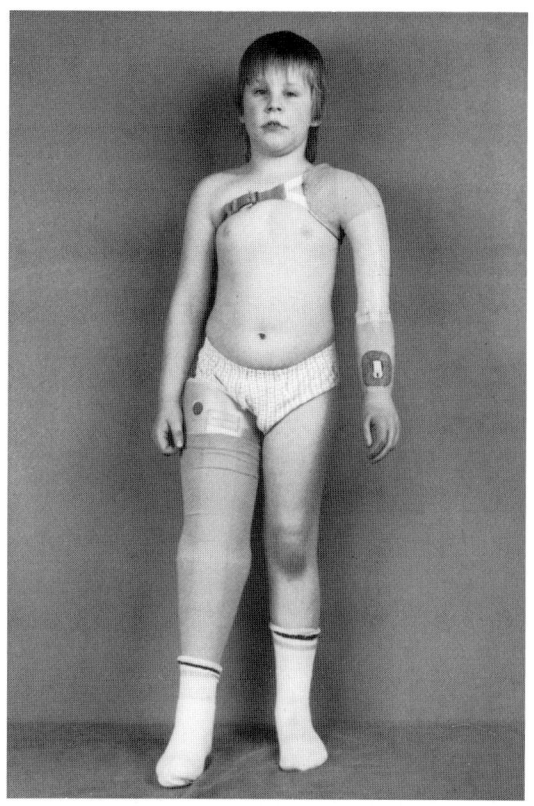

Abb. 3: Prothetische Versorgung nach Exartikulation des linken Armes und rechten Unterschenkels

prothese konnte jetzt begonnen werden. Weiterhin war ein entsprechendes Training für das Tragen dieser Prothesen notwendig. Die Unterschenkelprothese bereitete hier keine Probleme, lediglich das Tragen der Armprothese machte anfänglich Probleme, da sie mehr als störend, denn als Hilfe empfangen wurde. Abb. 3 zeigt die prothetische Versorgung. Inzwischen ist der Bub voll mobilisiert und kann ohne Gehhilfen problemlos mit seiner Prothese laufen.

Literatur

1. BAXTER, C. J.: Present concepts in the management of major electrical injury. – Surg. Clin. North Am. 50: 1401 (1970)
2. BAYER. STAATSMINIST. F. ARBEIT U. SOZIALORDNUNG: Sicherheit für Ihr Kind – (k)ein Kinderspiel. Ein Ratgeber für Eltern und Erzieher, München 1987
3. BRINKMANN, K. et al.: Der Elektrounfall. Springer 1982
4. DAHL, E. et al.: Electric burns of the mouth, long term effects on the dentition. Surgical and orthodontic considerations. – Eur. J. Orthod. 2: 207 (1980)
5. GRUENAGEL, H. H. et al.: Unfälle im Kindesalter. – Dtsch. Med. Wochenschr. 92: 141 (1967)
6. GUNN, A.: Electric fire burn. – Br. Med. J. 3: 764 (1967)
7. HABEARL, M.: Severe electricl injury. – Burns 15: 60 (1989)
8. HOEHL: Zur Kasuistik des elektrischen Traumas. MMW 1276, 1906
9. HOLLIMAN, C. J.: Early surgical decompression in the management of electrical injuries. – Am. J. Surg. 144: 733 (1982)

10. Jay, K. M.: Burn epidemiology: A basis for burn prevention. – J. Trauma 17: 943 (1977)
11. Kazantseva, N. D.: A plastic treatment of deep contact electric burn injuries by children utilizing a cross-finger flap. – Acta Chir. Plast. 21: 96 (1979)
12. Kruse, R.: Der elektrische Unfall im Kindesalter. – Fortschr. Med. 84: 160 (1966)
13. Kudlackowa, M.: Antibacterial creams for the tretment of burns in infants and toddlers. – Acta Chir. Plast. 30: 39 (1988)
14. Lick, R. F.: Der Elektrounfall- – Päd. Prax. 10: 255 (1971)
15. Ortiz-Monasterio, F. et al.: Early definitive treatment of electric burns of the mouth. – Plast. Reconstr. Surg. 51: 648 (1973)
16. Peterson, R. A. et al.: Electrical burns of the hand. Treatment by early excision. – J. Bone Jt. Surg. 48A: 407 (1966)
17. Salisbury, R. E. et al.: Management of electrical burn of the upper extremity. – Plast. Reconstr. Surg. 51: 648 (1973)
18. Thompson, J. C. et al.: Electrical injuries in Children. – Am. J. Dis. Child 137: 231 (1983)
19. Thompson, H. G. et al.: Electric burn to the mouth in children. – Plast. Reconstr. Surg. 33: 466 (1965)
20. Zellner, P. R. et al.: Die Brandverletzung der kindlichen Hand. – Handchirurgie 10: 197 (1978)
21. Zellner, P. R. et al.: Verletzungen durch Strom- und Niederspannungsunfälle. In: Rehn, J.: Unfallverletzungen bei Kindern. Springer 1974

Anschrift der Verfasser:
Dr. med. Rainer Grantzow
Dr. med. Hans-Georg Dietz
Kinderchirurgische Klinik
im Dr. v. Haunerschen Kinderspital
der Universität München
Lindwurmstraße 4
D-8000 München 2

Elektroverbrennungen im Kindesalter

K. Wojciechowski, S. Sobczyński, P. K. Wojciechowski jr., Poznan

Zusammenfassung

Die Autoren stellen multiorganische Verletzungen als Folge des elektrischen Schlages bei 43 Kindern vor. Manche Kinder erlitten gleichzeitig infolge von Stürzen aus großer Höhe mechanische Verletzungen. Die Kranken benötigen eine lange und sorgfältige Behandlung, Rehabilitation und Prothetik.

Einleitung

Elektrische Anlagen erhöhen den Komfort des neuzeitlichen Lebens, aber andererseits ungenügend gesichert, unregelmäßig benutzt, bedeuten sie eine Gefahr für Kinder und Erwachsene. In Haushalten kommen am häufigsten Verletzungen vor, die durch Strom von niedriger Spannung (unter 1000 V) verursacht werden. Es sind kleine Verletzungen, nahe um den Mund, wie es bei Kindern vorkommt, die ein elektrisches Kabel durchbeißen wollen, oder tödliche Schläge z. B. in der Badewanne, wenn ein Haartrockner in das Wasser fällt (4).
Verletzungen, die durch Strom von hoher Spannung (über 1000 V) verursacht werden, kommen meistens am Arbeitsplatz vor, in der Nähe von Installationen und Hochspannungsleitungen. Die größte Anzahl von tiefen Verletzungen betrifft die Extremitäten und ist durch die nahe Nachbarschaft der Knochen verursacht, welche ein Gewebe von höchstem Widerstand sind und die größte Menge Wärme, während des Stromdurchflusses, erzeugen (2, 5).
An der Kontaktstelle, wo die Dichte des Stromes am größten ist, ist die Haut nekrotisch und manchmal verkohlt. Die Wunden, an der Stelle wo der Strom eindrang, sind charakteristisch vertieft, von unregelmäßiger Fläche und nekrotischem Gewebe, während die Wunden am Stromaustritt ausgedehnter sind. Die meisten Wunden des Stromeintritts befinden sich an den oberen Extremitäten, dagegen die Wunden vom Stromaustritt an den unteren Extremitäten (1, 2).
Der Stromdurchfluß von der Eingangsstelle zum Ausgang geht den kürzesten Weg und kann eine Schädigung der in der Strombahn liegenden Gewebe und Organe verursachen.
Die durch den Strom verursachten Veränderungen können einen akuten, lebensbedrohenden Charakter, oder einen tückischen Verlauf haben, der sich erst nach Monaten oder sogar Jahren nach der Verletzung bemerkbar macht.

Klinische Beobachtungen

In der Kinderchirurgischen Abteilung des Regional-Kinderkrankenhauses in Poznan waren in den Jahren 1971–1988 43 Kinder mit multiorganischen Verletzungen, die infolge eines elektrischen Schlages mit gleichzeitigem Höhensturz entstanden, behandelt.
Das Alter der Behandelten betrug 1 bis 15 Jahre. Die meisten Verletzungen erlitten Kinder bis zum 3. Lebensjahr, dagegen gemischte Verletzungen, die durch Elektroenergie und mechanische Faktoren verursacht waren, betrafen Kinder zwischen dem 9.–12. Lebensjahr.
Das Durchschnittsalter war 4 Jahre (Tab. 1).

Tab. 1: Alter der Patienten mit elektrischem Schlag, Durchschnittsalter: 4,1 Jahre

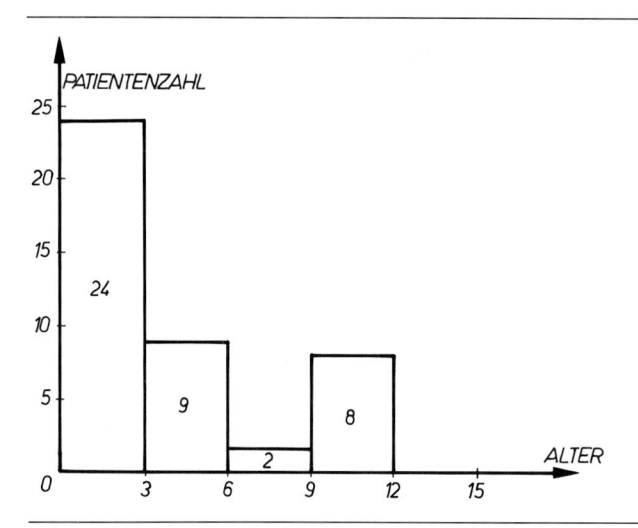

Im Gegensatz zu den Verbrühungen mit heißen Flüssigkeiten, wo die Fläche der Verbrühung sehr ausgedehnt ist, betreffen die Elektroverbrennungs-Wunden nur ca. 1–5% der Körperfläche (Tab. 2).
Der klinische Zustand der Kranken mit mechanischen Verletzungen und elektrischen Schlägen war schwer.

Die Verletzungen die durch den elektrischen Strom verursacht waren, betrafen hauptsächlich die oberen Extremitäten.
Die gleichzeitig entstandenen mechanischen Verletzungen betrafen: Haut, Nervensystem, Kreislauf, Organgewebe und Knochen (Tab. 3 und 4).
Bei dem ersten Aufnahmekontakt mit Kindern,

Tab. 2: Durchschnittsverbrennungsfläche (3,5 %)

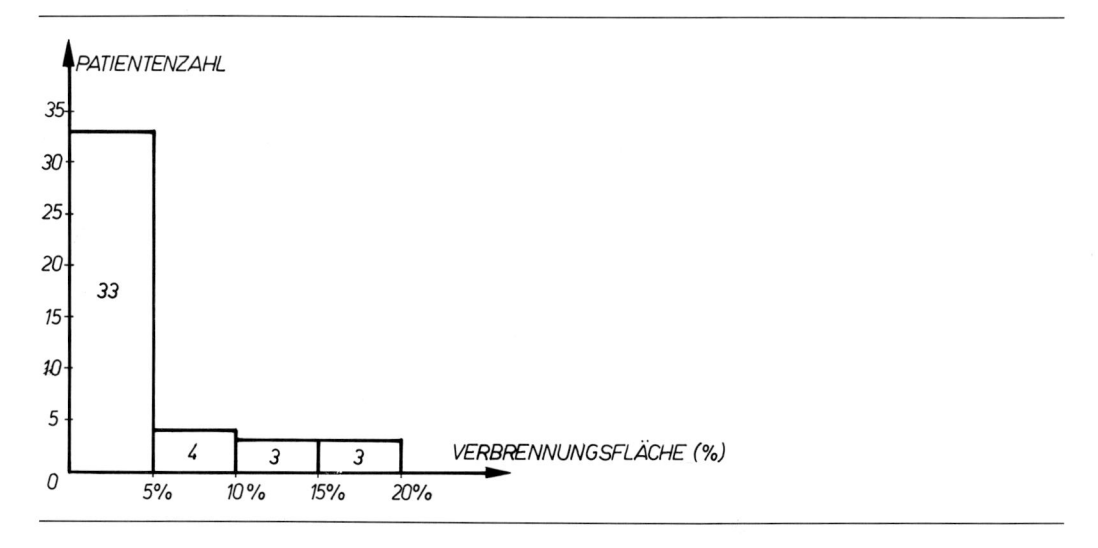

Tab. 3: Verbrennungslokalisierung bei Unfällen durch elektrischen Schlag verursacht. Durchschnittszeitaufenthalt: 31,1 Tage

Lokalisierung	Patientenzahl	%
Behaarter Kopf u. Gesicht	2	5
Brustkorb u. Bauch	0	0
Obere Extremität	27	63
Untere Extremität	0	0
Mehrplätzeverletzungen	14	32
Insgesamt	43	100

die einen elektrischen Schlag erlitten haben, und auch während der Hospitalisation, hat man 4 Arten von Verletzungen festgestellt, welche in verschiedenen Varianten auftraten.

Die erste Kindergruppe zeigte Haut und Muskelverletzungen, die durch die elektrische Leitfähigkeit verursacht waren. Bei der ersten Untersuchung erschien der Umfang nicht groß zu sein, aber bei dem Aufenthalt in der Abteilung, hat man weitere Verletzungen des Nervensystems, Brustkorbs und der Bauchhöhlenorgane festgestellt.

Die zweite Gruppe der Kranken hatte tiefe organische Verletzungen, besonders auf den Flächen der Handgelenke, den Achselhöhlen und der Leistenbeuge, verursacht durch den Lichtbogen. Die dritte Kindergruppe hatte tiefe und ausgedehnte Hautverbrennungen erlitten die von brennender Bekleidung entstanden. Gleichzeitig hat man unter diesen Kindern verkohlte Teile der oberen Extremitäten festgestellt, die nachher amputiert und prothetisch versorgt werden mußten.

Tab. 4: Thermisch-Mechanische Verletzungen

Oberflächliche Verletzungen	43
Organgewebeverletzungen	3
Brüche	5
Nervensystemverletzungen	10
Kreislaufstörungen	9
Extremität- u. Fingeramputation	5
Todesfälle	0

In der vierten Gruppe waren meistens mechanische Verletzungen mit gleichzeitigen Verbrühungen. Bei diesen Kindern hat man am Schädel und Gehirn, Rückenmark, Brustkorb und Bauchorganen Verletzungen und an den langen Röhrenknochen Brüche festgestellt. Das betraf Kinder, die gewaltsam von der Stromquelle weggeschleudert wurden oder einen großen Höhenabsturz erlitten.

Die Behandlung der Kinder mit einem elektrischen Schlag umfaßte in der ersten Zeit die Sicherung der fundamentalen Lebensfunktionen. Anschließend hat man den Allgemeinzustand des Kindes verbessert, um dann die Wunden zu versorgen oder die Operation auszuführen.

Die operative Behandlung muß mit größter Umsicht vorgenommen werden.

Man hat sich bemüht, die Wunden ziemlich früh, nach der Entfernung des nekrotischen Gewebes zu verschließen, um einer Infektion vorzubeugen.

Die Amputation der oberen Extremitäten hat man nicht früher als nach 5–7 Tagen ausgeführt, dann, wenn die Demarkation der nekrotischen Teile der Extremitäten deutlich geworden ist und die Stelle der Amputation keine Bedenken mehr erweckte. Manche Kranken haben zwar einen starken Schmerz der abgestorbenen Extremitäten oder ihrer Teile empfunden, aber in Fällen, wo sich keine Infektion einstellte, hat man bei gutem Allgemeinzustand den Schmerz mit pharmakologischen Mitteln gelindert.

Bei keinem unserer Kranken gab es eine Indikation zur Amputation wegen des Schmerzes. Bei Notamputationen der unteren Extremitäten oder ihrer Teile, hat man sich bemüht, so viel wie möglich durchblutetes Gewebe zurückzulassen.

Wenn später operiert wurde, hat man vor allem die Leistungsfähigkeit der zurückgelassenen Teile der Extremitäten und die Prothetikmöglichkeiten bedacht.

Die Behandlung unserer Kranken dauerte von 2 Wochen bis zu 12 Monaten. Man hat unter den behandelten Kindern keinen Todesfall festgestellt (Tab. 3).

Besprechung

In der eigenen sowie in der ausländischen Literatur, welche hauptsächlich Erwachsene betrifft, liest man, daß die Amputation der oberen Extremitäten durchschnittlich bei 44–56% der Behandelten durchgeführt wurde (1, 2).
Die Autoren sind nicht einig, was den Zeitpunkt der Operation anbetrifft. Manche sind bereit früh zu amputieren, die anderen warten mit der Amputation der Extremität bis zur deutlichen Demarkation des nekrotischen Gewebes. In diese Richtung läuft unsere Handlungsweise bei Kindern, die durch lange klinische Erfahrung bestätigt wurde. Es hat Bedeutung und ist günstig für die Leistungsfähigkeit und die Prothetik. Bei den behandelten Kindern in unserer Abteilung haben die Amputationen wegen eines elektrischen Schlages 13,8% ausgemacht. Man hat keinen Todesfall festgestellt.
Die Prothetik und Rehabilitation ist bei Kindern viel einfacher als bei Erwachsenen.

Schlußfolgerungen

1. Der elektrische Schlag bei Kindern verursacht das gleichzeitige Entstehen der thermischen sowie mechanischen Verletzung, die verschiedene Organe des Körpers umfaßt.
2. Elektrischer Stromeinfluß und der Schlag bei Kindern entsteht gewöhnlich durch den Kontakt der Energiequelle mit der oberen Extremität und der Mundhöhle.
3. Unter den Kindern, die einen elektrischen Schlag und gleichzeitig mechanische Verletzungen erlitten haben, $1/3$ der Patienten, erforderte eine operative Behandlung die Amputation der oberen Extremität oder ihrer Teile.
4. Das Behandeln der Kinder mit elektrischem Schlag erfordert große Erfahrung, Vorsicht im operativen Handeln und eine langfristige Rehabilitation, manchmal mit Prothetik verbunden.

Literatur

1. BRUDZYNSKA-CHAREWICZ, S., NASIŁOWSKI, W., ZIĘTKIEWICZ, W.: Oparzenia elektryczne. Polski Tygodnik Lekarski. T.XXXVI Nr. 32 (1981)
2. HABERAL, M.: Electrical burns: a five-year experience – 1985 Evans lecture. – The Journal of trauma, vol. 26 Nr. 2 (1986)
3. ROUSE, R., DIMICK, A.: The treatment of electrical injury compared to burn injury: a review of pathophysiology and comparison of patient management protocols. – The Journal of trauma, vol. 18 Nr. 1 (1978)
4. PORT, R., COOLEY, R.: Treatment of electrical burns of the oral and perioral tissues in children. – Jurnal Am. Dent. Assoc. vol. 112 Nr. 3 (1986)
5. ZIELINSKI, A., NOWICKI, Z.: Elektryczne oparzenia tkanek miękkich i kości pokrywy czaszki. Wiadomosci Lekarskie T.XXXIX Nr. 23 (1986)

Anschrift der Verfasser:
Doc. dr hab. med. KAZIMIERZ WOJCIECHOWSKI
Ordynator Oddz. Chirurgii Spec.ZOZ
nad Matką i Dzieckiem Poznan
60-286 Poznán, Słoneczna 5/B, Polen

W. Haße (Hrsg.), Verbrennungen im Kindesalter. Gustav Fischer Verlag · Stuttgart · New York · 1990

Weichteil-Knochenverletzung im Schädelbereich nach Starkstromeinwirkung

G. REUTER, Berlin-Buch

Zusammenfassung

Bericht über 2 Kinder, die im Alter von 9 und 10 Jahren eine elektrothermische Schädelverletzung erlitten. Die Unfälle liegen jetzt 14 bzw. 21 Jahre zurück. Der Behandlungsverlauf war bei beiden durch eine sequestrierende Osteomyelitis kompliziert. Beide Kinder erfuhren die Sekundärbehandlung der elektrothermischen Verletzung. Eine Kranioplastik war bei beiden durch spontane Knochenregeneration nicht erforderlich. Die Unfälle führten zu keinem zerebralen Dauerschaden.

Schlüsselwörter

Elektrothermischer Unfall – Primär – Sekundärbehandlung – Osteomyelitis – Spätergebnis

Primärbehandlung der elektrothermischen Verletzung

Die optimale Behandlung der elektrothermischen Verletzung wurde von Rowbotham inauguriert.
Nach Schockbehandlung unmittelbare Exzision der Nekrosen im Gesunden, dadurch weitgehende Verhinderung der Infektion. Verschluß des Defektes durch einen Transpositions-, Rotations- oder Brückenlappen; Deckung des durch die Lappenbildung entstandenen periostbedeckten Sekundärdefektes durch Spalthaut. Zu diesem Zeitpunkt keine Notwendigkeit der Entfernung des unter der Elektronekrose liegenden Knochens, da dieser anfänglich der aseptischen Knochennekrose unterliegt und beim Ausbleiben einer Infektion wieder revitalisiert und eingebaut wird. Der optimalen Therapie der primären Exzision der Elektronekrose und Primärplastik sind Grenzen gesetzt.
Schlechter Allgemeinzustand, prolongierter Schock, ausgedehnte thermische Verletzung, pädiatrisch-internistische Leiden sowie eine verspätete Einweisung in eine Fachabteilung machen eine *Sekundärbehandlung der elektrothermischen Verletzung* notwendig.
Nach Demarkierung der Nekrose und bei zufriedenstellendem Allgemeinzustand Nekrektomie, je nach Notwendigkeit Sequestrotomie. Unmittelbare oder verzögerte Deckung des Defektes durch Lappenverschiebung in Abhängigkeit von vorliegenden Entzündungserscheinungen. Versorgung des Sekundärdefektes mit Spalthaut. Wenn keine Möglichkeit der lokalen Lappenverschiebung besteht, ist Fernlappenplastik indiziert. Da bei Kindern mit einer spontanen Knochenregeneration gerechnet werden kann, Beschränkung des Eingriffes auf eine ausreichende Weichteildeckung. Osteoplastische Eingriffe erst nach Ablauf von 3 Jahren, wenn radiologisch keine Zeichen der Knochenneubildung erkennbar sind.
Starkstromeinwirkungen können auch zu therapeutisch schwer zu behandelnden Verletzungen am Weichteilmantel und am Schädelknochen durch sequestrierende Osteomyelitis führen. Sie verlangen je nach Situation ein abgewandeltes therapeutisches Konzept.

Zwei klinikeigene Fälle von Starkstromverletzungen des Schädels sollen auf die Problematik dieses relativ seltenen Traumas im Kindesalter hinweisen. Die beiden Jungen erlitten jeweils im Alter von 9 und 10 Jahren die Elektroverbrennung, die Unfälle liegen jetzt 14 bzw. 21 Jahre zurück. Der Behandlungsverlauf war bei beiden durch eine sequestrierende Osteomyelitis kompliziert; beide Kinder erfuhren die Sekundärbehandlung der elektro-thermischen Verletzung.

Jeder Elektrounfall des Schädels wirft zwei Fragen auf:
1. Verbleibt nach der Starkstromeinwirkung ein zerebraler Dauerschaden und
2. Erfordern die Kalottendefekte eine Kranioplastik?

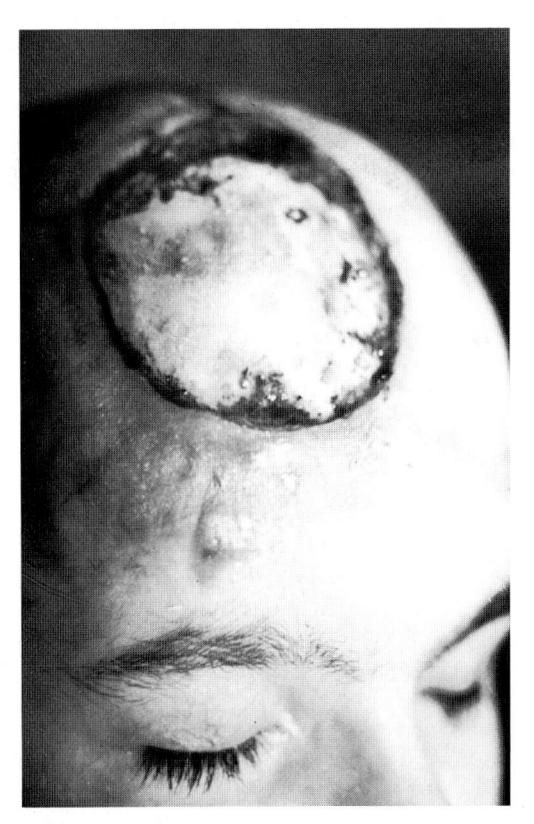

Abb. 1: Periostentblöste Schädelkalotte im Stirnbereich – gleicher Befund am Hinterkopf – nach elektrothermischer Verletzung bei Pat. H.K., geb. 21.08.1959

1. Fall

Der 9 Jahre alte geistig retardierte Junge kletterte auf einen Mast einer Überlandleitung und blieb am spannungsführenden Draht hängen. Er zog sich eine Starkstromverletzung von 26% KOF zu. Betroffen waren Kopf, Stamm und Extremitäten. Auswärtige Schockbehandlung, Exzision der Hautnekrosen, Versorgung der exzidierten Bezirke mit Puder.

Aufnahmebefund:
Patient im Präschock.
Am Stirn- und Hinterkopfbereich periostentblöste infizierte Schädelkalotte in den Ausmaßen von 2 × 7 und 3 × 6 cm. Strommarke entlang der Sagittalebene zur Wunde am Hinterkopf ziehend.

Therapie und Verlauf:
Exzision avitaler Haut, Vorbereitung der Wunden zur plastischen Deckung (Abb. 1). Autoplastische Versorgung durch einen Rotationslappen, Deckung des Sekundärdefektes mit Spalthaut wie von Rowbotham angegeben. Infolge Infektion partielle Nekrose des Lappens. Im weiteren Verlauf Nachweis einer Osteomyelitis am Os frontale sowie Os occipitale. Wegen sequestrierender Osteomyelitis am Os occipitale Entfernung eines 10-pfennigstückgroßen Knochenbezirkes. Entlassung nach 9 Monaten im guten AZ mit osteomyelitisch bedingten Knochendefekten; am Os occipitale 4,3 × 2,5 cm, am Os frontale 2 cm Durchmesser bei überhäutetem Weichteilmantel (Abb. 2).

Abschlußuntersuchung im Alter von 21 Jahren:
Trotz des Nachweises eines frequenzinstabilen und relativ spannungsarmen Hirnstrombildes, das Ausdruck einer allgemeinen leichten unspezifischen zerebralen Funktionsstörung ist, hat der Patient keine Beschwerden, keine neurologische Symptomatik. Es besteht kein Anhalt für ein latentes Anfallsgeschehen. Er geht entsprechend seiner geistigen Retardierung einer Berufstätigkeit nach.
Die Knochendefekte am Os frontale und Os occipitale sind palpatorisch und röntgenolo-

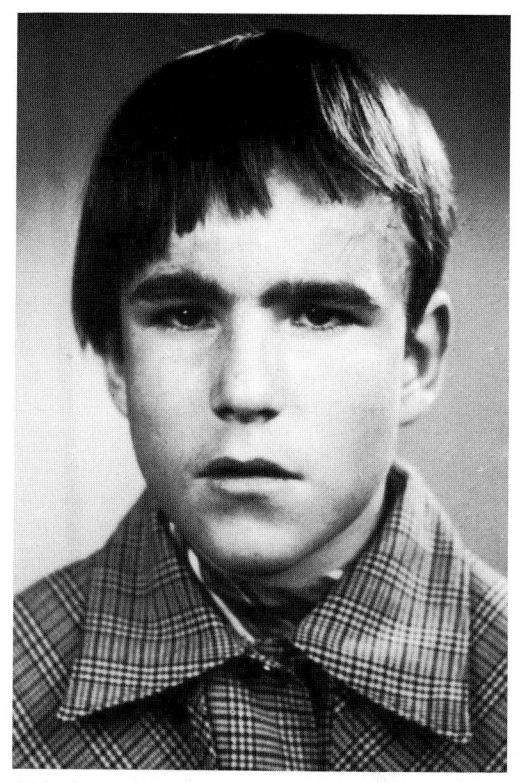

Abb. 2: Entlassungsbefund des Pat. von Abb. 1 nach plastischer Versorgung der elektrothermischen Nekrose durch Rotationslappen. Narbe am Hinterkopf gleichfalls durch Haar bedeckt.

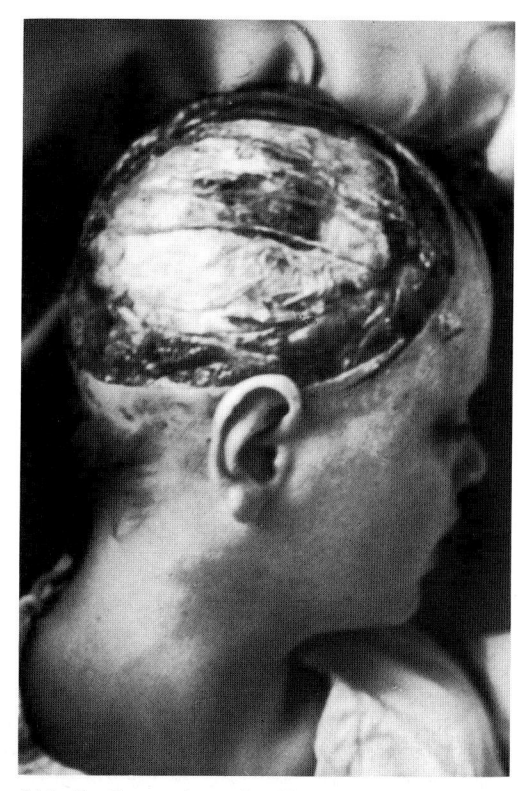

Abb. 3: Zustand nach Abtragung nekrotischer Kopfschwarte und Teilentfernung infizierter Tabula externa bei Pat. H. A., geb. 22. 12. 1964

gisch knöchern überbrückt. Die Knochenregeneration begann nach 2 Jahren nach dem Unfall.

2. Fall

Der 10jährige Knabe zog sich beim Erklettern eines Hochspannungsmastes eine Starkstromverletzung am Kopf und den Extremitäten zu, 5% KOF, danach Absturz aus 5 m Höhe. Im auswärtigen Krankenhaus primäre Intensivtherapie unter besonderer Berücksichtigung der Endokardschädigung und der Encephalitis electrica.

Aufnahmebefund:
Somnolenter Junge, 15 × 13 cm große rechtsseitige parietotemporo-okzipitale Hautnekrose rechts.

Therapie und Verlauf:
Abtragung nekrotischer Kopfschwarte, Teilentfernung infizierter Tabula externa (Abb. 3). In 2. Sitzung Rotationslappenplastik, Deckung des Sekundärdefektes mit Spalthaut. Infolge Infektion partielle Nekrektomie des Lappens. Nach Erreichen sauberer Wundverhältnisse Deckung dieses Bereiches mit Thierschtransplantaten. Wegen sequestrierender Osteomyelitis Entfernung des Os parietale rechts und Absaugung von Pus aus dem Epiduralraum. Deckung der granulierenden Dura mit Spalthaut, nachdem

gruppenförmig angeordneten Verdichtungen, die Knochenregenerationsinseln entsprechen. In der Sagittalebene ist die laterale Zirkumferenz der Parietalregion partiell knöchern durchgebaut. Palpatorisch sind die Knochenregenerate teilweise durch derbe Bindegewebsplatten im Verbund, dazwischen liegen Areale ungeschützter Dura. Die Knochenregeneration begann 1 Jahr nach dem Unfall.

Unsere zwei mit Komplikationen behafteten Fälle lassen in Übereinstimmung mit der Literatur folgende Schlußfolgerungen zu:
1. Trotz zum Teil schwerer Zerstörung von Kopfschwarte und Schädelknochen heilen elektrothermische Schädelverletzungen mit äußerst geringen zerebralen Dauerschäden aus. Die im EEG noch über Jahre nachweisbaren Störungen bleiben ohne klinische Auffälligkeiten.
2. Nach Streli (7), Brandesky (2), Mühlbauer (5) und eigenen Erfahrungen sollte innerhalb eines Zeitraumes von 3 Jahren nach dem Unfallgeschehen keine Kranioplastik vorgenommen werden, da im Kindesalter noch während dieser Zeit mit einer Knochenregeneration gerechnet werden kann.

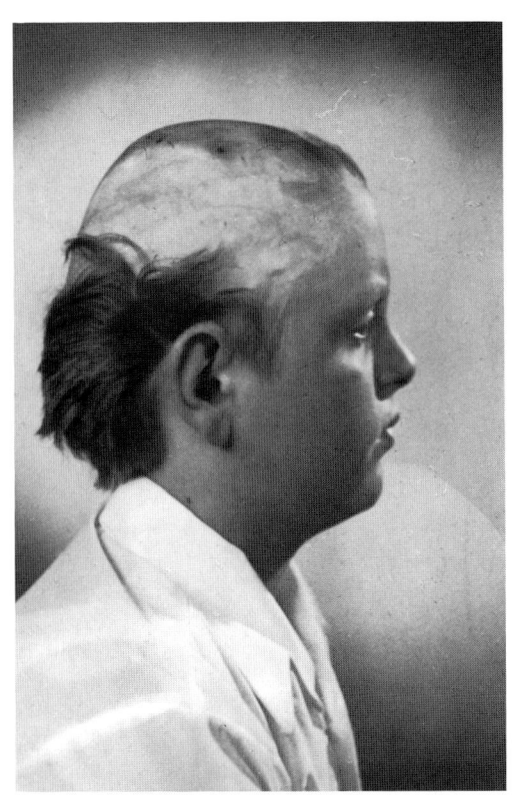

Abb. 4: Entlassungsbefund des Pat. von Abb. 3, mit Scheitelbeindefekt und spalthautbedeckter Dura. Patient trägt eine Perücke

das Transplantatlager entsprechend vorbereitet ist.
Entlassung des Jungen 5 Monate nach dem Unfall in gutem AZ mit Scheitelbeindefekt rechts und spalthautbedeckter Dura (Abb. 4). Das Kind trägt zu Hause eine Perücke, beim Spielen einen Schutzhelm.

Abschlußuntersuchung im Alter von 24 Jahren:
Der AZ ist gut, der Patient arbeitet als Maschinenarbeiter im Dreischichtsystem, er hat keine Beschwerden, obwohl im EEG Hinweise auf eine rechts-hemisphärische Schädigung bestehen. Nachweis von epileptiformen Veränderungen. Er bekommt keine antikonvulsive Therapie, da er klinisch unauffällig ist. EKG im Normbereich. Röntgen Schädel: In der Frontalebene Nachweis von einzeln stehenden, z. T.

Literatur

1. BLAIR, G. A. S., GORDON, D. S., SIMPSON, D. A.: Cranioplasty in children. – Child's Brain 6: 82–91 (1980)
2. BRANDESKY, G.: Severe Head Injuries in Children. – Clin. Pediat. 4: 141–146 (1965)
3. GRUBER, R., PETER, R., HORA, J.: The Prognosis of Cranioplasty. Following Large Cranioectomy in Children. Z. Kinderchir. 43: 375–383 (1988)
4. KLOSS, K.: Probleme der Schädeldachplastik bei Kindern. – Pädiatr. Prax. 3: 443–447 (1964)
5. MÜHLBAUER, W. D., SCHMIDT-TINTEMANN, U.: Tabula externa Osteo-Periostplastik bei traumatischen Schädeldach- und Strinbeindefekten. – Münch. med. Wochenschr. 116: 1317–1320 (1974)
6. POCHON, J. P.: The repair of congenital and acquired skull defects in childhood. – J. Pediatr. Surg. 17: 31–36 (1982)

7. STRELI, R.: Plastische Versorgung ausgedehnter elektrischer Verbrennungen im Bereich des Schädels. In: GOHRBANDT, GABKA, BERNDORFER: Handbuch der Plastischen Chirurgie. Bd. II. Walter de Gruyter & Co, Berlin 1969
8. STULA, D.: Schädeldachplastik bei Kindern. – Z. Kinderchir. 27: 297–302 (1979)

Anschrift der Verfasserin:
Frau MR Dr. med. Grete REUTER
Oberärztin
Kinderchirurgische Klinik
Karower Str. 11
DDR-1115 Berlin-Buch

Handverletzungen

Möglichkeiten der frühzeitigen Behandlung verbrannter Kinderhände einschließlich folgender Rekonstruktionsmaßnahmen

H. H. Grübmeyer, D. Buck-Gramcko, Hamburg

Die Besonderheit der Behandlung brandverletzter Hände liegt in der Möglichkeit, diese durch frühzeitige operative Behandlung rasch zur Abheilung zu bringen. Hierdurch kann die Funktion der Hände mit großer Sicherheit erhalten werden.
Unser prinzipielles Vorgehen bei brandverletzten Kindern im allgemeinen und insbesondere bei der Handbeteiligung ist wie folgt:
Wir beginnen am Unfalltag sofort nach der Aufnahme und – nach Sicherung der vitalen Funktionen – in Narkose mit einem sorgfältigen Debridement aller verbrannter Hautflächen mittels Bürste und scharfem Löffel. Bei kleineren, nur die Hand betreffenden Verletzungen genügt gelegentlich auch nur eine Sedierung und Analgesierung für diese Maßnahmen. Die verbrannten Hautareale werden abschließend mit Polyvidon-Jod oder Silbersulfadiazin verbunden.
Nach Ablauf von 3 Tagen stellen wir unter operativen Bedingungen endgültig fest, welche Verbrennungstiefen im einzelnen vorliegen. Sind von vornherein eindeutige Verhältnisse sichtbar, so planen wir eine operative Behandlung gezielt.
Zeigt sich bei der oberflächlichen Bearbeitung der Verbrennungsflächen mit dem scharfen Löffel oder der Kürette, daß es nicht zu einer sofortigen flächenhaften Blutung kommt, so liegt eine tief-zweitgradige Verbrennung vor, die wir dann sofort tangential nekrektomieren.
Besonders hilfreich ist hierbei dann die Verwendung einer Oberarmblutleere. Es wird auf diese Weise möglich, nicht nur eine sorgfältige Nekrektomie unter Schonung tieferliegender, zu erhaltender Strukturen durchzuführen, sondern es wird auch zu keinerlei Blutverlust während der Nekrektomie kommen.
Auch bei großflächigen Verbrennungen am gesamten Körper mit Beteiligung der Arme und Hände gehen wir in dieser Weise vor. Dabei versuchen wir möglichst, Hände und Unterarme gleichzeitig zu behandeln und definitiv mit Spalthaut zu bedecken.
In der Regel wird jedes nekrektomierte Areal der Hand mit 1:1,5 gemeshter Spalthaut bedeckt, sofern eine tangentiale Nekrektomie durchgeführt worden war. Dies gilt auch für die Handinnenfläche. Außer bei Strom- und Kontaktverbrennungen sind hier die Verbrennungen, meist aufgrund der besonderen Hautstrukturen, nur oberflächlich zweitgradig und heilen spontan ab.
Die Spalthaut wird sehr dünn genommen; somit läßt sie sich nicht nur gut auflegen und ausbreiten, sondern man spart auch die Befestigung durch Nähte. Durch die Lücken des Transplatates können kleinere Blutungen abfließen, es kommt also kaum zu Hämatomen.
Wird das Transplantat mittels eines gut sitzenden Verbandes befestigt, so ist eine komplette Einheilung recht wahrscheinlich. Die sichtbare Gitterstruktur wird bei konsequenter Anwendung von Kompression meist nach einem Jahr nur noch aus nächster Nähe zu sehen sein und gilt bei der sicheren und schnellen Einheilung als in Kauf zu nehmender Nachteil.
Vollhaut hat bei der primären Versorgung aufgrund der viel schlechteren Einheilung keinen

Platz, sofern es sich um Verbrennungen der gesamten Hand und weiterer Areale am Körper handelt. Es ist nicht nur schwierig, Vollhaut in ausreichendem Maße zu bekommen, sondern die dort gesetzten Defekte müssen wiederum durch Spalthaut gedeckt werden. Bei größeren Verbrennungen ist es jedoch notwendig, daß binnen 2–3 Tagen die Haut im nekrektomierten Areal vaskularisiert ist, was beim Vollhauttransplantat niemals der Fall sein wird. Lediglich zur späteren Versorgung (d. h. nach 10–14 Tagen) kann im Hohlhandbereich im Falle isolierter, kleiner Kontaktverbrennungen ein Vollhauttransplantat benutzt werden. Meist sind jedoch bei Kontaktverbrennungen derart tiefe Gewebsschädigungen vorhanden, daß oftmals eine gestielte oder gar freie Lappenplastik erforderlich wird. Unserer Ansicht nach sollte aber auch hier zunächst mit etwas dickerer Spalthaut eine Wundversorgung erfolgen.

Spalthaut nehmen wir in erster Linie von der behaarten Kopfhaut. Diese Entnahmestelle erweist sich als ideale und ergiebige Entnahmefläche, es ist jedoch ein massives Unterspritzen mit Kochsalz-Glukosegemisch vor der Entnahme mit dem Elektro- oder Preßluftdermatom notwendig.

Es ist wichtig, hier die Haut dünn zu nehmen, um sicher zu gehen, daß der Haarwuchs nicht geschädigt wird.

Den ersten Verbandswechsel nach einer Transplantation führen wir an der Hand wie auch am übrigen Körper nach 3–4 Tagen durch. In der Regel belassen wir die unterste Salbengaze auf der Spalthaut um die beginnende Epithelisation der Lücken nicht zu stören. Nach weiteren 2 Tagen wird auch diese Schicht entfernt, meistens im Rahmen eines Handbades. Ab dann wird die Wunde soweit schon epithelisiert sein, daß sie offen gelassen werden kann. Die Bewegungsübungen können jetzt aktiv durchgeführt werden. Die bereits genannte Möglichkeit von Lappenplastiken zur primären Defektdeckung möchten wir ebenfalls kurz erwähnen.

Auch heute noch halten wir zum Beispiel bei größeren Kindern die Anwendung eines gestielten Leistenlappens für angebracht. Eine häufigere Indikation stellt sich hierzu nach Bügelmaschinenverletzungen. Freie Lappenplastiken kommen fast ausschließlich später bei der Rekonstruktion von Narben zur Anwendung. Die Granulationsmethode an der Hand sollte nur dann durchgeführt werden, wenn in gewissen Ausnahmesituationen eine operative Behandlung nicht stattfinden kann und zunächst versucht werden soll, soviel Gewebe wie nur möglich zu retten. Die Funktion der Hand wird dann auf jeden Fall beeinträchtigt sein.

Zur Verbandstechnik

Nach der Spalthautbedeckung der Hand wird in der Regel diese zu einer Faust verbunden. Bei dem ersten Verbandswechsel wird diese Verbandsanordnung noch einmal wiederholt. Ab dann sind, wenn überhaupt noch nötig, leichte Verbände, die eine Beweglichkeit der Finger erlauben, erforderlich.

Schienung

Liegen zum Beispiel beugeseitig oder nur streckseitig über das Handgelenk verlaufende Verbrennungsareale vor, so benutzen wir, wie auch im Ellenbogenbereich, Nachtlagerungsschienen aus Polyform-Kunststoff.

Diese werden mittels Klettverschlüssen, zur Not auch mit darüber gewickelten, elastischen Verbänden, gehalten.

Die Schienung wird aber meist erst dann erforderlich, wenn alle Wunden verheilt sind, denn erst dann beginnt eine wirkliche Narbenausbildung. Dieser Zeitpunkt kann bei großflächigen Verbrennungen oft erst nach 3–4 Wochen erreicht werden.

Anhand von Fallbeispielen stellten wir die konservative Therapie an den Händen nach Verbrennung, mit Debridement und Silbersulfadiazin-Behandlung vor; weiterhin Flammenverbrennungen, die am Handrücken zu drittgradigen Schädigungen geführt hatten und am 3. Tag nach dem Unfall bereits nekrektomiert und mit gemeshter, dünner Spalthaut versorgt worden waren. Die völlig freie Funktion am 12. postoperativen Tag wurde dokumentiert. Weiterhin wurde dargestellt, wie eine Flammenverbrennung an einem 3jährigen rechtsseitig zu einer völligen Zerstörung aller Langfinger und des Daumenendgliedes geführt hatte. Hier war eine Amputation der Finger erforderlich, die übrige Hand konnte tangential nekrektomiert werden, der Arm mußte aufgrund der drittgradigen Verbrennungen an $^{3}/_{4}$ der Zirkumferenz epifaszial nekrektomiert werden. Auch hier Spalthautdeckung, zum Teil vom Kopf. Die linke Hand wurde vorwiegend beugeseitig betroffen, auch hier wurde im Handbereich tangential nekrektomiert, mit Spalthaut gedeckt und der übrige Arm, wie rechtsseitig, epifaszial nekrektomiert und mit Spalthaut bedeckt.

Am Fall eines $4^{1}/_{2}$jährigen Knaben mit einer 10 Tage alten Bügelmaschinenverletzung auf der Streckseite der Langfinger und des Handrükkens wurde die oberflächliche Nekrosenabtragung mit sofortiger Spalthautdeckung, in diesem Fall ungemesht, notwendig.

Eine andere Bügelmaschinenverletzung führte bei einem 4jährigen Kind zu derart tiefen Schädigungen, daß eine gestielte Leistenlappendeckung der freiliegenden Knochen und Sehnenanteile am Zeige- und Mittelfinger erforderlich wurde. Die Funktion war bis auf die Beugung der Endgelenke wieder völlig frei.

Die ersten Korrekturmaßnahmen an der streckseitig drittgradig verbrannten Hand einer 10jährigen waren im Knöchelbereich sowie den Zwischenfingerfalten erforderlich. Bei den Zwischenfingerfalten wurden Dreiecksläppchen, wie bei der Trennung von partiellen Syndaktylien benutzt, an den Defekten im Fingerbasisbereich wurde Vollhaut eingesetzt. Abschließend wurde am Verlust von 10 Fingern beider Hände die Möglichkeit gezeigt, doch noch eine Greiffunktion wiederherzustellen, nämlich durch Phalangisation der Mittelhand. Es wurde eine Transposition des II. Mittelhandknochens samt Grundgliedstummel auf den I. Mittelhandknochen durchgeführt und eine Zwischenfingerfalte ausgebildet. Die Funktionsaufnahmen bis zu 7 Jahren nach der Operation zeigten eine anhaltend gute Greiffunktion dieser Phalangisation.

Anschrift des Verfassers:
Dr. H. H. GRÜBMEYER
Praxis für Plastische Chirurgie
Rothenbaumchaussee 5
D-2000 Hamburg 13

W. Haße (Hrsg.), Verbrennungen im Kindesalter. Gustav Fischer Verlag · Stuttgart · New York · 1990

Eigene Erfahrungen mit thermischen Handschäden und Nachuntersuchungsergebnisse

J. BENNEK, K. ROTHE, W. TISCHER, Leipzig

Einleitung

Thermische Handschäden bei Kindern stellen therapeutisch eine besondere Problematik dar. Die Primärbehandlung hat wesentlichen Einfluß auf das spätere funktionelle sowie kosmetische Ergebnis und den Umfang sekundär durchzuführender Korrekturoperationen. Vorteile bringt dabei die Regenerationsfähigkeit und Elastizität der Haut sowie eine leichtere Adaptation des Kindes an veränderte anatomische Strukturen. Nachteile ergeben sich durch Schwierigkeiten in der Beurteilung des Ausmaßes der Hautschädigung, die mangelhafte Kooperation im Kleinkindesalter und wachstumsbedingte Spätfolgen. Anhand des eigenen Krankengutes einschließlich der Nachuntersuchungsergebnisse soll über Erfahrungen bei Kindern mit thermischen Handschäden berichtet werden (11).

Eigenes Patientengut

Im Zeitraum von 1960 bis 1985 wurden an der Klinik für Kinderchirurgie der Karl-Marx-Universität Leipzig 868 Kinder mit thermischen Hautverletzungen von mehr als 10% der Körperoberfläche oder spezieller Regionen stationär behandelt. Der Anteil der Handschäden betrug 12% (105 Kinder). 37 traten isoliert, 68 in Kombination mit anderen Lokalisationen auf. Am häufigsten ereigneten sich thermische Handschäden im 1. und 2. Lebensjahr. Knaben waren im Verhältnis 1,3 : 1 stärker betroffen als

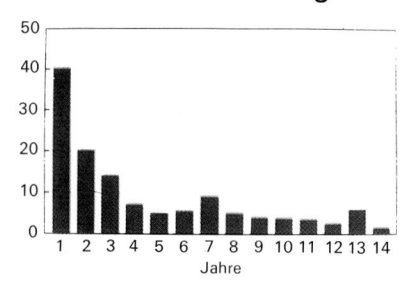

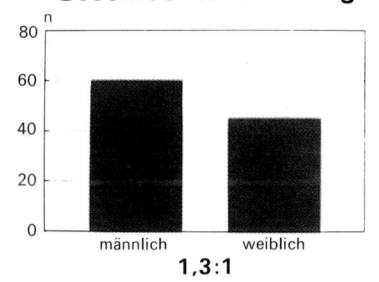

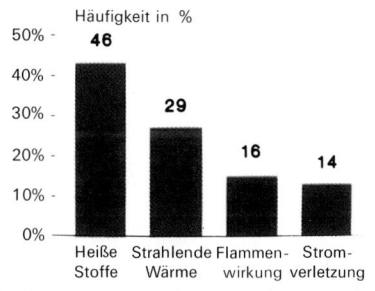

Abb. 1: Epidemiologie und Ursachen der thermischen Handschäden

Mädchen. Als Unfallursachen kamen vorrangig heiße Stoffe, gefolgt von strahlender Wärme, direkter Flammenwirkung sowie Stromverletzungen in Betracht (Abb. 1). Bei 82 Kindern bestand eine zweitgradig verletzte Hand, wobei eine Differenzierung in partiell dermale Schädigung (67) und vollständig dermale (15) versucht wurde. 23 Kinder hatten eine drittgradige oder subdermale Schädigung. Bevorzugt betroffen war im Lokalisationsmuster die volare Handfläche rechts mit den Fingern 1 bis 3 (Abb. 2).

66 Kinder wurden konservativ behandelt und 17 einer chirurgischen Lokaltherapie unterzogen. Im Vordergrund der operativen Maßnahmen stand die Nekrektomie. In 12 Fällen kam die verzögerte Frühexzision am 3. und 7. Tag, dreimal mit einer Vollhauttransplantation und bei 3 Kindern die Spätexzision zweimal mit Spalthaut- und einmal mit Vollhauttransplantation zum Einsatz. Der 3. bzw. 5. Finger mußte in 2 Fällen amputiert werden (Tab. 1). Bei 22 Kindern erfolgte die Primärbehandlung in auswärtigen Einrichtungen. Spätfolgen, die eine chirurgische Therapie in Form der Sekundärbehandlung erforderten, traten bei 26 Kindern auf. Insgesamt wurden 37 plastische Korrekturen vorgenommen. Im einzelnen handelt es sich um 24 Exzisionen der Narbenkontraktur vorwiegend an der volaren Handfläche mit nachfolgender Transplantation in der Regel als Vollhautlappen, 5 Z-Plastiken, 3 dorsale Verschiebelappenplastiken, 2 gestielte Fernplastiken, eine Kommissurplastik, eine Amputation des 2. und 3. Fingers rechts sowie eine Arthrodese (Tab. 2).

Tab. 1: Primärbehandlung thermischer Handschäden bei 83 Kindern

Konservativ (66)	Chirurgische Lokaltherapie (17)	
Mechanische Reinigung	Verzögerte Frühexzision	12
	Vollhauttransplantation	3
Desinfektion	Spätexzision	3
Alternierende Salben	Spalthauttransplantation	2
	Vollhauttransplantation	1
Lagerung in Funktionsstellung	Amputation	2

Tab. 2: Sekundärbehandlung thermischer Handschäden bei 26 Kindern durch 37 operativ-plastische Korrekturen

Exzision der Narbenkontraktur mit nachfolgender Hauttransplantation	24
Volar 21 Dorsal 3	
Vollhaut 18 Spalthaut 3 Vollhaut 2 Spalthaut 1	
Z-Plastik	5
Dorsale Verschiebelappenplastik	3
Gestielte Fernplastik	2
Kommissurplastik	1
Amputation	1
Arthrodese	1

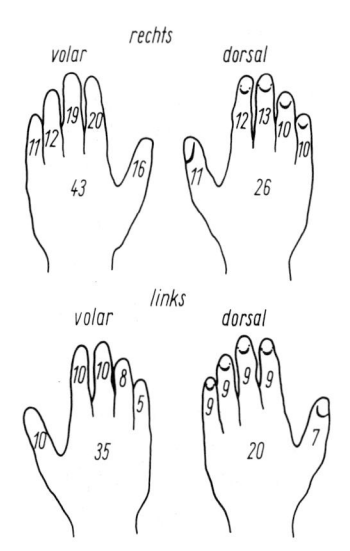

Abb. 2: Lokalisationsmuster in % bezogen auf 105 Kinder mit thermischen Handschäden

Nachuntersuchungsergebnisse

10 von 17 Kindern mit einer chirurgischen Lokaltherapie und 18 von 26 mit einer Sekundärbehandlung kamen zur Nachuntersuchung. Die thermischen Handschäden lagen 3 bis 28

Jahre zurück. Folgende Nachuntersuchungskriterien wurden berücksichtigt: funktionelles Ergebnis, Pathologie der Narben und Transplantate, Röntgenaufnahme, Sensibilitätstest, Flüssigkristallthermographie, Elektromyographie sowie Fotodokumentation.

Im Mittelpunkt stand das *funktionelle Ergebnis*. Der Grobgriff war nur nach Amputationen eingeschränkt und der Feingriff vermindert bei Narbenkontrakturen am 1. und 2. Finger sowie bei ankylosierten Endgelenken. Ein kompletter Faustschluß ließ sich nur bei regelrechtem Bewegungsausmaß der Endgelenke erreichen. Bei allen nachuntersuchten Kindern war die grobe Kraft, geprüft mit der Ballonmanometrie, reduziert. Verbliebene Beugekontrakturen im Endgelenk des 2. bis 5. Fingers beeinträchtigten die Gebrauchsfähigkeit der Hand nicht wesentlich. In allen Fällen konnte durch plastische Korrekturen das Bewegungsausmaß im Bereich der Grundgelenke wiederhergestellt werden. Beugekontrakturen im Mittelgelenk bis 20° waren ohne entscheidende Auswirkungen. Verbliebene Narbenkontrakturen am 1. Finger beeinflußten dagegen bei 4 Kindern die Funktion der Hand mit zunehmendem Alter erheblich (Abb. 3). An thermisch geschädigten Fingern wurden Verziehungen der Nagelmatrix und Deformierungen der Fingernägel beobachtet. 2 verbliebene Narbenkontrakturen der dorsalen Handfläche führten zur Beugehemmung der Finger mit Deviation nach radial oder ulnar (Abb. 4).

Die *Pathologie der Narben* und *Transplantate* bestätigte uns den Vorteil der Vollhauttransplantate hinsichtlich Elastizität und Beanspruchung auf Zug oder Druck. Von insgesamt 24 Vollhauttransplantationen heilten 18 an. 15 konnten nachuntersucht werden und zeigten ein sehr gutes funktionelles Resultat. Auch die durchgeführten dorsalen Verschiebelappenplastiken brachten gute Spätergebnisse. Z-Plastiken führten bei 3 Kindern zum Kontrakturrezidiv. In 2 Fällen mit gestielter Fernplastik war die Vaskularisation über den Lappenstiel nicht gewährleistet. Nachteilig wirkte sich bei 5 Kindern der Narbenverlauf in der Achse des Fingers an funktionell ungünstiger Stelle aus. Die *Röntgenaufnahme* ließ bei fortbestehenden Narbenkontrakturen eine Beeinflussung des Handskeletts erkennen. Wachstumsstörungen, Ankylosen, Usuren und Verschmälerungen der Gelenkspalte waren nachweisbar. Zirkuläre narbige Umschneidungen der Finger führten bei 2 Kindern im *Sensibilitätstest* zu Störungen der taktilen Gnosis, d.h. Verlust des Fingerspitzengefühls nachgewiesen mit der Ninhydrinprobe nach MOBERG (7).

Interessante Aspekte brachte die *Flüssigkristallthermographie* (4). An der thermisch geschädigten Hand traten Temperaturunterschiede im Vergleich zur gesunden Hand auf. Zirkuläre Narbenstränge und flächenhafte Narben stellen sich als hypotherme Zonen dar. Vollhauttransplantate zeigen in der Regel ein normothermes Temperaturmuster.

Bei 2 Kindern mit thermischen Handschäden 3. Grades waren im *Elektromyogramm* in Ab-

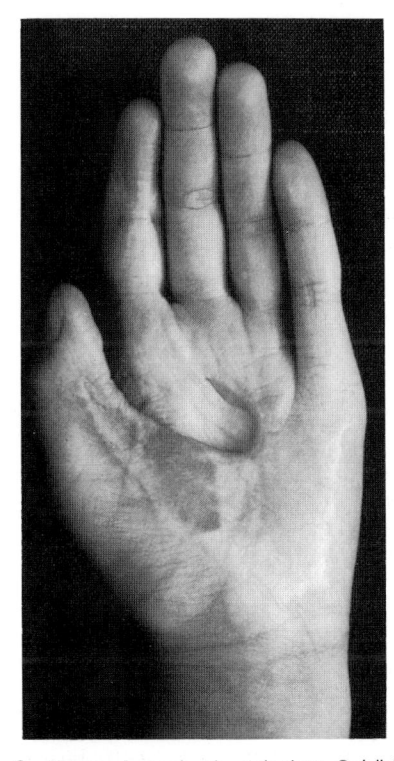

Abb. 3: Zustand nach thermischer Schädigung 3. Grades der linken Hohlhand im Säuglingsalter. Kontrakturrezidiv am 1. Finger 5 Jahre nach Narbenexzision mit Vollhauttransplantation

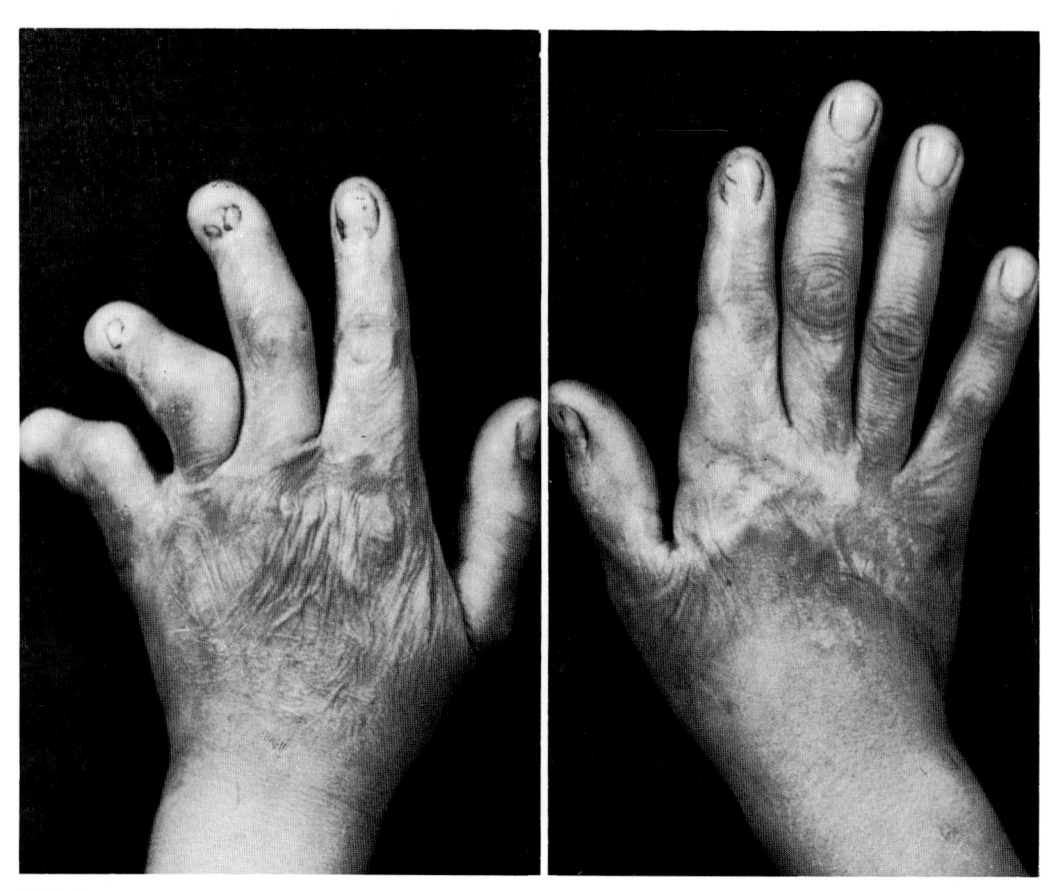

Abb. 4: Zustand nach thermischer Schädigung 3. Grades an beiden Handrücken im Säuglingsalter und mehrfachen plastischen Korrekturen durch Verschiebelappen- sowie gestielte Fernplastiken. Überstreckung des 2. bis 5. Fingers rechts und Deviation des 3. bis 5. Fingers links nach ulnar im 16. Lebensjahr

hängigkeit von der Lokalisation Denervierungspotentiale an zugehörigen Muskelgruppen nachweisbar, die im Sinne einer degenerativen Muskelatrophie gedeutet und durch histologische Untersuchungen bestätigt wurden.

Schlußfolgerungen

Thermische Handschäden 1. und 2. Grades bereiten diagnostisch und therapeutisch keine Probleme, die Primärbehandlung wird immer konservativ sein (1, 6, 9, 10, 13, 16). Unterschiedliche Meinungen bestehen, wenn der Schädigungsgrad zwischen tief zweit- von drittgradig primär nicht eingeschätzt werden kann.

Auf der einen Seite wird die frühzeitige tangentiale Nekrektomie und auf der anderen Seite ein konservatives Vorgehen mit einer Sekundärkorrektur unter aseptischen Voraussetzungen empfohlen (6, 14, 17). Uns hat sich das Prinzip der verzögerten Frühexzision am 3. bis 7. Tag bewährt. Eindeutig drittgradige thermische Verletzungen erfordern die primäre Exzision der Nekrosen. Zur Hautdeckung bevorzugen wir aufgrund unserer Erfahrungen und Nachuntersuchungsergebnisse die Vollhauttransplantation. Lassen sich Narbenkontrakturen erkennen, so ist baldigst die Sekundärbehandlung einzuleiten, um eine Beeinflussung des wachsenden Handskeletts zu vermeiden (2, 5). Das betrifft vor allem Narbenkontrakturen am 1. Finger und an der dorsalen Handfläche. Insgesamt sind die Auswirkungen thermischer Handschäden um so verhängsnisvoller für die Funktion, je jünger das Kind zum Unfallzeitpunkt ist. Zur Wiederherstellung von Form und Funktion macht sich bei eingetretenen Kontrakturen die vollständige Exzision der Narben notwendig. Der Hautdefekt wird durch freie Vollhauttransplantation, Verschiebelappenplastiken und Z-Plastiken überbrückt (8, 12, 14). Gestielte Fern- oder Muffplastiken kommen nur in Ausnahmefällen zur Anwendung (3, 15). Am Handrücken bieten sich Verschiebelappenplastiken an. Z-Plastiken führen häufig zur erneuten Narbenkontraktur. Redressierende Maßnahmen sowie frühzeitige Physiotherapie können die Ergebnisse der Primär- und Sekundärbehandlung entscheidend verbessern helfen. Prophylaktisch angewendet beugen sie Kontrakturen vor und sind nach operativ-plastischen Korrekturen geeignet, das funktionelle Ergebnis zu sichern.

Literatur

1. BRANDT, K. A., OSTENDORP, U.: Konservative und operative Versorgung frischer Verbrennungen der Hände. – Chir. prax. 20: 273–280 (1975/76)
2. BUCK-GRAMCKO, D.: Wiederherstellungschirurgie nach Handverbrennungen. In: Verbrennungskrankheit. F. K. Schattauer, Stuttgart–New York 1969
3. BUTENANDT, I., COERDT, I.: Verbrennungen im Kindesalter. F. Enke, Stuttgart 1979.
4. DIETRICH, J., WIEGEL, D., HEROLD, W.: Flüssigkristallthermographie des Handbereiches in der neurologisch-neurochirurgischen Diagnostik. – medicamentum 22: 119–220 (1981)
5. FREILINGER, G.: Allgemeine Aspekte der Handchirurgie im Kindesalter. – Z. Kinderchir. Suppl. 30: 7–13 (1980)
6. KLÖTI, J., SAUR, I., POCHON, J. P.: Isolierte Verbrühungen und Verbrennungen an Händen im Kleinkindesalter. – Z. Kinderchir. 39: 320–323 (1984)
7. MOBERG, E.: Objective methods for determining the functional value of sensibility in the hand. In: Pathophysiologische Grundlagen der Chirurgie. J. A. Barth, Leipzig, S. 769–771, 1977
8. MUTZ, H., KNÜPPER, P.: Hauttransplantationen bei thermischen Verletzungen im Kindesalter. – Z. ärztl. Fortb. 66: 922–924 (1972)
9. REUTER, G., KRAUSE, I.: Erstversorgung thermischer Verletzungen der Kinderhand. – Pädiat. prax. 15: 79–88 (1975)
10. REUTER, G., LASKUS, S.: Zur Lokalbehandlung thermischer Verletzungen bei Kindern. – Zent.bl. Chir. 111: 825–836 (1986)
11. ROTHE, K., BENNEK, J.: Thermische Handschäden des Kindes. – Zent.bl. Chir. 108: 206–213 (1983)
12. SCHINK, W.: Sofort- und Spätbehandlung thermischer Schäden der Hände. – Münch. med. Wschr. 105: 1452–1458 (1963)
13. SCHMIDT, A., GAY, B.: Zur Behandlung frischer Verbrennungen an den Händen. – Zent.bl. Chir. 97: 609–613 (1972)
14. SCHRADER, M., LÖSCH, G. M.: Plastisch-chirurgische Wiederherstellung von Spätfolgen nach Verbrennungen der Hände. – Langenbecks Arch. Chir. 363: 103–110 (1984)
15. ZELLNER, P.-R.: Die elektrische Verletzung der kindlichen Hand. – Z. Kinderchir. Suppl. 11: 786–790 (1972)
16. ZELLNER, P.-R., FELDKAMP, G.: Die Brandverletzung der kindlchen Hand. – Handchirurgie 10: 197–205 (1978)
17. ZELLNER, P.-R., BUGYI, S.: Die verbrannte Hand. – Handchirurgie 16: 170–182 (1984)

Anschrift des Verfassers:
MR Prof. Dr. sc. med. J. BENNEK
Klinik für Kinderchirurgie
der Karl-Marx-Universität,
Oststraße 21–25
DDR-7050 Leipzig

W. Haße (Hrsg.), Verbrennungen im Kindesalter. Gustav Fischer Verlag · Stuttgart · New York · 1990

Die Versorgung von thermischen Verletzungen der Hände im Kindesalter

J. Waldschmidt, Ch. Mick, G. Hauck, Berlin

Einleitung

Obwohl die Hand nur 2,5% der Körperoberfläche ausmacht, bedürfen thermische Verletzungen der Hände stets einer besonderen Zuwendung.

Erstversorgung

Sie erfolgt am Unfallort in einer sorgfältigen Kühlung der betroffenen Hand und anschließenden Bedeckung mit einem lockeren Schutzverband. Diesem schließt sich eine gründliche Wundsäuberung und Desinfektion mit PVP-Jod-Lösung in der Klinik an. Dabei sollte versucht werden, schon im Rahmen dieser Erstversorgung den Grad der Verbrennung eindeutig festzulegen. Das ist jedoch nicht immer möglich. Insbesondere ist die Unterscheidung von oberflächlich- und tief-zweitgradigen Verbrennungen sowie von tief-zweitgradigen und drittgradigen Schädigungen nicht eindeutig zu treffen. Wir halten die primäre Nekrektomie am Unfalltag bei der kindlichen Hand daher nur bei unzweideutig dritt- bzw. viertgradigen Schädigungen für zulässig.

Kompartment-Syndrom

Zu beachten sind neben den primären thermischen Schäden an Haut, Sehnen, Muskeln, Gelenken und Knochen die Sekundärschäden durch das Kompartment-Syndrom, verursacht durch Nekrose- und Schorfplatten, Gefäßthrombosen, Ödem und Infektion. Dieses Kompartment-Syndrom ist nicht nur bei den zirkulären Verbrennungen der Hände zu befürchten, sondern darüber hinaus auch bei allen zirkulären Verbrennungen am Unter- und Oberarm sowie im Bereich der Schulter.
Bei allen tiefen zirkulären Verbrennungen ist die Faszienspaltung wegen des drohenden Kompartment-Syndroms vorzunehmen.
Bei dieser Escharotomie ist darauf zu achten, daß nicht nur die Kutis, sondern auch die darunter gelegene Faszie inzidiert wird, damit die Weichteile entlastet werden und die Durchblutung der Hand sichergestellt ist. Sekundäre ischämische Schädigungen sind sonst nicht zu vermeiden. Die empfohlenen Schnittlinien decken sich an der Hohlhand weitgehend mit den

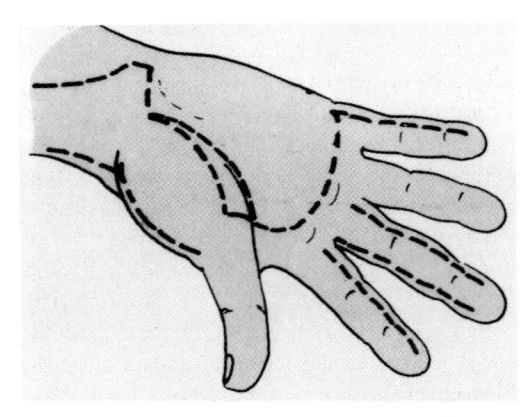

Abb. 1: Schnittführung für die Fasziotomie (Escharotomie) an der Greiffläche der Hand (nach J. P. Pochon [4])

Hautfalten. Am Handrücken und an den Fingern erfolgt die Inzision in Längsrichtung (Abb. 1).

Weiterbehandlung

Die weitere Versorgung der verbrannten kindlichen Hand hängt dann weitgehend davon ab, ob noch andere Verbrennungen vorliegen. Die brandverletzte Hand darf, wie P. R. ZELLNER hervorhebt, nicht als ein isoliertes Problem betrachtet werden. Die Versorgung hängt vielmehr wesentlich von der Gesamtausdehnung der Verbrennung und dem Ausmaß der therapeutischen Bemühungen zur Erhaltung des Lebens ab. Das Leben darf durch die Problematik der brandverletzten Hand nicht zusätzlich gefährdet werden.

Besteht beispielsweise eine ausgedehnte zwei- bis drittgradige Verbrennung und ist die Hand nur mitbetroffen, dann empfiehlt es sich, auch die Hände offen zu behandeln. Die Hand kann zu jeder Zeit gut beobachtet werden, so daß die u. U. primär nicht erforderliche Fasziotomie nachträglich durchgeführt werden kann. Als Lokaltherapeutikum bevorzugen wir wegen der Schmerzlosigkeit bei der Applikation Sulfadiazine-, evtl. auch PVP-Salbe. Auch bei dieser Therapie bildet sich eine dünne Schorfschicht, unter der sich eine Infektion ausbreiten kann. Sie beginnt an den Bruchstellen der Schorfdecke über den Gelenken. Eine sorgfältige Beachtung ist nötig, damit bei Infektion der Schorf sofort abgelöst werden kann.

Wunden des Schweregrades I und II A sind bis zum 10. bis 12. Tag in der Regel abgeheilt. Bei den sicher drittgradigen Schädigungen führen wir bei nichtbeeinträchtigtem Allgemeinzustand die Nekrektomie am Unfalltag, bei den ausgedehnt verbrannten Kindern zwischen dem 3. und 5. Tag durch. Bei den tief zweitgradigen Schädigungen warten wir wegen der Schwierigkeit der Beurteilung unter Umständen mit der Nekrektomie aber bis zum 10. Tag.

Den Wundverschluß versuchen wir stets mit Eigenhaut zu erreichen. An den Greifflächen der Finger und der Hohlhand verwenden wir –

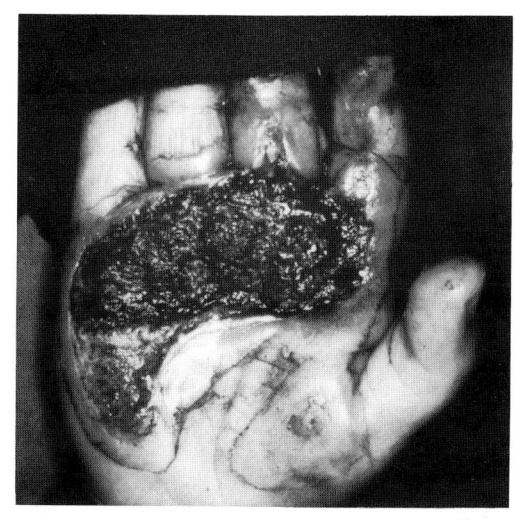

Abb. 2: 1½ Jahre alter Knabe, drittgradige thermische Schädigung an der Hohlhand durch Auflegen auf eine Kochplatte

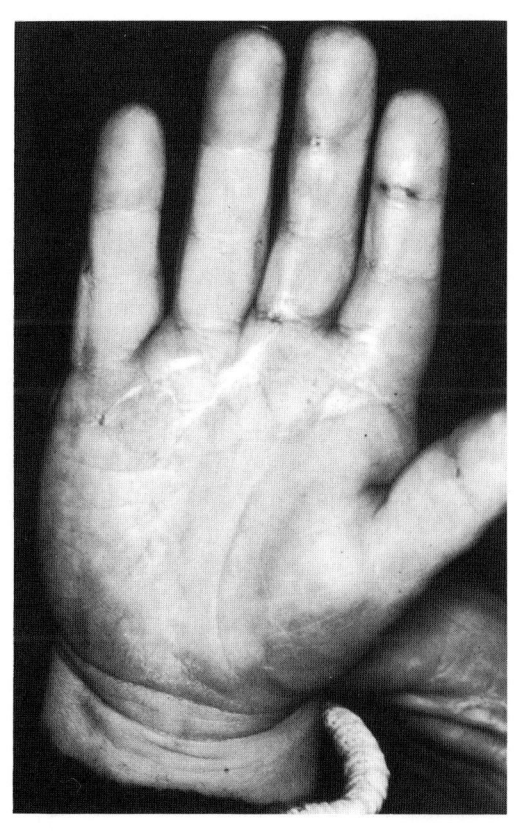

Abb. 3: Zustand nach Einheilung des Transplantats

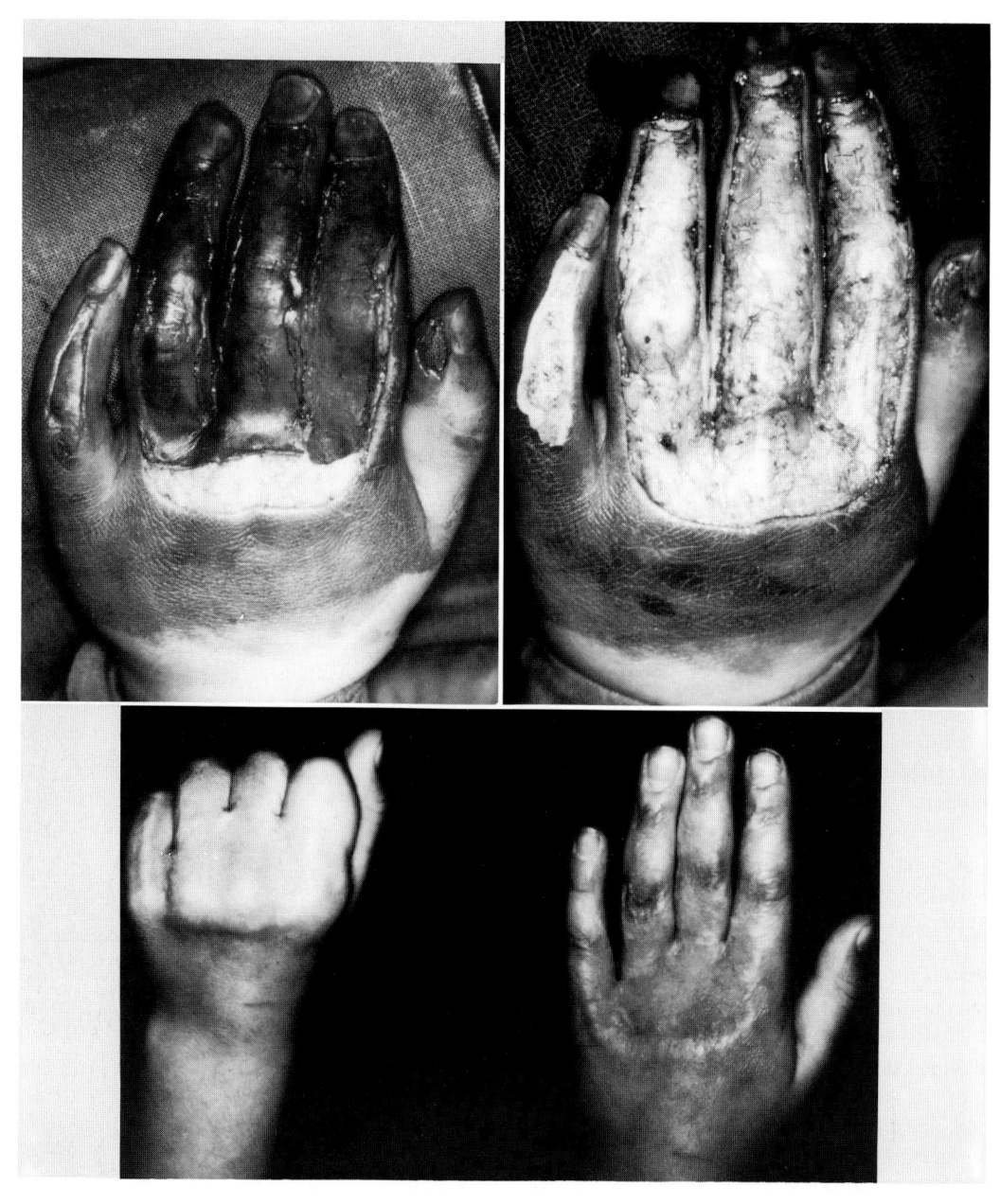

Abb. 4: 5-jähriges Mädchen mit Bügelbrettverletzung der linken Hand. Drittgradige Schädigung durch die kombinierte Druck- und thermische Schädigung. Primärversorgung mit Exzision der geschädigten Haut und Deckung der Wundflächen mit einem dicken Spalthauttransplantat (**oben recht** und **links**). Das Bild **unten** zeigt den Zustand 6 Monate später. Greiffunktion und Streckung sind nicht beeinträchtigt

wenn immer es möglich ist – ungestielte entfettete Vollhaut-Transplantate, an der Dorsalfläche der Finger und am Handrücken dagegen Spalthaut-Transplantate (Abb. 2 und Abb. 3).

Bügelbrettverletzungen

Einen Sonderfall stellen die Bügelbrettverletzungen dar. Bei diesen besteht neben der thermischen Einwirkung zusätzlich eine starke Druckschädigung der Haut. Die Verletzung ist in der Regel drittgradig.
Wir führen daher bei diesen Kindern die Frühnekrektomie und anschließende Deckung der Wunden an der Volarfläche mit Vollhaut – und an der Streckfläche der Hand mit Spalthaut-Transplantaten durch (Abb. 4).

Spätkorrektur

Nicht selten werden Kinder mit einer brandverletzten Hand zunächst allein von den Eltern bzw. durch den Hausarzt behandelt. Die Vorstellung erfolgt dann erst bei drohenden oder schon eingetretenen Komplikationen. Spätfolgen sind narbige Syndaktylien, Flexions- und Extensionskontrakturen sowie das Fehlwachstum bei thermischer Schädigung der Wachstumsfuge.
Die Behandlung dieser Kontrakturen hat dann konsequent zu erfolgen. Eine physikalische Therapie mit Quengel-Verbänden usw. führt in der Regel nicht weiter. Sie ist lediglich von adjuvanter Bedeutung. Die Narbenplatten müssen vielmehr radikal exzidiert werden, wobei auch die tiefen Narbenstränge vollständig reseziert werden müssen bevor der Wundverschluß mit Eigenhaut erfolgt. Anzuschließen ist eine krankengymnastische Behandlung und Kompressionstherapie mit JOBST-Bandagen bzw. dem JOBST-Handschuh.

Zusammenfassung

Die chirurgische Versorgung der brandverletzten Hand ist auch im Kindesalter individuell vorzunehmen. Ziel der Therapie ist die Erhaltung bzw. Wiederherstellung der Funktionsfähigkeit. Dabei darf die brandverletzte Hand jedoch nicht als isoliertes Problem betrachtet werden. Im Interesse des bedrohten Lebens eines Kindes mit ausgedehnten thermischen Verletzungen müssen gegebenenfalls Kompromißlösungen gefunden werden. Grundsätzlich anzustreben ist jedoch die Frühnekrektomie und anschließende Deckung der Wundflächen mit Eigenhaut, wobei an der Hohlhand Vollhauttransplantate, an den Streckflächen der Hand jedoch dicke Spalthauttransplantate zu bevorzugen sind. Grundsätzlich ist die chirurgische Therapie mit einer krankengymnastischen Nachbehandlung und Kompressionstherapie mit dem JOBST-Handschuh zu kombinieren.

Literatur

1. BONDOC, C.C., QUINBY, W.C., BURKE, J.F.: Primary Surgical Management of the Deeply Burned Hand in Children. – J. Pediatric Surg. 11: 355–362 (1976)
2. KUFFER, F.: Lokale Behandlung bei zirkulären Verbrennungen der Extremitäten. – Pädiat. prax. 9: 297–298 (1970)
3. PAAVOLAINEN, P., SUNDELL, B.: Die Wirkung von Dextranomer bei Handverbrennungen. – Ann. Chir. et Gynaecol. 65: 313–317 (1976)
4. POCHON, J.P.: Verbrennungen und Verbrühungen. In: SAUER, H. (Hrsg.), Das verletzte Kind. Thieme Stuttgart–New York, S. 146–149, 1984
5. SCHMIDT, A., GAY, B.: Zur Behandlung frischer Verbrennungen an den Händen. – Zbl. Chir. 97: 609–613 (1972)
6. ZELLNER, P.R., BUGYI, S.: Die verbrannte Hand. – Handchirurgie Heft 3: 170–182 (1984)

Anschrift der Verfasser:
Prof. Dr. med J. WALDSCHMIDT
Dr. med. CH. MICK
Dr. med. G. HAUCK
Abt. f. Kinderchirurgie
Universitätsklinikum Steglitz der F.U. Berlin
D-1000 Berlin 45

Nachbehandlung

Die Nachbehandlung der kindlichen Verbrennung durch Kompression

B. Höcht, F. Bäumer, H. Henrich, Würzburg

Neben der intensivmedizinischen Betreuung und der operativen Behandlung stellt die Nachbehandlung der kindlichen Verbrennung eine wesentliche Maßnahme dar. Keloide und Kontrakturen können die enttäuschenden Spätergebnisse nach zunächst gutem Operationsergebnis sein. So ist das Bemühen verständlich, die fatalen Auswirkungen der flächenhaften Narbenbildung durch prophylaktische Maßnahmen zu verringern.

Die chirurgischen Versuche sind alt und vielseitig angewandt. Die ersten Erfolge der Kompression sind schon 1860 durch Lawrence bekannt geworden, der nach mehrmonatiger Druckbehandlung eine Verdünnung der Haut bemerkte. Seit 1906 wurde die Röntgenstrahlentherapie eingesetzt und schließlich konnte Baxter 1950 durch lokale Applikation von Corticosteroiden über einen längeren Zeitraum hinweg eine Verkleinerung der Narbenfläche sowie eine Verdünnung der Haut mit kompletter Wachstumsbehinderung des Granulationsgewebes nachweisen. In den letzten Jahren hat die lokale Corticosteroidapplikation durch Fluorandrenolon in Form der Sermaka-Folie bei der Frühbehandlung der Narbe wieder vermehrt Anhänger gefunden.

Im Vordergrund der nichtchirurgischen Behandlung stand jedoch die Therapie mit Kompression und Schienen. Cronin hatte 1961 zum ersten Mal erneut über das Fehlen von hypertrophen Narben im Halsbereich durch maßgeschneiderte Schienen berichtet, die der Halskontur exakt angepaßt waren und so einen konstanten Druck auf die Haut auswirkten. Ein Jahr später wurde über ähnlich gute Ergebnisse in der Problemzone des Halses durch Gottlieb berichtet. So reichen nach diesen Untersuchungen Drucke von 20–35 mmHg aus, um die Narbe zu beeinflussen, d. h. Werte, die knapp über dem durchschnittlichen Kapillardruck von 20 mmHg liegen.

Fujimori hat dann 1968 erstmals die alleinige Kompressionsbehandlung ohne Schiene mittels konstantem physikalischem Druck vorgestellt. Die Ergebnisse waren sehr gut, die Methode einfach, die Bewegung der Gliedmaßen war nicht eingeschränkt, wie dies noch bei der Schienenbehandlung der Fall war. In den 70er Jahren schufen dann Larson u. Mitarb. die Grundlagen für die Kompressionsbehandlung durch biochemische und histologische Untersuchungen. Sie konnten zeigen, daß bei hypertrophen Narben der Gehalt von Glycoproteinen und Mucopolysacchariden erhöht ist gegenüber der reizlosen normalen Narbe und noch mehr gegenüber der gesunden Haut. Die Enzymaktivität des Kollagenhydroxyprolins ist beim Keloid 14×, bei der hypertrophen Narbe 4× so hoch wie bei der normalen Narbe. Die Kollagenbiosynthese einer normalen Narbe ist beim Trauma konstant, beim Keloid und der hypertrophen Narbe 2–3 Jahre nach der Wundheilung noch doppelt so hoch und erreicht erst dann den Wert der normal heilenden Wunde. Demzufolge ist die Zeitdauer für die Kompressionsbehandlung primär mit mindestens 1 Jahr angesetzt worden.

Die histologischen Untersuchungen zeigten während der Wundheilung zunächst eine unregelmäßige oder wellige Anordnung der Kollagenfasern in schmalen Bündeln. Später nimmt dann der Durchmesser der Faserbündel zu, die Anordung der Fasern wird unregelmäßig wie in einem Wirbel. Demzufolge müssen die kollagenen Fasern eine entscheidende Rolle zu Beginn der Kontrakturentstehung spielen. Durch Zug oder Kompression auf die jungen Narben können die Fibroblasten gestreckt und die kollagenen Fasern parallel angelegt werden.

Ein weiterer Aspekt ist die Durchblutung der frischen Narbe. Milder Zug oder Druck auf die Narbe bewirkt eine Drosselung der sehr starken Vaskularisierung und somit ein Abblassen der Narbe. Insgesamt wird durch die Druckbehandlung ein Gleichgewicht zwischen Kollagenaufbau und Kollagenabbau und den frisch einsprossenden Kapillaren hergestellt. Wir haben in den letzten 15 Jahren 320 Kinder nach einem Verbrennungstrauma mit Kompression behandelt. In fast allen Fällen wurde die Kompression nach der operativen Behandlung die, wenn möglich, mit Spalthaut oder auch mit Meshgraft erfolgt war, durchgeführt. In einigen wenigen Fällen erfolgte die alleinige Kompression, wenn die operative Frühbehandlung bei tiefen Verbrennungen versäumt worden war und uns die Kinder erst im Stadium der Vernarbung vorgestellt worden waren. Wir konnten dabei sehen, daß die Kompression mindestens 15 Monate durchgeführt werden muß, da erst nach dieser Zeit die Narbenreifung beendet ist.

Das Behandlungsergebnis ist vom Alter des Kindes, der Tiefe und der Lokalisation der Hautschädigung sowie der Methode der Defektdeckung beeinflußt.

Bezüglich der Altersabhängigkeit fanden wird die besten Ergebnisse bei Säuglingen und Kleinkindern. Wir sahen keine Keloide und keine Störungen der Gelenkfunktion in diesem Alter. Selbstverständlich waren die Ergebnisse umso besser, je oberflächlicher die Verbrennung war und je kleiner der Anteil der Wundfläche war, die man einer spontanen Epithelisierung überlassen hatte. Die Spätergebnisse nach Langzeitkompression waren funktionell und kosmetisch nach Spalthauttransplantaten besser als nach Meshgraft. Am schlechtesten schnitt die alleinige konservative Behandlung mit Spätepithelisierung oder Vernarbung ab.

Eine besondere Keloidneigung und eine Tendenz zur Vernarbung fanden wir bei Jugendlichen und Heranwachsenden sowie an den Stellen, wo anatomiebedingt eine Kompression schlecht wirken kann, wie in der Achselhöhle, der Leistenbeuge, der Clavicularregion. Eine weitere Problemzone stellt die Hand dar, wo sich trotz Kompressionshandschuh und Interdigitalzügel nicht immer eine Schwimmhautbildung vermeiden läßt.

Hyptertrophe Narben und Keloide sind fließende Übergänge von der normalen Wundheilung und in der Intensität des Stoffwechsels unterschiedlich. Die Wirkung der Kompression beruht auf zwei Grundsätzen:

1. Die Durchblutung wird gedrosselt, die Enzymaktivität nimmt ab, der Narbenstoffwechsel wird vermindert, die Kapillaren werden rarifiziert, die Narbe blaßt ab und der Juckreiz läßt nach.
2. Es besteht eine direkte Wirkung auf die Fibroblasten und später auf die Kollagenfasern. Das Kollagen wird in parallelen Bahnen angelegt, Wirbelbildungen der Kollagenfasern treten nicht auf.

Literatur beim Verfasser

Anschrift der Verfasser
Prof. Dr. med. B. Höcht
PD. Dr. med. F. Bäumler
Prof. Dr. med. H. A. Henrich
Kinderchirurgie,
Chirurg. Universitätsklinik u. Poliklinik
Josef-Schneider-Straße 2
D-8700 Würzburg

W. Haße (Hrsg.), Verbrennungen im Kindesalter. Gustav Fischer Verlag · Stuttgart · New York · 1990

Der Gebrauch von durchsichtigen Masken und Kleidung zur Kompression

J. Prevot, G. Gayet, N. Boussard, Nancy

Die Rolle der Kompressionsplastik mittels starrem, transparentem Material

Die Indikation zur präventiven, ganz besonders jedoch zur kurativen kontinuierlichen Narbenkompression bei der Behandlung pathologischer Narben nach hochgradigen Verbrennungen wird von zahlreichen Autoren befürwortet. Allgemein werden die positiven Auswirkungen auf die äußeren Aspekte der Narbenbildung (weicher, weniger juckend), sowie auf die Organisation des histologischen Aufbaus (Verminderung der Fibroblasten, der Gefäßneubildungen und bessere Ausrichtung der kollagenen Fasern) anerkannt.

Die Kompressionstechniken

Je nach topographischer Lokalisation der Verbrennung und dem Narbenstadium finden verschiedene Kompressiontechniken Anwendung.
Bei Läsionen der Extremitäten scheint uns die Kompression mittels elastischer Materialien die Methode der Wahl zu sein. Sie findet sehr frühzeitig Anwendung. Der erste Kompressionsverband mittels elastischer Binden wird noch über einem Polsterstrumpf auf den Wundverband aufgelegt. Sobald die Reepidermisation beginnt, wird er durch einen maßgefertigten Kompressionsstrumpf ersetzt.
Wenn die Verbrennung im Gelenkbereich lokalisiert liegt, ist die Anwendung einer Schiene in Extensionstellung indiziert.

Der Kompressionseffekt kann nur dann wirksam werden, wenn die Haut über dem betreffenden Gelenk ihre maximale Oberfläche aufweist.
Die sehr oft beim Kleinkind auftretenden Verbrennungen von Körperpartien mit unregelmäßig geformter Oberfläche (also Gesicht, Hals und Thoraxregion) reagieren nur schlecht auf den elastischen Wundverband.
Die starre Kompression kann die zitierten anatomischen Probleme lösen und vereinigt, wenn sie auch noch mittels transparenter Materialien angewandt wird, folgende Vorteile auf sich:

Starre Kompression

– Kompression auf flachen und unregelmäßig geformten Oberflächen
– lediglich die eigentlichen Läsionen werden komprimiert
– unmittelbarer Nachweis der erfolgreichen Kompression (durch erblassen der Narbe)
– ermöglicht ständig Korrekturen
– ästhetisch befriedigende Ergebnisse

Elastische Kompression

– keine Kompression auf konkaven Oberflächen
– gesunde und verletzte Haut gleichzeitig komprimiert
– Nachweis erfolgreicher Behandlung erst nach bereits erfolgter Kompression möglich
– keine Korrektur möglich, schnelle Abnutzung
– Wundverband nicht ästhetisch

Bei Kindern mit Zustand nach hochgradigen Verbrennungen wenden wir bereits seit 5 Jahren zur Prävention beziehungsweise Korrektur von Narbenkomplikationen die Methode der starren Narbenkompression mittels Kompressionsplastik (Maske) an. Diese Methode findet bei 10% der stationär aufgenommenen Kindern mit Verbrennungen Anwendung; das entspricht 12–15 Fällen pro Jahr.

Vorbereitung der Kompressionsplastik

Die Kompressionsplastik wird immer nach einem bereits überarbeiteten Positivabdruck modelliert. Der Abdruck wird von einem Spezialisten in Zusammenarbeit mit den Krankengymnasten angefertigt. Der Gesichtsabdruck wird nach einer Prämedikation in halbaufrechter Position des Kindes angefertigt. Halsabdrücke werden beim Kleinkind unter einem Kinn-Halswinkel von 120°, beim Schulkind von 90° abgenommen.

Das Positiv wird sofort ausgeformt. Die Vernarbungszonen erscheinen dann im Relief. Je nach gewünschtem Effekt können sie unverändert oder erweitert auf die Kompressionsplastik übertragen werden.

Um eine vollständige Deckungsgleichheit mit der zu komprimierenden Zone zu gewährleisten, wird der transparente Kunststoff (UVEX-Verlène) zunächst mittels eines Vakuumverfahrens und schließlich per Hand ausgeformt.

Die Fixationssysteme für die Kompressionsplastiken müssen sorgfältig ausgewählt werden. Sie sind elastisch. Wenn der Abdruck ordnungsgemäß durchgeführt wurde, ist der notwendige Befestigungszug gering. Je jünger ein Kind ist, desto größer muß die Auflagefläche des Befestigungssystems sein (damit wird eine gleichmäßige Druckverteilung auf den Hinterkopf gewährleistet).

Wenn auch jeder Fall individuell entschieden werden muß, so herrscht zur Zeit doch die Tendenz vor, weiche Materialien anzuwenden.

Indikationen zur Kompression

Welche Verbrennungen?

Die Kompressionstechnik ist für alle höhergradigen Verbrennungen indiziert, und zwar unabhängig vom initialen Behandlungsschema; also spontane Narbenausbildung oder kombinierte Exzisionstransplantation.

Ohne es gänzlich vermeiden zu können, reduziert die kombinierte Exzisionstransplantation das Komplikationsrisiko bei der Narbenbildung beträchtlich. Vor allem jedoch setzt die Reepidermisation schneller ein und erlaubt somit eine frühere Anwendung der Kompressionsmethode; außerdem ist sie wirksamer als andere Techniken. Die Lokalisation der Verbrennung bestimmt die Wahl der Kompressionsmethode.

Ursprünglich wandten wir die starre Kompressionstechnik lediglich im Gesichtsbereich an, um sie schließlich auf andere Körperteile auszudehnen, die auch unterschiedliche Oberflächenkrümmungen aufweisen und damit nicht der elastischen Kompressionstechnik zugänglich sind: Thorax, Hals, gelegentlich Extremitäten beim Kleinkind.

Wann wird komprimiert?

Seitdem Kinder in Spezialeinheiten für Verbrennungen behandelt werden, stellt die Narbenbehandlung mittels starrer Kompressionsplastik die letzte Etappe einer langen Entwicklung dar (Kompression mittels elastischen Binden, semifestes, nichttransparentes, thermoverformbares Material).

Es handelt sich um eine Präventivmaßnahme zur Vermeidung von Narbenkomplikationen. Die Abdruckgewinnung und die endgültige Kompressionsplastik (Maske) werden in der Absicht angewendet, eine definitive Vernarbung zu erreichen. Ebenso kann diese Kompressionstechnik bei der Thrapie hypertropher Narben Anwendung finden; und zwar ganz besonders dann, wenn Zeichen eines noch nicht abgeschlossenen Vernarbungsprozesses wie das erblassen der Haut unter Vitropression (mit dem Glasspatel) vorhanden sind.

Wie lange wird komprimiert?
Während der Initalphase wird die Kompression 23 von 24 Stunden getragen; zu den Mahlzeiten werden die Masken abgenommen.
Sie wird also ständig, später nur noch temporär bis zur Narbenausreifung getragen.

Die Ergebnisse

Allgemein scheint uns die Akzeptanz bei der Anwendung von Maske und Thoraxplastik zuriedenstellend zu sein.
Die Wirksamkeit in Bezug auf die Verhinderung einer schlechten Narbenabheilung ist nur schwer zu beurteilen. Es ist nicht möglich die Qualität der Vernarbung ausschließlich der Anwendung eines einzigen therapeutischen Hilfsmittels zuzuschreiben.
Hingegen erweist sich die Kompressionsmethode bei ursprünglich schlechtem Narbenzustand zweifellos als sehr wirksam.
Von 12 Fällen die bezüglich der Vernarbungsqualität in der Kategorie «befriedigen» eingestuft waren, konnten 6 anschließend in Kategorie «gut» und 5 in Kategorie «sehr gut» angehoben werden.
Komplikationen sind nicht ganz selten. Am schwersten wiegen die durch den Gegendruck des Halteapparates hervorgerufenen Läsionen. Der Zug auf den Halteriemen darf bei regelrechtem Abdruck nicht zu stark sein. Nur selten zogen Hautirritationen auf gesunden wie auf verbrannten Arealen oder auch leichtere Hautinfektionen ein Absetzen der Kompressionstherapie nach sich.
Die oft exzessive Transpiration unter der Maske ist, falls die Reinigung der Kompressionsplastik regelmäßig und sorgfältig geschieht, nicht als Komplikation zu betrachten.

Schlußfolgerung

Die Prognose der höhergradigen Verbrennungen rechtfertigt stets die Anwendung der verschiedenen Kompressionstechniken. Die Methode mittels Kompressionsplastik scheint uns auf unebenen Körperoberflächen am effektivsten. Im Gesichtsbereich wird sie besser toleriert als die elastische Stoffmaske. Schließlich birgt sie gewisse Risiken in sich und verlangt eine behutsame Anwendungstechnik, wie auch eine aufmerksame Verlaufskontrolle.

Anschrift der Verfasser:
Prof. Dr. med. J. PREVOT
Dr. med. G. GAYET
Dr. med. N. BOUSSARD
Service de Chirurgie Infaltile Orthopédique
Hôpital d'Enfants – Allée du Morvan
F-54511 Vandoeuvre-les-Nancy Cedex

Korrektureingriffe bei Keloiden

D. HAASE, S. DAVID, A. WÜRFEL, W. HASSE, Berlin

Die Gefahr der Ausbildung von Keloiden besteht besonders nach konservativer Therapie tief zweitgradiger und drittgradiger thermischer Verletzungen.

Kinder und Jugendliche sind häufiger betroffen als Erwachsene. Gelenküberschreitende Narbenzüge haben nicht selten Kontrakturen zur Folge. Narbenstränge am Rumpf können beim Heranwachsenden zu Haltungsschäden führen.

Nicht zu vernachlässigen sind kosmetische Probleme, wie sie insbesondere bei jungen Mädchen auftreten können, wenn Narbenstränge oder -platten am vorderen Thorax die Entwicklung der weiblichen Brust in der Pubertät behindern.

Die Vermeidung derartig unbefriedigender Spätresultate ist durch frühzeitige operative Therapie und durch Anwendung von Kompressionsverbänden in der Nachsorge häufig möglich. In unserem Hause wurden in der Zeit von 1972 bis 1988 bei 13 Patienten operative Korrekturen von hypertrophen Narben und Keloiden durchgeführt. Bei vier dieser Kinder erfolgte die Primärversorgung der thermischen Verletzung auswärts.

Wenn möglich werden die hypertrophen Narben vollständig und mit ausreichendem Sicherheitsabstand im Gesunden excidiert und die Wunden durch primäre Naht verschlossen. Bei paralleler Schnittführung zu den Hautlinien lassen sich damit die besten Ergebnisse erzielen. Größere Defekte werden durch Verschiebeplastik oder freies Transplantat gedeckt. Kontrakturenbildende Narbenstränge in Gelenkbereichen werden durch Z-Plastiken versorgt (Abb. 1 u. 2).

Kortisonunterspritzungen haben sich bei uns nicht bewährt.

Bei einem $3^1/_2$-jährigen Mädchen mit flächenhaft ausgebildeten Keloiden nach tief zweitgradigen Verbrühungen am Thorax, bei dem die Kompressionsbehandlung der Narben von den

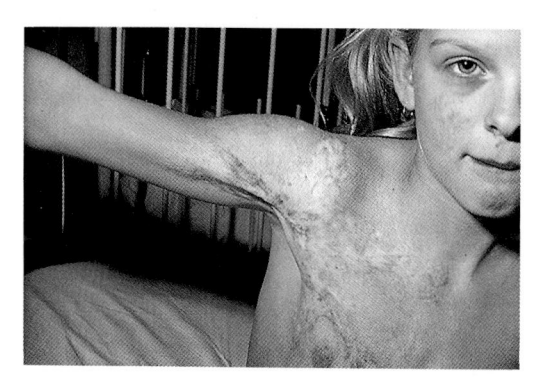

Abb. 1: 10-jähriges Mädchen mit Kontrakturen in der vorderen Achselfalte nach III°-Verbrennung

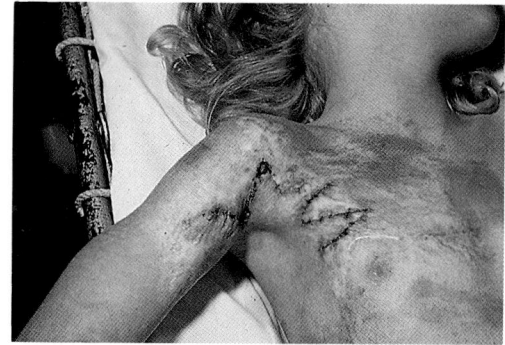

Abb. 2: Das selbe Kind nach operativer Therapie durch Z-Plastik. Das Schultergelenk ist frei beweglich

Eltern nicht konsequent durchgeführt wurde, erfolgte die operative Therapie durch tangentiales Abschleifen der vorgewölbten Narbenanteile und durch partielle Excision.

Nach Ablauf von 5 Monaten unter Kompressionsbehandlung waren die Narben zwar deutlich weicher und lagen überwiegend im Hautniveau, jedoch ließ das kosmetische Ergebnis zu wünschen übrig.

Die Schwierigkeiten bei der Behandlung von hypertrophen Narben und Keloiden machen die besondere Bedeutung der konsequent durchzuführenden prophylaktischen Maßnahmen deutlich.

Anschrift der Verfasser:
D. HAASE
S. DAVID
Dr. med. A. WÜRFEL
Prof. Dr. med. W. HASSE
Kinderchirurgische Abteilung
Universitätsklinikum Rudolf Virchow
D-1000 Berlin 65

W. Haße (Hrsg.), Verbrennungen im Kindesalter. Gustav Fischer Verlag · Stuttgart · New York · 1990

Die Beeinflussung der Keloidnarben nach dem Verbrennungstrauma mit dem Laser

K. Pýcha, M. Lidická, Prag

Da die Ausbildung der hypertrophischen und Keloidnarben nach dem Verbrennungstrauma eine bedeutende Komplikation ist, haben wir versucht die Entwicklung der Narben durch Anwendung des Lasers zu beeinflussen. Dabei gingen wir von den durch die Akupunktur entstandenen Erkenntnissen aus, und zwar von der Anwesenheit der aktiven Punkte auf dem Rande des Gewebeschadens und vom günstigen Einfluß der Stimulation dieser Punkte auf die Heilung.

Zu der Stimulation haben wir einen Laser benutzt, denn diese Stimulation ist schmerzlos, die Integrität des Organismus wird nicht angegriffen, es droht also keine Gefahr eine Infektion zu übertragen. Bis jetzt sind keine Nebenwirkungen der Intensität und Wellenlänge bekannt, die in der Akupunktur zum Beeinflussen der Punkte benutzt worden sind.

Bei uns stand der HE/NE-Edelgaslaser Akuplas HLW der Firma MBB, mit einer Wellenlänge von 0,632 µms, der Intensität von 2–3 mW und der ausgewählten Frequenz von 5 kHz, zur Verfügung. Die Zeit der Bestrahlung eines Punktes betrug 5–10 s. Wir haben die an der Grenze von gesundem und von Narben betroffenen Zellgewebepunkte im Laufe von 1–1,5 Monaten 1 bis 2× wöchentlich stimuliert. Nach einer einmonatigen Pause wurde die Therapie wiederholt.

Alle Kinder wurden dabei mit anderen Mitteln behandelt, wie z. B. mit elastischen Anzügen, Massage und mit dem Durchfetten der Narben.

In den letzten 6 Monaten haben wir insgesamt 5 Kinder zwischen 1–5 Jahre alt und einen 13-jährigen Knaben behandelt. Bei zwei Kindern waren die Narben älter als 6 Monate, bei den anderen Kindern begann man mit der Therapie 3–6 Monate nach dem Entstehen des Traumas.

Nach 3–4 Applikationen des Lasers wurden die Narben weicher und dessen Niveau hat sich erniedrigt. Bei älteren Narben war die Reaktion sichtbarer und deren Farbe hat sich schneller normalisiert.

Die Gruppe der Patienten ist vorläufig zu klein um endgültige Schlußfolgerungen daraus ziehen zu können, jedoch die günstige Reaktion der Kinder, die Sicherheit und Anspruchslosigkeit der Therapie berechtigten nach unserer Meinung ihre Anwendung bei derart verletzten Kindern.

Literatur

Kroy, W.: Prinzipien der Reiztherapie mit Laserstrahlen (Laser-Akupunktur). Vortrag, gehalten auf dem «International Congress for Acupuncture», Buenos Aires, November 1976

Schjelderup, V.: The use of laser therapy in acupuncture. – Scandinavian J. Acup. and Electrother., Vol. 2, No. 3: 70–74 (1987)

Anschrift der Verfasser:
Dr. med. K. Pýcha
Dr. med. M. Lidická
Klinik für Kinderchirurgie,
Karls-Universität, Fakultäts-Krankenhaus
Vúvalu 84, 15000 Praha 5
Tschechoslowakei

Register

A

Abhängigkeit, des Schweregrades 47
Abschleifmethode
   von LORTHIOIR 84
ACTH 54
Aetiologie, soziale Zusammenhänge 2
Albumin-Globulin-Quotienten 50
Alter 16
Altersgruppen 6, 7, 11
Altersgruppierung 24
Altersverteilung 26, 127
Anämie 50
Antibiotische Therapie 59, 60
–, systemische 60
Antiseptika 103
Augenverbrennungen 147
Augenverletzungen 143
Ausdehnung 24
–, Berechnung der 25
Azidose 49, 50, 77

B

Beatmungsindikation 167
Behandlung
–, bei Schwerstverbrannten 150
–, lokale 93
–, psychopädagogische 40
Betaisodona 103, 114
Betreuungsmodell 35
Bilanzierung 50
Blitzschlag 172
Blutgerinnungsstörung 51
Blut-Kulturen 65
Bluttransfusion 51
Blutviskosität 77
Bronchioalveoläre Schäden 53
Bronchiolitis 52
Bronchopneumonie 52
Bügelbrettverletzungen 199
Bügelmaschinenverletzungen 189

C

Ceriumnitrat-Silbersulfadiazine 66
Chemikalien 12
Chemische Verbrennungen 147

D

Debridement 188
Dermabrasion 84, 88

E

Einteilung der Verbrennungen 10, 46
– nach der Tageszeit 10
– nach dem Alter 10
– nach der Geschwisterzahl 11
– nach der Ursache, dem Unfallhergang 12
Eiweißverlust 54
Elektrizität 12
Elektrolyse 172
Elektrolyte 50
Elektrolytmenge 81
Elektrolytverschiebungen 50, 77
Elektrothermischer Unfall 181
Elektrounfälle 38
Elektroverbrennung 171, 172, 177
Epidemiologie 1, 2
Epidermis-Corium-Transplantat 122
Erste Hilfe 13
Erythrozyten 51
Evanssche Formel 78
Excision, primäre 130
Explosionsverletzungen 144

F

Faktoren, psychische 34
–, psychosoziale 37
Feuer 12
Flammenverletzungen 163

G

Flüssigkeitsmenge 81
Flüssigkeitsverlust 47
Flüssigkeitszufuhr 81
Frühdebridement 54
Frühexision 150
Funktion, der Hände 188

G

Gammaglobinspiegel 60
Gastritis 53
Gefahrentraining 4
Gefäßpermeabilität 49
Geschlechtsverteilung 24
Gesichtsverbrennungen 88
Gewebekleber 133
Gewebshypoxie 77
Glukagon-Sekretion 54

H

Hämatokrit-Anstieg 50
Hämoglobinämie 50
Hämoglobin-Konzentration 50
Hämoglobinurie 50
Hämolyse 50
Handschäden 191
Handverletzungen 187
Hautersatz 105, 138
–, Möglichkeiten des 137
Hauttransplantation 65, 117
Hochspannungsunfälle 174
Hochvoltverbrennung 173
Hornhaut 144
Humanalbumin 78
Hypalbuminämie 50
Hyperglobulinämie 50
Hyperkaliämie 50
Hypermetabolismus 54
Hyperosmolarität 50
Hyponatriämie 50
Hypoxie 50
Hypovolämie 50

211

I

IgG 60
IgM 60
Immunmodulation 67
Immunsystem 51
Indikation, zur Kompression 205
–, zur Operation 128
–, zur stationären Behandlung 112
Infektabwehr 51
Infektionsprophylaxe 59, 60, 64
Infusionsbehandlung 71, 81
Infusionstherapie 72
Inhalationstrauma 167
Insulinresistenz 54

K

Kachexie 53
Kalkverätzung 144
Kalium 50
Kaliumanstieg 50
Kalorienverbrauch 54
Kalorienzufuhr 54
Kalottendefekte 182
Katecholamin 50, 54
–, Ausschüttung 49, 77
K-D Kombinationsnarkose 120
Keimprobleme 61
Keimspektrum 65
Keimzahl 65
Keloid, Bildung 115
–, Korrektureingriff 207
–, Narben 209
–, Prophylaxe 106
Ketalar 118
Ketamin 120
Ketamin-Diazepam-Narkosen 118
Ketanest 118
Kinderpsychiater 32
Kinderpsychologe 32
Kindsmißhandlung 2, 3
Körperschaden, Tiefe 17
Kohlenmonoxyd 52
– Vergiftung 52
Kompartement-Syndrom 196
Kompression, Indikation 205
Kompressionsanzüge 107
Kompressionsbehandlung 202, 207
Kompressionstechniken 204

Konservative Therapie 150
Korrektureingriffe, bei Keloiden 207
Kortikosteroide 54
Kortisonunterspritzungen 207
Kühlbehandlung, am Unfallort 101

L

Lactat 50
Laser 105, 209
Laserdopplerflowmetrie 102
Lebensqualität 164
letalität 15, 17, 23, 24, 27
–, Tiefe der 17
Lidfehlstellungen 144
Lokalbehandlung 83, 101
Lokale Behandlung 93
Lokalisation 23, 24, 26, 139
–, der Verbrennung 13
LORTHIOIR, Abschleifmethode von 84
Lungenbeteiligung 52, 167
Lungenödem 52

M

Mafenid 66
Membran, hyaline 52
Merbromin 103
Mercurochrom-Touchierungsbehandlung 93
Mesh-Graft 151
Mikroatelektasen 52
Mikrozirkulation 77
Mortalität 2, 15, 65
Morbiditätsverteilung 16
Mupirocin 66

N

Nachbehandlung 115, 201, 202
Nachbrennvorgang 56
Natrium-Kalium-Quotient 50
Natriumverlust 50
Natriumzufuhr 78
Niedervoltverbrennung 173
Nierenbeteiligung 52

O

Operation, Indikation zur 128

Osteomyelitis 181
Oxoferin 98

P

Parkland-Formel 74
Pathophysiologie 18, 45
Peritonealdialyse 160
Permeabilität, der Gefäßwand 50
Pilzinfektion 65
Polyurethan-Folie 138
Polyvidon-Jod 103, 188
Polyvidonjod-Salbe 84
Prävention 1, 2, 19
Primär 181
Primäre Excision 130
Prophylaxe 2
Pseudomonas 153
Psychische Faktoren 34
Psychische Situation 31
Psychopädagogische Behandlung 40
Psychosoziale Faktoren 37
Psychosoziales Umfeld 29
–, im Krankenhaus 30
PVP-Jod 66
PVP-Jod-Salbe 65

R

Radiatio 107
Rauchverletzungen 163
Rekonstruktionsmaßnahmen 188

S

Sauerstoffdissoziations-Kurve 50
Schäden, bronchioalveoläre 53
Schocklunge 168
Schockphase 77
Schweinehaut 151
Schweinespalthaut 138
Schwerstverbrannte, Behandlung 150
Schwerstverbrennungen 149
Sedierung 53
Sekundärbehandlung 181
Sermaka-Folie 202
Silbernitrat-Lösung 66, 103
Silber-Sulfadiazine 65, 66, 188

Situation, psychische 31
Sofortbehandlung 101
Sofortmaßnahmen 145
Soziales Umfeld 18
Spalthaut 151, 188
Spalthauttransplantation 125
Staphylokokken 61
Stickstoffausscheidung 54
Streichholzverletzungen 144
Streptokokken
–, betahämolysierende 60
Streßulzera 53
Stromverbrennung 172
Subclavia-Katheter 82

T

Tanninlösung, 5%ige 103
Tetanus 65
Therapie
–, ambulante 111, 112
–, – Grenzen 112
–, – Möglichkeiten 112

–, antibiotische 59, 60
–, konservative 150
Thermographie 102
Tissucol® 133
Todesursachen 18
Transplantation 122
Trauma, akutes seelisches 30
–, psychisches 31, 34
Triamcinolon 107

U

Überwachungsplan 79
Umfeld, psychosoziales 29, 30
–, – im Krankenhaus 30
–, soziales 18
Unfallmechanismen 25
Unfallprophylaxe 4
Unfallsterblichkeit 15
Unfallzeitpunkt 24
Upper Airway Failure 167
Urinausscheidung 75
Urin-Kulturen 65
Urinmenge 81

V

Varidase 130
Vasokonstriktion 53
Venendruck, zentraler 81
Venenkatheter, zentraler 82
Verbrennungen
–, chemische 147
Verbrennungskrankheit 60
Vollhauttransplantate 128
Volumendefizit 49, 77

W

Weichteil-Knochenverletzung,
 – nach Starkstromeinwirkung
 181
Wilcoxon 41
–, U-Test 42
Wohnbedingungen 3
Wohnverhältnisse 13
Wundinfektion 62, 65
Wundkeime 65

FACHBUCH-INFORMATIONEN

Schärli/Gebbers
Proktologie im Kindesalter
für Praxis und Klinik
1990. Etwa 150 S., etwa 150 überwiegend farb. Abb., etwa 7 Tab., geb. etwa DM 128,–

Gossweiler/Brunner
Vergiftungen beim Kleinkind
1990. Etwa 160 S., 30 Abb., 12 Tab., kt. etwa DM 24,80
(gust. fischer taschenb.)

Harper
Pädiatrische Dermatologie
1988. XII, 203 S., 132 meist farb. Abb., zahlr. Tab., geb. DM 98,–

Jöhr
Kinderanästhesie
1990. XII, 190 S., 34 Abb., 47 Tab., kt. DM 26,80
(gust. fischer taschenb.)

Brown/Fisk
Kinderanästhesie
1985. XIV, 473 S., 176 Abb., 32 Tab., geb. DM 186,–

Imbach
Datenbuch der pädiatrischen Onkologie
1987. XXIV, 188 S., kt. DM 24,80
(gust. fischer taschenb.)

Hofmann
Ultraschalldiagnostik in Pädiatrie und Kinderchirurgie
1989. 282 S., 413 Abb. in 693 Einzeldarstellungen, 13 Tab., Ln. DM 110,–

Rothenberger
Wenn Kinder Tics entwickeln
1990. Etwa 270 S., etwa 17 Abb., etwa 9 Tab., kt. etwa DM 54,–

Spielmann/Steinhoff
Taschenbuch der Arzneimitteltherapie in Schwangerschaft und Stillperiode
3., bearb. und erg. Aufl. 1990. Etwa 300 S., etwa 4 Abb., 8 Tab., geb. etwa DM 48,–

Hofmann-v. Kap-herr/Schärli
Operationsindikationen bei Frakturen im Kindesalter
1987. XII, 386 S., 171 Abb., 198 Tab., kt. DM 128,–

Katz/Siffert
Hüfterkrankungen im Kindesalter
1988. XII, 261 S., 144 Abb., geb. DM 79,–

Preisänderungen vorbehalten.

GUSTAV FISCHER VERLAG
SEMPER BONIS ARTIBUS
Stuttgart
New York